金塊文化

金塊文化

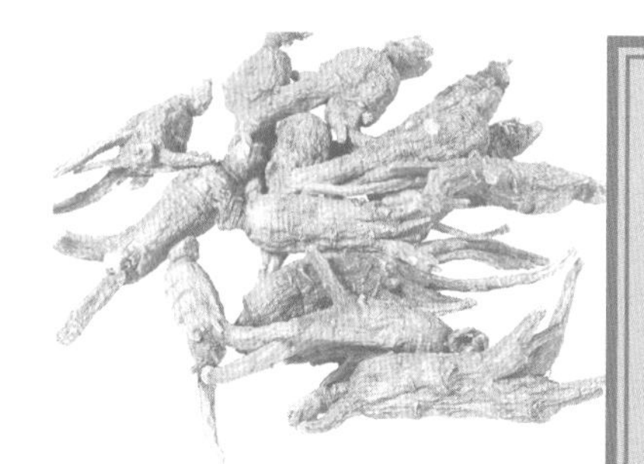

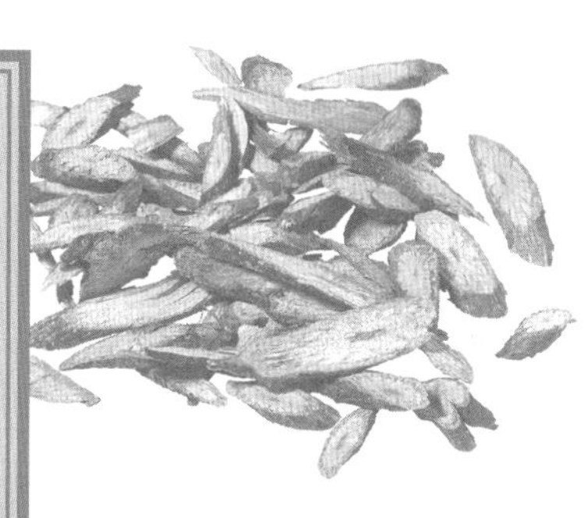

中醫藥養生大全

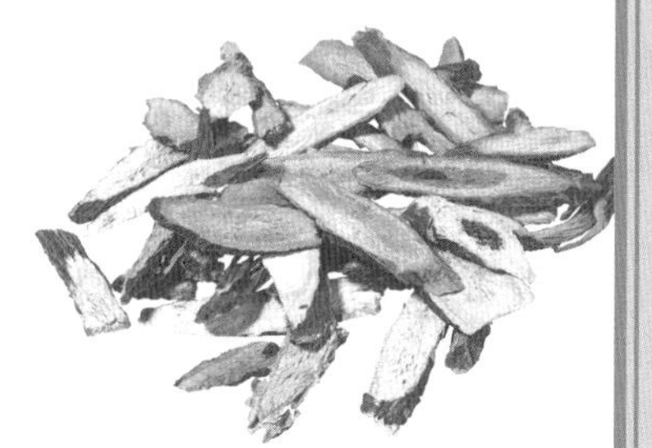

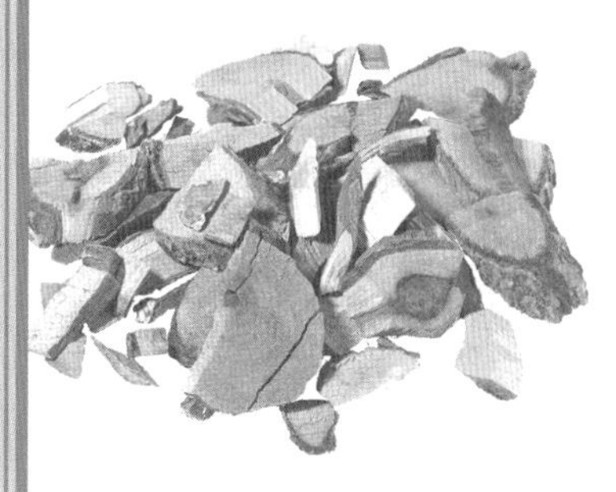

翟華強、賴南沙、王燕平◎著

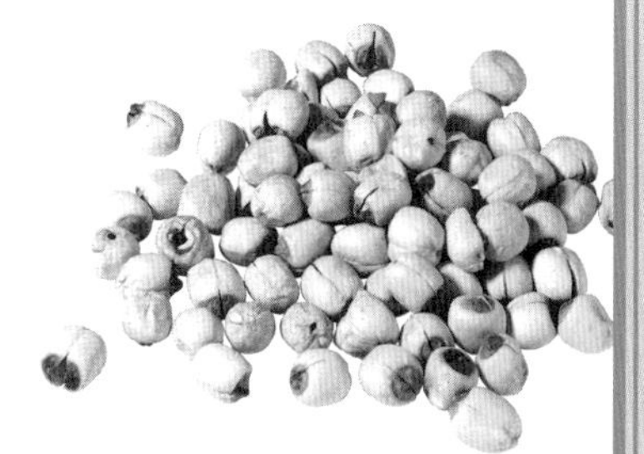

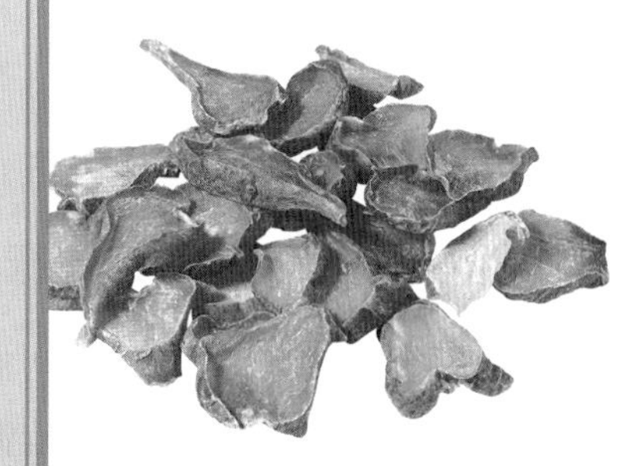

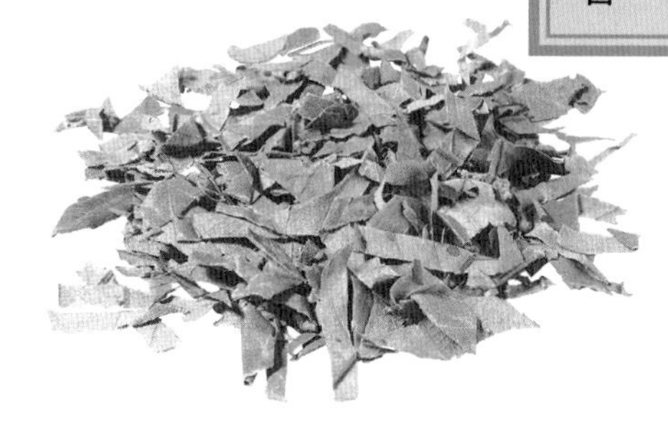

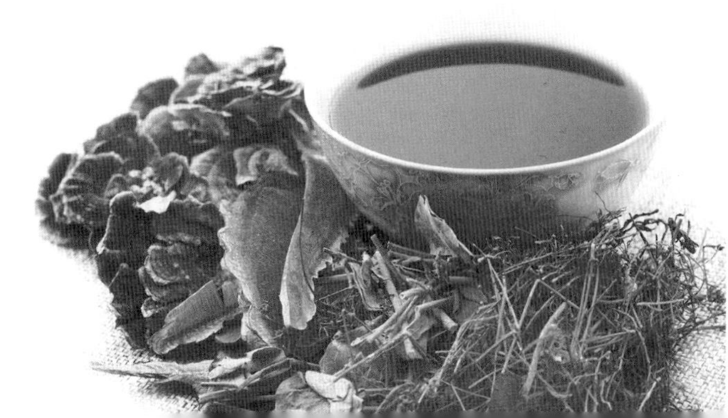

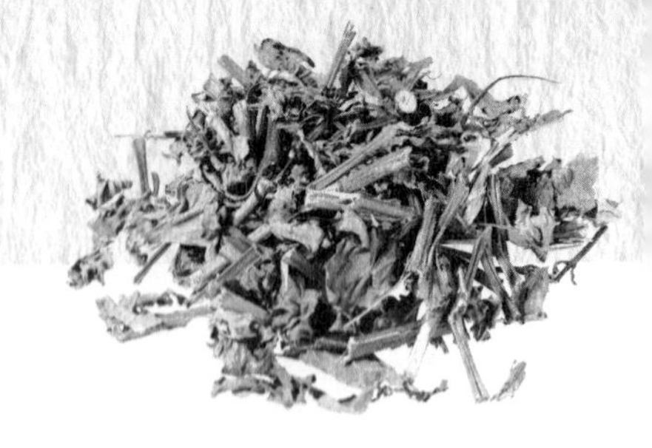

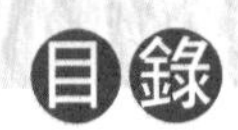

目錄

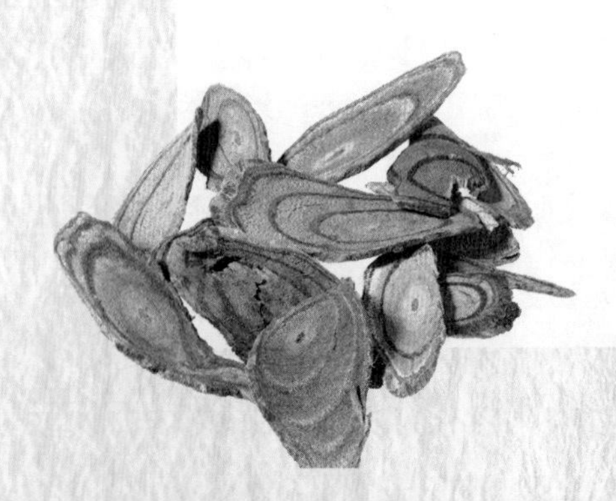

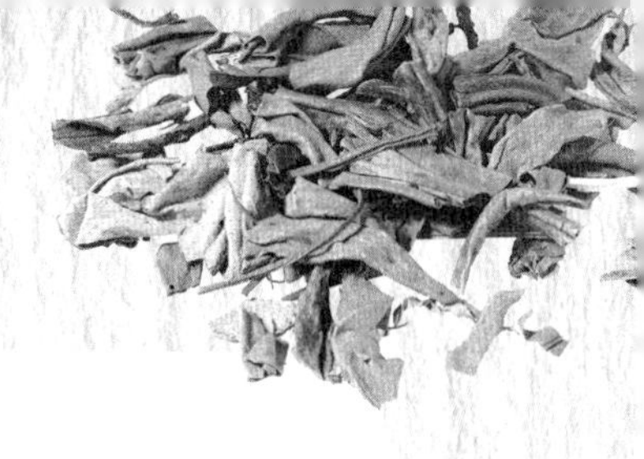

第二功 應天時四季養生 53

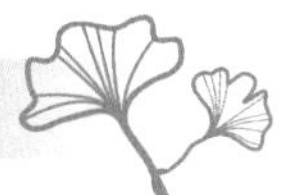

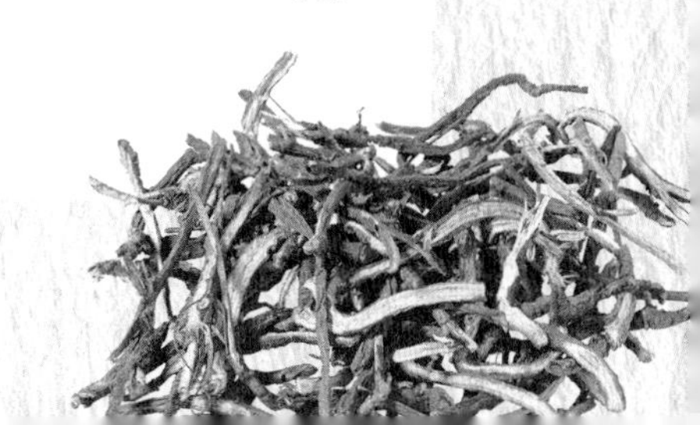

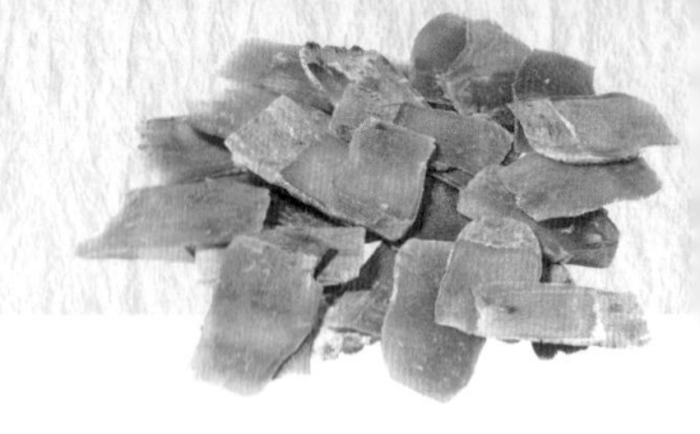

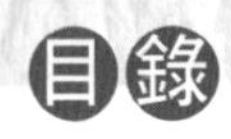

目錄

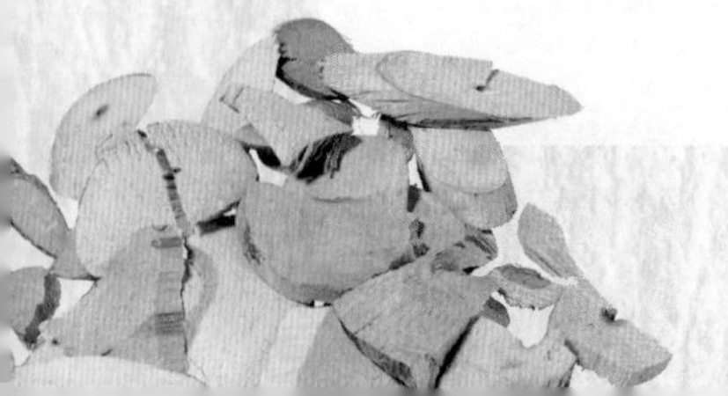

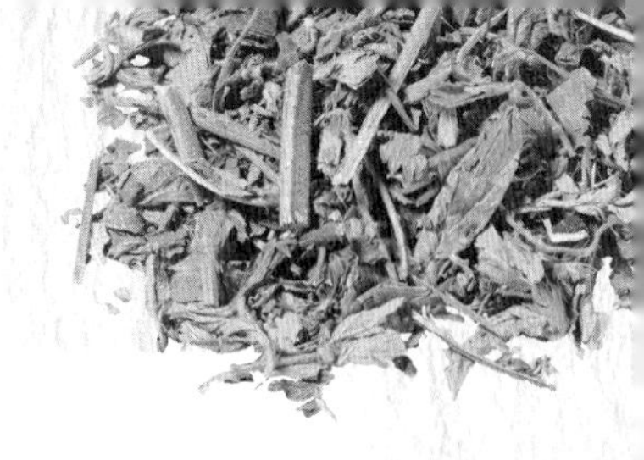

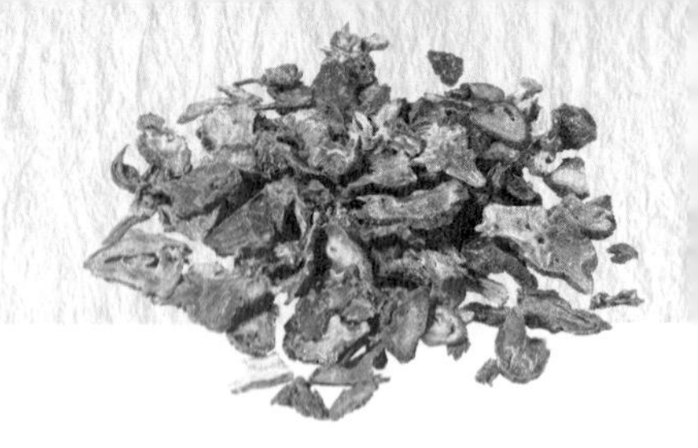

第三節 補陰藥 157

第四節 補陽藥 207

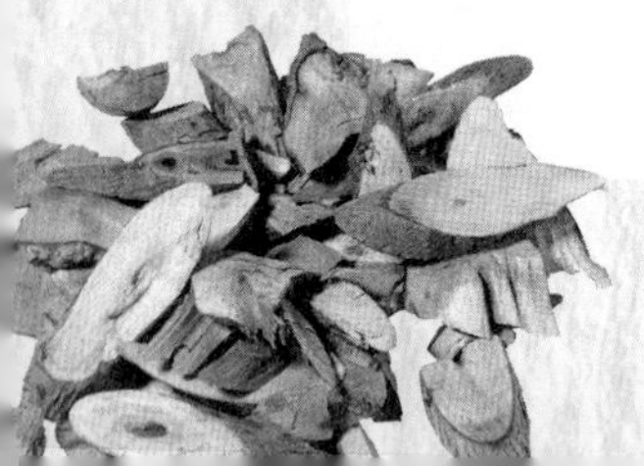

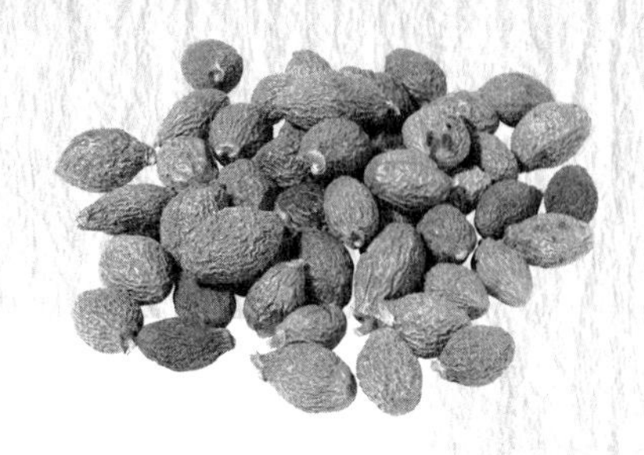

第六功 懂成藥合理補虛 241

第一節 補氣劑..... 242

第二節 補血劑..... 256

第三節 補陰劑..... 268

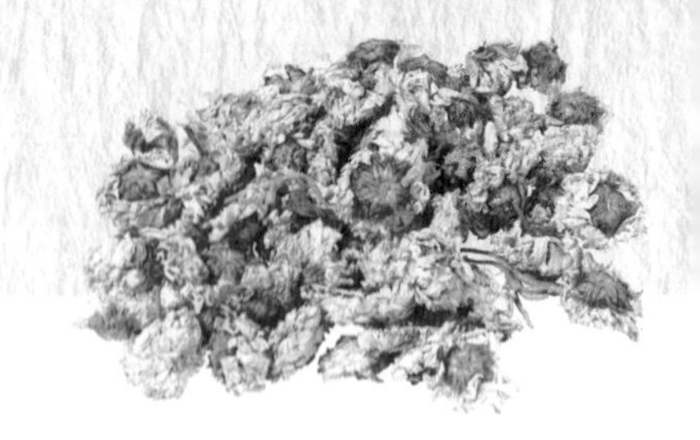
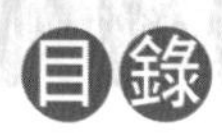

目錄

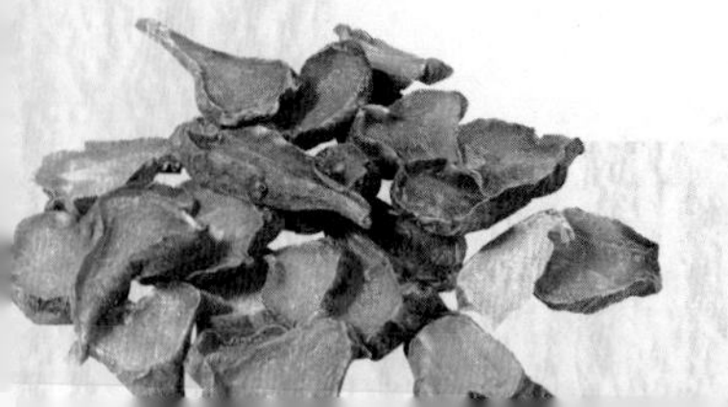

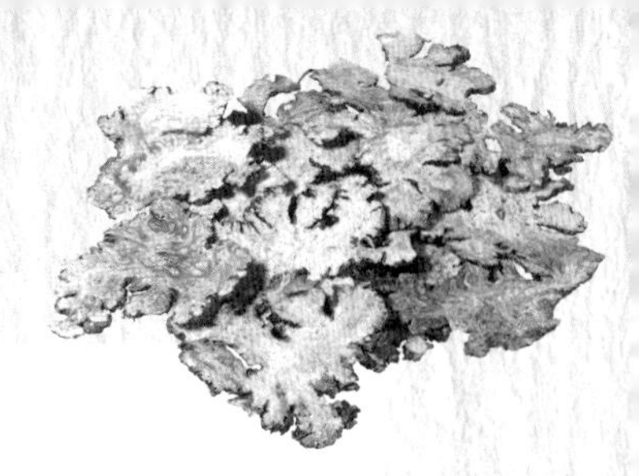

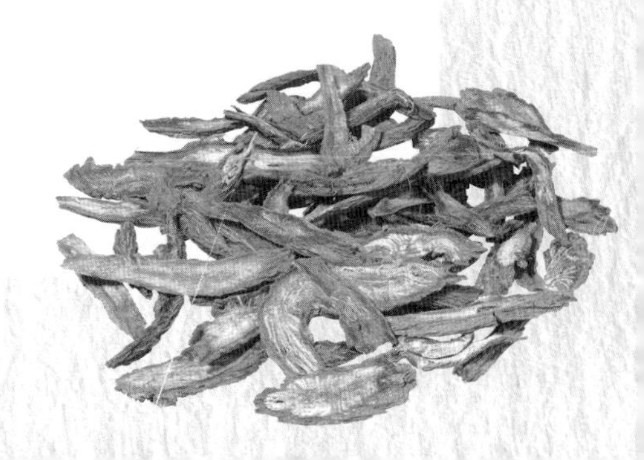

前言

中醫藥養生歷史悠久，源遠流長。歷代醫家均強調以養生為要務，認為養生保健是實現「治未病」的根本手段。「與其救療於有疾之後，不若攝養於無疾之先」；「以方藥治已病，不若以起居飲食調攝於未病」。在漫長的歷史過程中，在中醫理論指導下，古人提出了一系列的養生原則和中草藥養生方法。如飲食養生強調食養、食節、食忌、食禁等；藥物保健則注意藥養、藥治、藥忌、藥禁。「藥食同源、藥食同功」理論為我們提供了豐富的物質寶庫和智慧源泉。

繼承中醫藥養生文化，發展中醫預防保健智慧，要充分發揮中醫「治未病」的優勢。隨著人們對養生保健的關注，具有保健作用的中藥在消費者中日漸受到歡迎，但需避免「以藥為食」。中藥養生必須根據中醫辨證施治的原則，在把握患者個體差異的前提下，由專業醫務人員指導選用。目前，中醫藥養生圖書魚龍混雜，專業人員參與科普著作太少。面對中醫藥科普圖書市場的迫切需求和嚴峻的現狀，中醫藥從業人員有責任也應該去正本清源。

顏正華教授作為中藥學學科創始人之一，在多年的從醫執教中，堪稱是注重和尤善養生的「國醫大師」。其嚴謹治學，勤奮鑽研；虛懷若谷，孜孜不倦；臨證論治，詳察細詢，四診合參；辨病辨證，有機結合；審證求因，治病求本；圓機活法，動態識病；調護脾胃，貫穿始終；知藥善用，靈活精當；深研配伍，活用藥對；不拘成方，隨證化裁；扶正祛邪，多用平和藥；揚長避短，慎用毒烈藥；重視炮製，區別使用生製品；澄清混亂，區分同名藥。既注重教書育人，又注重臨床實踐；既注重傳統理論，又結合現代研究，是把中藥藥性理論運用到中醫臨床的典範。

本書傳承顏老的長壽心得和用藥及養生經驗，普及和傳播中藥養生的基本理論和基礎知識，具有重要的學術價值和現實意義，全書包括七部分主體內容：

第一功：重基礎首明概念

第二功：應天時四季養生

第三功：善辨證因人養生

第四功：明禁忌合理進補（可謂養生理論基礎篇）

第五功：識飲片藥食進補

第六功：懂成藥合理補虛

第七功：食蔬果日常養生（可謂中藥養生實踐篇）

第五功以「既是食品又是藥品的物品名單」、「可用於保健食品的物品名單」中記載的中草藥為綱，以每味中藥的功效、養生食譜等相關知識為目，編撰養生要訣與保健知識。第六功以臨床常用的21種補虛中成藥為主，結合國醫大師顏正華臨床經驗和古今醫案，強調補虛中成藥的合理使用。最後，第七功記載43種蔬果，強調藥膳應用和使用注意事項，普及藥食兩用的應用知識，期能引起同道的重視與指正，此為七功。

本書承蒙國醫大師顏正華老師指導，國醫大師金世元老師主審定稿。感恩二位恩師信任勉勵，在此誠摯鞠躬致謝！

古人云：「校書如掃落葉，旋掃旋生。」我們雖盡力而為，但疏漏難免， 磚引玉，祈方家教正。

編者於北京中醫藥大學

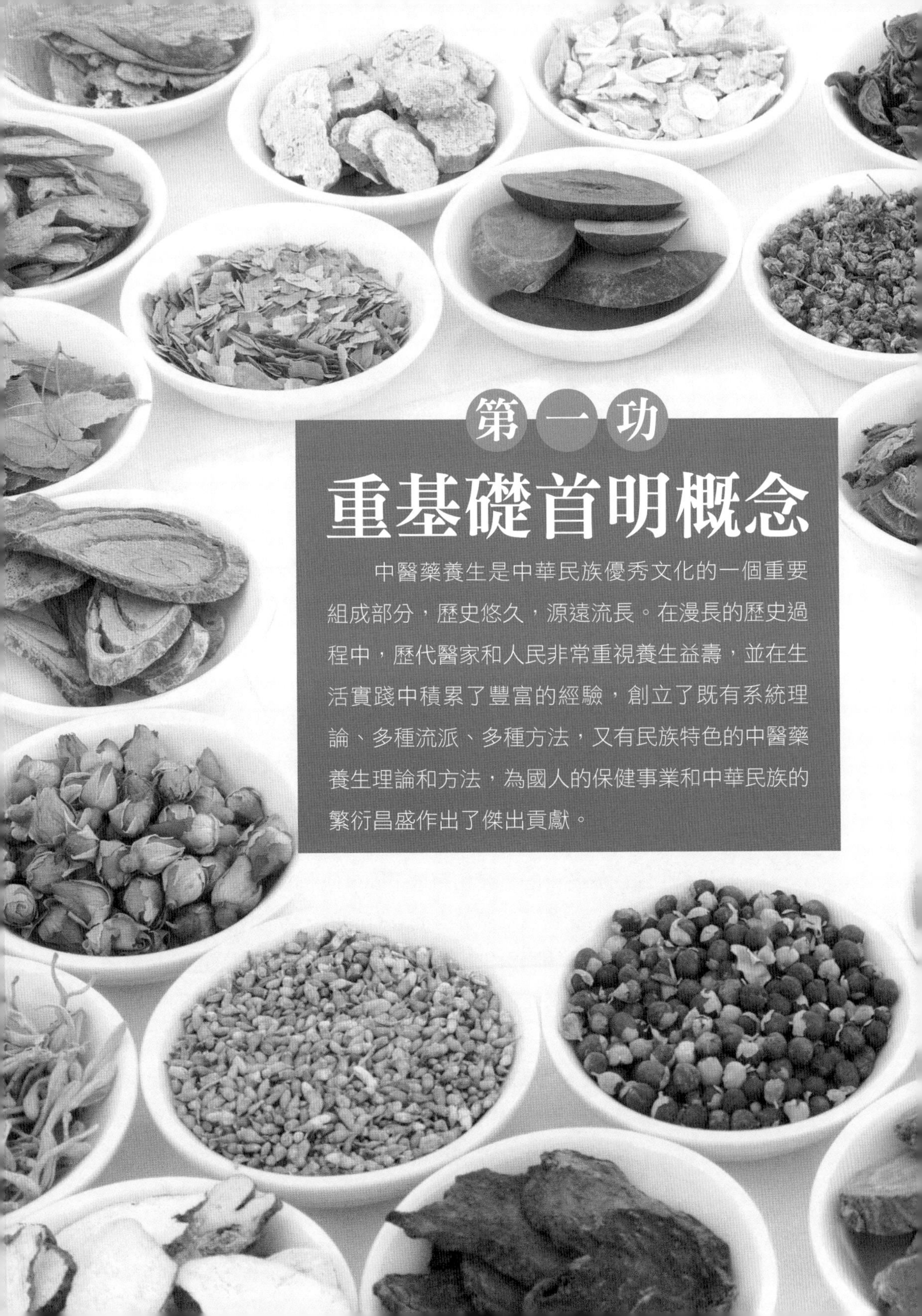

第一功
重基礎首明概念

中醫藥養生是中華民族優秀文化的一個重要組成部分，歷史悠久，源遠流長。在漫長的歷史過程中，歷代醫家和人民非常重視養生益壽，並在生活實踐中積累了豐富的經驗，創立了既有系統理論、多種流派、多種方法，又有民族特色的中醫藥養生理論和方法，為國人的保健事業和中華民族的繁衍昌盛作出了傑出貢獻。

第一節 什麼叫中醫藥養生？

養生（又稱攝生、道生）一詞最早見於《莊子》內篇。所謂生，就是生命、生存、生長之意；所謂養，即保養、調養、培養、補養、護養之意。養生是通過養精神、調飲食、練形體、慎房事、適寒溫等各種方法去實現的，是一種綜合性的強身益壽活動。中醫藥養生是在中醫理論的指導下，探索和研究中國傳統的頤養身心、增強體質、預防疾病、延年益壽的理論和方法，並用這種理論和方法指導人們的保健活動。

自古以來，人們把養生的理論和方法叫做「養生之道」。《素問．上古天真論》說：「上古之人，其知道者，法於陰陽，和於術數，食飲有節，起居有常，不妄作勞，故能形與神俱，而盡終其天年，度百歲乃去」。此處的「道」，就是養生之道。能否健康長壽，不僅在於能否懂得養生之道，更為重要的是能否把養生之道貫徹應用到日常生活中。歷代養生家由於各自的實踐和體會不同，他們的養生之道在靜神、動形、固精、調氣、食養及藥餌等方面各有側重，各有所長。從學術流派來看，有道家養生、儒家養生、醫家養生、釋家養生和武術家養生之分，他們都從不同角度闡述了養生理論和方法，豐富了養生學的內容。

在中醫理論指導下，養生學吸取各學派之精華，提出了一系列養生原則。如形神共養、協調陰陽、順應自然、飲食調養、謹慎起居、和調臟腑、通暢經絡、節欲保精、益氣調息、動靜適宜等等，使養生活動有章可循、有法可依。飲食養生強調食養、食節、食忌、食禁等；藥物保健則注意藥養、藥治、藥忌、藥禁等；傳統的運動養生更是功種繁多，如動功有太極拳、八段錦、易筋經、五禽戲、保健功等，靜功有放鬆功、內養功、強壯功、意氣功、真氣運行法等，動靜結合功有空勁功、形神樁等，無論選學哪種功法，只要練功得法，持之以恆，都可收到健身防病、益壽延年之效。針灸、按摩、推拿、拔火罐等，亦都方便易行，效果顯著。諸如此類的方法不僅深受中國人民喜愛，而且遠傳世界各地，為全人類的生活保健作出了重大貢獻。

中醫藥養生繼承了傳統中醫學的理論和古代哲學思想的精華，以「天人相應」和「形神合一」的整體觀為出發點，主張從綜合分析的角度去看待生命和生命活動。養生方法以保持生命活動的動靜互涵、平衡協調為基本準則。主張「正氣為本」，提倡「預防為主」，強調辯證思想。要求人們用持之以恆的精神，自覺地、正確地運用養生保健的知識和方法，通過自養自療，提高身體素質和抗衰防病的能力，達到延年益壽的目的。

1. 如何通過傳統中醫理論認識生命？

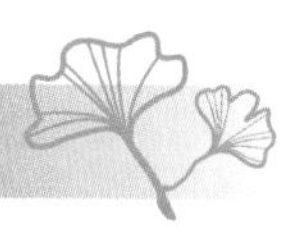

生命是具有生長、發育活力，並按自然規律發展變化的過程。「生、長、壯、老、已」，是人類生命的自然規律。探索生命的規律，對於中醫藥養生來說，有著極為深遠的意義。

■生命的起源

《內經》認為，生命物質是宇宙中的「太虛元氣」，在天、地、日、月、水、火相互作用下，由無生命的物質演變化生出來的。天地之間所以有品類無限多樣的物種，都是物質自己的運動和變化，在時間進行中形成的。《素問．天元紀大論》所說：「太虛廖廓，肇基化元……

生生化化，品物咸章」，就是這個意思。人是最高等的動物，但也不過是「物之一種」，是從萬物群生中分化出來的。所以《素問．寶命全形論》說：「人以天地之氣生，四時之法成」。

「人以天地之氣生」，是說人類生命的起源，源於天地日月，其中主要源於太陽的火和地球的水。太陽是生命能量的源泉，地球的水（凡其所溶解的各種營養物質）是生命形質的原料。有生命的萬物必須依靠天上的太陽和地上的水才能生存，人類當然也不例外。

「四時之法成」，是說人類還要適應四時陰陽變化的規律才能發育成長。因為人生天地之間，自然界中的一切運動變化必然會直接或間接地對人體的內環境產生影響，而人體內環境的平衡協調和人體外界環境的整體統一，是人體得以生存的基礎。在正常情況下，通過人體內部的調節，可使內環境與外界自然環境為變化相適應，保持正常的生理功能。

如果人的活動違反自然變化的規律，或外界自然環境發生反常的劇變，而人體的調節功能又不能適應時，人體內、外環境的相對平衡都會遭到破壞而產生疾病。這說明「適者生存」，仍是生物界不可逾越的客觀規律。人類只有認識自然，才能更好地適應自然，改造自然，成為自然的主人。

■生命的運動形式

《莊子．知北遊》說：「人之生，氣之聚也，聚則為生，散則為死」。這就是說，生命活動是自然界最根本的物質——氣的聚、散、離、合運動的結果，生命是物質運動的形式。活著的人體，是一個運動變化著的人體。《素問．六微旨大論》進一步指出，物質運動的基本形式是「升降出入」，「出入廢則神機化滅，升降息則氣立孤危，故非出入，則無以生長壯老已；非升降，則無以生長化收藏，是以升降出入，無器不有」。這就說明，只有運動，才能化生萬物，宇宙間的一切物質，儘管有大小和生存時間長短的不同，但運動是一致的。

升降出入運動是人體氣化功能的基本形式，也是臟腑經絡、陰陽氣血矛盾的基本過程。因此，在生理上，人體臟腑經絡的功能活動無不依賴於氣機的升降出入，如肺的宣發與肅降，脾的升清與胃的降濁，心腎的水火相濟，都是氣機升降出入運動的具體體現。在預防疾病方面，同樣要保持人體氣機升降正常，才能抗禦邪氣侵犯，免生疾病。

■生命的維持和死亡

《素問·生氣通天論》裡說：「生之本，本於陰陽」，這就是說，生命的根本，就是陰陽。究其原因，是由於「陽化氣，陰成形」，而生命過程就是不斷地化氣與成形的過程，即有機體和外界進行不斷的物質交換和能量交換的過程。化氣與成形，是生命本質自身中的矛盾，兩個對立面是不斷鬥爭的，又是統一的。化氣與成形，互為消長；任何一方的太過或不及，均可導致另一方受損。但兩者又結合於生命的統一體內，互相依存，互相轉化。陽氣化為陰精，陰精又化為陽氣，否則「孤陽不生，獨陰不長」。

人之所以有生命，在於構成人體的「氣」具有生命力。人體生命力的強弱、生命的壽夭，就在於元氣的盛衰存在；新陳代謝的生化過程，稱之為氣化生理；生命的現象，本源於氣機的升降出入等等，這都反映出氣既是構成人體的基本物質，又是人體的生命動力。

正因為氣是生命活動的根本和動力。宋《聖濟總錄》提出：「萬物壯老，由氣盛衰」的觀點，並認為「人之有是形也，因氣而榮，因氣而病」。張景嶽則反復強調氣在防病延年中的重大意義，指出氣是人體盛衰壽夭的根本。他說：「蓋以大地萬物皆由氣化；氣存數亦存，氣盡數亦盡，所以生者由乎此，所以死者亦由乎此，此氣不可不寶，能寶其氣，則延年之道也」。

同樣，精、血、津液亦是構成人體及促進人體生長發育的基本物質，如《靈樞．經脈》篇說：「人始生，先成精，精成而腦髓生，骨為干，脈為營，筋為剛，肉為牆，皮膚堅而毛髮長」，這就說明人體的產生必先從精始，由精而後生成身形五臟、皮肉筋骨脈等。不僅如此，人出生之後，猶賴陰精的充盈，從而維持人體正常的生命活動，故《素問．金匱真言論》說：「精者，身之本也」。若陰精充盈，則生命活動旺盛，身健少病；若陰精衰虛，則生命活動減退，早衰多病。

綜上所述，中醫學認識人體的生命活動，是以體內臟腑陰陽氣血為依據的。臟腑陰陽氣血平衡，人體才會健康無病，不易衰老，壽命才能得以延長。這就是《素問．生氣通天論》中「陰平陽秘，精神乃治；陰陽離決，精氣乃絕」的理論。

2.什麼叫天年？

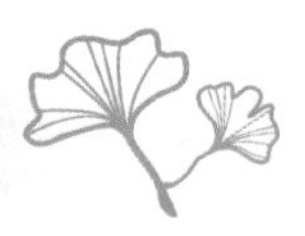

■天年的概念

「天年」，是中國古代對人的壽命提出的一個有意義的命題。天年，就是天賦的年壽，即自然壽命。人的生命是有一定期限的，古代養生家、醫家認為在百歲到百二十歲之間。如《素問．上古天真論》：「盡終其天年，度百歲乃去。」；如《尚書．洪範篇》：「壽，百二十歲也」；《養身論》亦說：「上壽百二十，古今所同」。

■壽命的概念

壽命是指從出生經過發育、成長、成熟、老化以至死亡前機體生存的時間，通常以年齡作為衡量壽命長短的尺度。

一般計算年齡的方法又可分為兩種，一種是時間年齡，又稱曆法年齡，是指人出生以後經歷多少時期的個體年齡，我國常配以生肖屬性，以出生年份來計算其歲數，一般由虛歲或足歲計算年齡。另一種是生物學年齡，是表示隨著時間的推移，其臟器的結構和功能發生演變和衰老的情況。

在生物學上又可分為生理年齡與解剖年齡。時間年齡和生物學年齡是不完全相同的，前者取決於生長時期的長短，而後者取決於臟器功能及結構的變化過程。由於每個人的先天性遺傳因素與後天性環境等因素不同，因此時間年齡和生物學年齡有時不完全相同。

此外，還有「心理年齡」，所謂「心理年齡」是指由社會因素和心理因素所造成的人的主觀感受的老化程度，即主觀感受年齡，也稱「社會心理年齡」。

由於人與人之間的壽命有一定的差別，因此在比較某個時期、某個地區或某個社會的人類壽命時，通常採用平均壽命。平均壽命常用來反映一個國家或一個社會的醫學發展水準。

3.怎樣看待衰老？

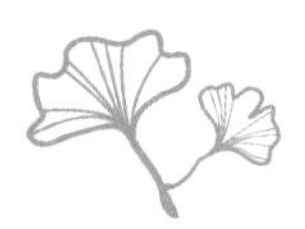

衰老是人類正常生命活動的自然規律，人類的機體在生長發育完成之後，便逐漸進入衰老（或稱衰退）的過程。探討衰老的概念、原因和衰老時的生理、病理改變，以至防止衰老的措施，是十分重要的。

衰老可分為兩類，即生理性衰老及病理性衰老。生理性衰老系指隨年齡的增長到成熟期以後所出現的生理性退化，也就是人體在體質方面的年齡變化，這是一切生物的普遍規律。另一類為病理性衰老，即由於內在的或外在的原因使人體發生病理性變化，使衰老現象提前發生，這種衰老又稱為早衰。

■衰老的原因

中醫學在對衰老原因的認識上，非常重視臟腑功能和精氣神的作用，又很強調陰陽協調對人體健康的重要意義。茲簡述生理性衰老原因如下：

1. 腎陽虧虛：腎為先天之本，人的生長、發育、衰老與腎臟的關係極為密切。《素問．上古天真論》中「女子七七」、「丈夫八八」的一段論述，即是以腎氣的自然盛衰規律，來說明人體生長、發育、衰老的過程與先天稟賦的關係，從而提示衰老的關鍵在於腎氣的盛衰。

腎屬水，主藏精，為元氣之本，一身陰陽生化之根。腎的盛衰影響著元氣盛衰和生化功能強弱，腎虛則元氣衰，元氣衰則生化功能弱，人的衰老就會加速到來。

2. 脾胃虛衰：脾胃為後天之本，水穀皆入於胃，五臟六腑皆稟氣於胃。若脾胃虛衰，飲食水穀不能被消化吸收，人體所需要的營養得不到及時補充，便會影響機體健康。從而加速衰老，甚至導致死亡。《內經》明確指出陽明為多氣多血之經，而「陽明脈衰，面始焦，髮始墮」是衰老開始的表現。

脾胃屬土，為一身氣機升降之中樞，脾胃健運，能使心肺之陽降，肝腎之陰升，而成天地交泰。若脾胃虛損，五臟之間升降失常，就會產生一系列病變，從而影響健康長壽。

3. 心臟虛衰：心藏神，主血脈，《素問．靈蘭秘典論》稱其為「君主之官」。心為生命活動的主宰，協調臟腑，運行血脈。心氣虛弱，會影響血脈的運行及神志功能，從而加速衰老，故中醫藥養生尤其重視保護心臟。認為「主明則下安，以此養生則壽，……主不明則十二官危」。

4. 肝臟衰憊：肝藏血，主疏泄，在體為筋，關係到人體氣機的調暢，具有貯存和調節血量的作用。如《素問．上古天真論》說：

「七八，肝氣衰，筋不能動」，即說明人體衰老的標誌——活動障礙，是由肝虛而引起的。

5. 肺臟衰弱：肺主一身之氣，《素問．六節藏象論》說：「肺者，氣之本」。肺氣衰，全身功能都會受影響，出現不耐勞作、呼吸及血液循環功能逐漸減退等衰老表現。

6. 精氣衰竭：精氣是人體生命活動的基礎，人的四肢、九竅和內臟的活動以及人的精神思維意識，都是以精氣為源泉和動力的。因此，儘管人體衰老的因素繁多，表現複雜，但都必然伴隨著精氣的病變，精氣虛則邪湊之，邪勢猖獗則精損之，如此惡性循環則病留之。《素問．陰陽應象大論》曰：「年四十，而陰氣自半也，起居衰矣；年五十，體重，耳目不聰明矣；年六十，陰痿，氣大衰，九竅不利，下虛上實，涕泣俱出矣」。具體闡述了由於陰精陽氣的虧損，人體會發生一系列衰老的變化。

7. 陰陽失調：陰陽的盛衰是決定壽命長短的關鍵，保持陰陽運動平衡狀態是延年益壽的根本。《素問．陰陽應象大論》中就明確指出人的衰老和陰陽失調有關，即「能知七損八益，則二者可調，不知用此，則早衰之節也」。可見，陰陽失調能導致衰老，而調節陰陽就有抗衰老的作用，人到中年以後，由於陰陽平衡失調，機體受到各種致病因素的侵襲，從而疾病叢生，出現衰老。

■早衰的原因

1. 社會因素：《素問．疏五過論》指出：「故貴脫勢，雖不中邪，精神內傷，身必敗亡」。由於社會地位的急劇變化，會給人帶來精神和形體的衰老。

2. 自然環境：《素問．五常政大論》中指出：「高者其氣壽，下者其氣夭」。高，是指空氣清新、氣候寒冷的高山地區；下，是指平原地區。因為「高者氣寒」，生物生長緩慢，生長期長，壽命也就長。而「下者氣熱」，生物生長較快，壽命就相應短促。

3. 遺傳因素：大量事實證明，人類的衰老和遺傳有密切關係，因遺傳特點不同，衰老速度也不一樣。正如王充在《論衡·氣壽篇》中所說：「強壽弱夭，謂稟氣渥薄也……夫稟氣渥則其體強，體強則壽命長；氣薄則其體弱，體弱則命短，命短則多病壽短」。《景嶽全書》指出：「先天責在父母」，先天稟賦強則身體壯盛，精力充沛，不易變老。反之，先天稟賦弱則身體憔悴，精神萎靡，變老就會提前或加速。

4. 七情太過：長期的精神刺激或突然受到劇烈的精神創傷，超過人體生理活動所能調節的範圍，就會引起體內陰陽氣血失調，臟腑經絡功能紊亂，從而導致疾病發生，促進衰老來臨。我國民間有「笑一笑，十年少」、「愁一愁，白了頭」的諺語，就是這個道理。正如《呂氏春秋》中所說的：「年壽得長者，非短而緩之也，畢其數也。畢數在乎去害。何謂去害？……大喜、大恐、大憂、大怒、大衰，五者損神則生害矣」。

5. 勞逸失度：《素問·上古天真論》曰：「以妄為常……故半百而衰也」，這裡明確指出，把妄作妄為當作正常的生活規律，只活到50歲就已顯得很衰老了。所謂妄作妄為，是指錯誤的生活方式，它包括範圍很廣，如勞傷過度、房勞過度、過於安逸等等。

4.健康人的生理特徵有哪些？

迄今為止，人們發現，影響人類盡終其天年的因素雖然很多，但有兩個是非常重要的，其一是衰老，其二是疾病。那麼，推遲衰老的到來、防止疾病的產生是延年益壽的重要途徑。因此，研究健康人的生理特徵，就顯得很有必要。一般地說，一個健康無病、沒有衰老的人，應該具備下列生理特徵：

■生理健康特徵

1. 眼睛有神：眼睛是臟腑精氣彙集之地，眼神的有無反映了臟腑的盛衰。因此，雙目炯炯有神，是一個人健康的最明顯表現。

2. 呼吸微徐：微徐，是指呼吸從容不迫，不疾不徐。《難經》認為：「呼出心與肺，吸入肝與腎」，說明呼吸與人體臟腑功能密切相關。

3. 二便正常：《素問．五臟別論》說：「魄門亦為五臟使，水穀不得久藏」，是說經過腸胃消化後的糟粕不能藏得太久，久藏則大便秘結。大便通暢是健康的反映。小便是排除水液代謝後糟粕的主要途徑，與肺、腎、膀胱等臟腑的關係極為密切。小便通利與否，直接關係著人體的功能活動。

4. 脈象緩勻：此指人的脈象要從容和緩，不疾不徐。「脈者，血之腑也」，氣血在脈道內運行，所以脈象的正常與否，能夠反映氣血的運行。

5. 形體壯實：指皮膚潤澤，肌腠緻密，體格壯實，不肥胖，亦不過瘦。因為體胖與體瘦皆為病態，常常是某些疾病帶來的後果。

6. 面色紅潤：面色是五臟氣血的外榮，而面色紅潤是五臟氣血旺盛的表現。

7. 牙齒堅固：因齒為骨之餘，骨為腎所主，而腎為先天之本，所以牙齒堅固是先天之氣旺盛的表現。

8. 雙耳聰敏：《靈樞．邪氣臟腑病形篇》說：「十二經脈，三百六十五絡……其別氣走於耳而為聽。」說明耳與全身組織器官有密切關係，若聽力減退、遲鈍、失聽，是臟器功能衰退的表現。

9. 腰腿靈便：肝主筋，腎主骨，腰為腎之腑，四肢關節之筋皆賴肝血以養，所以腰腿靈便、步履從容，證明肝腎功能良好。

10. 聲音洪亮：聲由氣發，《素問．五臟生成篇》說：「諸氣者，皆屬於肺」，聲音洪亮，反映肺的功能良好。

11. 鬚髮潤澤：髮的生長與血有密切關係，故稱「髮為血之餘」。同時，又依賴腎臟精氣的充養。《素問．六節臟象論》說：「腎者……其華在髮」。因此，頭髮的脫落、過早斑白，是一種早衰之象，反映肝血不足、腎精虧損。

12. 食欲正常：中醫學認為，「有胃氣則生，無胃氣則死」，飲食的多少直接關係到脾胃的盛衰。食欲正常，則是健康的反映。

■心理健康特徵

1.精神愉快：《素問．舉痛論》說：「喜則氣和志達，營衛通利」，可見良好的精神狀態，是健康的重要標誌。七情和調、精神愉快，反映了臟腑功能良好。現代醫學亦認為，人若精神恬靜，大腦皮質的興奮與抑制作用就能保持正常狀態，從而發揮對整體的主導作用，自能內外協調，疾病就不易發生。

2. 記憶良好：腎藏精，精生髓，而「腦為髓之海」。髓海充盈，則精力充沛，記憶力良好；反之腎氣虛弱，不能化精生髓，則記憶力減退。

第二節 中醫藥養生具有什麼特點？

中醫藥養生是從實踐經驗中總結出來的養生方法，是歷代勞動人民智慧的結晶，它經歷了五千年億萬次實踐，由實踐上升為理論，歸納出方法，又回到實踐中去驗證，如此循環往復不斷豐富和發展，進而形成一門獨立的學科。

中醫藥養生以其博大精深的理論和豐富多彩的方法而聞名於世。它的形成和發展與數千年光輝燦爛的傳統文化密切相關，因此具有獨特的東方色彩和民族風格。自古以來，東方人、西方人對養生保健，都進行了長期的大量的實踐和探討。但由於各自的文化背景不同，其養生的觀點也有差異。中醫藥養生是在中華民族文化為主體背景下發生發展起來的，故此有它自身特點。

1. 天人相應是基礎

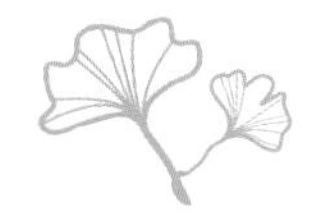

人生天地之間、宇宙之中，一切生命活動與大自然息息相關，這就是「天人相應」的思想。

■生氣通天

人與自然具有相通、相應的關係，不論四時氣候、晝夜晨昏，還是日月運行、地理環境，各種變化都會對人體產生影響。

1. 四時變化與人體的關係

自然界四時氣候變化對生物和人體的影響是最大的，而且是多方面的。

四時與情志：人的情志變化是與四時變化密切相關的，所以《素問》有「四氣調神」之論。《黃帝內經直解》指出：「四氣調神者，隨著春夏秋冬四時之氣，調肝心脾肺腎五臟之神志也」。這就明確告訴人們，調攝精神，要遵照自然界生長收藏的變化規律，才能達到陰陽的相對平衡。

四時與氣血：《素問．八正神明論》說：「天溫日明，則人血津液而衛氣浮，故血易瀉，氣易行，天寒日陰，則人血凝泣而衛氣沉」。《靈樞．五癃津液別篇》說：「天暑腠理開故汗出……天寒則腠理閉，氣濕不行，水下留於膀胱，則為溺與氣」。這說明，春夏陽氣發洩，氣血易趨向於表，故皮膚鬆弛，疏泄多汗等；秋冬陽氣收藏，氣血易趨向於裡，表現為皮膚緻密少汗多溺等。

四時與臟腑經絡：自然界四時陰陽與人體五臟在生理和病理上有密切關係，故《內經》有「肝旺於春」、「心旺於夏」、「脾旺於長夏」、「肺旺於秋」、「腎旺於冬」之治。《素問．四時刺逆從論》又指出：「春氣在經脈，夏氣在孫絡，長夏在肌肉，秋氣在皮膚，冬氣在骨髓中」，說明經氣運行隨季節而發生變化。所以，要根據四時變化、五行生克制化之規律，保養五臟，進行針灸保健治療。

四時與發病：四時氣候有異，每一季節各有不同特點，因此除了一般疾病外，還有些季節性多發病。例如，春季多溫病，秋季多瘧疾等。《素問．金匱真言論》說：「故春善病鼽衄，仲夏善病胸脅，長夏善病洞泄寒中，秋善病風瘧，冬善病痹厥」。此外，某些慢性宿疾，往往與季節變化和節氣交換發作或增劇。例如，心肌梗死、冠心病、氣管炎、肺氣腫等常在秋末冬初和氣候突變時發作，精神分裂症易在春秋季發作，青光眼好發於冬季等。掌握和瞭解四季與疾病的關係以及疾病的流行情況，對防病保健是有一定價值的。

2. 晝夜晨昏與人體的關係

一天之內隨晝夜陰陽消長進退，人的新陳代謝也發生相應的改變。《靈樞・順氣一日分為四時》說：「以一日分為四時，朝則為春，日中為夏，日入為秋，夜半為冬」。雖然晝夜寒溫變化的幅度並不像四季那樣明顯，但對人體仍有一定的影響。所以《素問・生氣通天論》說：「故陽氣者，一日而主外，平旦人氣生，日中而陽氣隆，日西而陽氣已虛，氣門乃閉」。說明人體陽氣白天多趨向於表，夜晚多趨向於裡。由於人體陽氣有晝夜的週期變化，所以對人體病理變化亦有直接影響。

正如《靈樞・順氣一日分為四時》說：「夫百病者，多以旦慧、晝安、夕加、夜甚……朝則人氣始生，病氣衰，故旦慧；日中人氣長，長則勝邪，故安；夕則人氣始衰，邪氣始生，故加；夜半人氣入臟，邪氣獨居於身，故甚也」。

3. 日月星辰和人體的關係

人體的生物節律不僅受太陽的影響，還受月亮盈虧的影響。《素問・八正神明論》說：「月始生，則血氣始精，衛氣始行；月郭滿，則血氣實，肌肉堅；月郭空，則肌肉減，經絡虛，衛氣去，形獨居」。這說明人體生理的氣血盛衰與月亮盈虧有直接相關，故《素問・八正神明論》又指出：「月生無瀉，月滿無補，月郭空無治」的原則，這是因為人體的大部分是由液體組成，月球吸引力就像引起海洋潮汐那樣對人體中的體液發生作用，這就叫做生物潮。它隨著月相的盈虧，對人體產生不同影響。滿月時，人頭部氣血最充實，內分泌最旺盛，容易激動。

現代醫學研究證實，婦女的月經週期變化、體溫、激素、性器官狀態、免疫功能和心理狀態等都以一月為週期。正如《婦人良方》中指出的：「經血盈虧，應時而下，常以三旬一見，以象月則盈虧也」。嬰兒的出生也受月相影響，月圓出生率最高，新月前後最低。

4. 地理環境與人體的關係

地理環境的不同和地區氣候的差異，在一定程度上，也影響著人體的生理活動。例如，南方多濕熱，人體腠理多疏鬆；北方多燥寒，人體腠理多緻密。若一旦易地而居，需要一段適應過程。《素問・異法方宜論》以：「東方之域……其民皆黑色疏理。其病皆為癰瘍，其治宜砭石。……西方者，……其民華食而脂肥，故邪不能傷其形體，其病生於內，其治宜毒藥。……北方者，……其民樂野處而乳食，臟寒生滿病，其治宜灸（火芮）。……南方者，……其民嗜酸而食（月付），故其民皆致理而赤色，其病攣痹，其治宜微針。……中央者，……其民食雜而不勞，故其病多痿厥寒熱，其治宜導引按蹻。」這些論述的基本精神是，由於地域環境不同，人們的體質和疾病情況也不一樣。因此，要根據具體情況作出不同的處理。

綜上所述，中醫藥養生在「生氣通天」的觀念指導下，把人體看成是與天相應相通的、精氣神三位一體的、以五臟為核心的有機整體。人的生命活動與天地大自然是密切聯繫在一起的。

■ 順應自然和主觀能動作用

天地、四時、萬物對人的生命活動都會產生影響，使人體產生生理或病理的反應。在這個自然界的大系統中要想求得自身平衡，首先要順應自然規律，利用各種條件為自身服務。順應自然包括兩方面的內容，一是遵循自然界正常的變化規律，二是慎防異常自然變化的影響。

順應四時氣候變化規律，是養生保健的重要環節。故《靈樞・本神》指出：「智者之養生也，必順四時而適寒暑，和喜怒而安居處，節陰陽而調剛柔，如是僻邪不至，長生久視」。《呂氏春秋・盡數》亦指出：「天生陰陽寒暑燥濕，四時之化，萬物之變，莫不為利，莫不為害。聖人察陰陽之宜，辨萬物之利，以便生，故精神安乎形，而壽長焉。」這就是說，順應自然規律並非被動的適應，而是採取積極主動的態度，首先要掌握自然變化的規律，以期防禦外邪的侵襲。因此，中醫藥養生的「天人相應」觀，體現了以人為中心的環境觀念和生態觀念的思想，它一方面強調適應自然，另一方面則強調天人相分，突出人的主觀能動作用。

古代哲學家最早揭示人的卓越位置的是老子。他在《道德經》中說：「故道大，天大，地大，人亦大。域中有四大，而人居其一焉。」荀子更進一步指出：「水火有氣而無生，草木有生而無知，禽獸有知而無義，人有生有知亦且有義，故最為天下貴也。」（《荀子・王制》）「有義」，指思想行為符合一定的標準，這是人類所特有的，所以人「最為天下貴」。《素問・寶命全形論》亦說：「天覆地載，萬物悉備，莫貴於人」。《靈樞・玉版》則指出：「人者，天地之鎮也。」萬物之中，只有人類最為寶貴，只有人類能夠征服自然，它把《白虎通》聽說的「天之為言鎮也，居之理下，為人鎮也」的觀點作了明確的修正，突出了人的主觀能動作用。

正是這種思想文化環境為養生實踐提供了認識方法和思想基礎。例如道教經典《太平經》反復論及重命養身、樂生惡死的主張，指出：「人居天地之間，人人得壹生，不得重生也」，所以要珍惜生命。「人最善者，莫若常欲樂生」，為此又提出了「自愛自好」的養生說：「人欲去凶而遠害，得長壽者，本當保知自愛自好自親，以此自養，乃可無凶害也。」只有通過自我養護和鍛煉，才能得到長壽。應該承認，這是一種積極的養生觀念。它與那種將生死壽夭歸結為「天命」的觀點比較起來，充滿了可貴的奮鬥精神，為中國養生學的發生、發展提供了良好的基礎。

道家很多經典著作中，都提出修身養性、延年益壽為第一要旨的思想。正是在這一思想基礎上，提出了中國古代養生史上一個響亮的口號——「我命在我不在天」（《抱樸子內篇·黃白》）。強調生命之存亡、年壽之長短，不是決定於天命，而是取決於自身。這一口號包含著一種積極主動的人生態度，在養生史上產生過巨大的影響和深遠的意義。

後世的養生家在這種充分發揮人的主觀能動性、以主動進取的精神去探索和追求人類的健康長壽、爭取把握自身生命自由的思想影響下，促使他們多方採擷，創造了許多養生方術，如食養、服氣、外丹、內丹、房中術等。儘管有時走入歧途，但為探索延年益壽積累了一定經驗。以人為核心的生態觀念，有一個鮮明的思想特徵，即，事實上，人不僅可以認識自然，更可以利用、改造、保護自然，建立起更加有利於健康長壽的自然環境，造福於人類。

■ 人與社會的統一觀

《內經》主張：「上知天文，下知地理，中知人事，可以長久」，這裡明確把天文、地理、人事作為一個整體看待。人不僅是自然的一部分，而且是社會的一部分，不僅有自然屬性，更重要的還有社會屬性。人體和自然環境是辯證的統一，人體和社會環境也是辯證的統一。所謂社會環境，包括社會政治、社會生產力、生產關係、經濟條件、勞動條件、衛生條件、生活方式以及文化教育、家庭結交等各種社會聯繫。社會環境一方面供給人們所需要的物質生活資料，滿足人們的生理需要，另一方面又形成和制約著人的心理活動，影響著人們生理和心理上的動態平衡。一旦人體——社會穩態失調，就會導致疾病。因此，醫學和疾病與社會狀況有密切關係。

2.形神合一宜共養

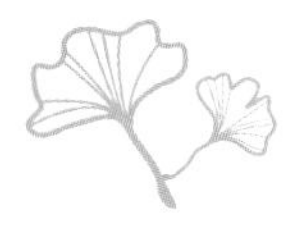

形神合一主要在於說明心理與生理的對立統一、精神與物質的對立統一、本質與現象的對立統一等。所謂形，指形體，即肌肉、血脈、筋骨、臟腑等組織器官是物質基礎；所謂神，是指情志、意識、思維為特點的心理活動現象，以及生命活動的全部外在表現，是功能作用。兩者的辯證關係是，相互依存、相互影響，密不可分的一個整體。神本於形而生，依附於形而存，形為神之基，神為形之主。

■ 形神合一的生命觀

1. 神為生命之主：「形神合一」構成了人的生命，神是生命的主宰。人的生命活動概括起來可分為兩大類：即以物質、能量代謝為主的生理性活動；另一類是精神性活動。在人體統一整體中，起統帥和協調作用的是心神。只有在心神的統帥調節下，生命活動才表現出各臟器組織的整體特性、整體功能、整體行為、整體規律，故《素問・靈蘭秘典論》說：「凡此十二官者，不得相失也。故主明則下安，……主不明則十二官危，使道閉塞而不通，形乃大傷」，也正如張景嶽說：「神雖由精氣化生，但統權精氣而為運用之者，又在吾心之神。」

人體不但自身各部分之間保持著密切的相互協調關係，而且與外界環境（自然環境、社會環境）也有著密切的聯繫。保持機體內外環境的相對平衡協調，也是靠「神」來實現的，故《素問・至真要大論》說：「天地之大紀，人神之通應也」。神動則氣行，神注則氣往，以意領氣，驅邪防病，又是氣功健身的道理所在。如《靈樞・本臟》所說：「志意者，所以禦精神，收魂魄，適寒溫，和喜怒者也。志意和則精神專直，魂魄不散，悔怒不起，五臟不受邪矣。寒溫和則六腑化穀，風痹不作，經脈通利，肢節得安矣」，神在機體衛外抗邪中起著主導作用。

人類的精神活動是相當複雜的，中醫用「五神」（神魂魄意志）、「五志」（怒喜思憂恐）等概念加以概括，並在長期的生活實踐和醫療實踐的基礎上，用「五行學說」與五臟聯繫起來，認為這些精神活動是臟腑的功能表現，而且都是在「心神」的主宰下進行的，所以張景嶽在《類經》中說：「人身之神，唯心所主，……此即吾身之元神也。外如魂魄志意五種五志之類，孰匪元神所化而統乎一心」。

2. 形為生命之基：神以形為物質基礎，「形具」才能「神生」。戰國思想家荀況在《荀子・天論》中說：「天職既立，天功既成，形具而神生。」這裡的「天」，是指自然界；「形」指人之形體；「神」指精神。其意為，人的形體及精神活動都是自然界的規律在起作用，是自然界物質變化的必然結果，只要具備了人的形體結構，才能產生精神活動。《內經》對形體與精神關係的論述，如《靈樞・本神》說：「肝藏血，血舍魂」、「脾藏營，營舍意」、「心藏脈，脈舍神」、「肺藏氣，氣舍魄」、「腎藏精，精舍志」。這不僅闡明了精、氣、營、血、脈是「五神」的物質基礎，而且說明了五臟的生理功能與「五神」活動的關係。五臟藏精化氣生神，神接受外界刺激而生情，神活動於內，情表現於外，這就是五臟與神、情的密切關係。

中醫藥養生把精、氣、神視為人生「三寶」，強調精、氣、營、衛、血、津液等精微，是「神」活動的物質基礎。《素問・上古天真論》指出：「積精」可以「全神」，陶弘景《養性延命錄》說：「神者精也，保精則神明，神明則長生」，精的盈虧關係到神的盛衰，李東垣《脾胃論》說：「氣乃神之祖，精乃氣之子。氣者，精神之根蒂也，大矣哉！積氣以成精，積精以全神」，說明精氣足才能使神的活動健全。《素問・八正神明論》說：「血氣者，人之神，不可不謹養」，《靈樞・平人絕穀》說：「血脈和利，精神乃居」。

以上這些論述，都是強調血氣精微是神活動的基礎。人體的物質基礎充盛，人之精神旺盛，故《素問・上古天真論》說：「形體不敝，精神不散」。因為精神思維活動需要大量的氣血精微來供應，所以臨床上認為勞神太過，則心血暗耗；心血虧虛，則神志不寧。神志不寧，外表出現各種心理活動異常。

3. 形神合一是生命存在的基本特徵：從本原上說，神生於形，但從作用上說，神又主宰形，形與神的對立統一，便形成了人體生命這一有機統一的整體。《靈樞・天年》篇說：「血氣已和，營衛已通，五臟已成，神氣舍心，魂魄畢具，乃成為人。」只有血氣、五臟、精神、魂魄畢具，才會表現出生命力，才會是一個有生命力的人。同篇又說：「五臟皆虛，神氣皆去，形骸獨居而終矣」，明確指出了死亡的概念就是形神分離。張景嶽在《類經》中，進一步闡發了「形神合一」的生命觀，他說：「人稟天地陰陽之氣以生，借血肉以成其形，一氣周流於其中以成其神，形神俱備，乃為全體。」可見，人體生命運動的特徵，即是精神活動和生理活動的總體概括。

人生的生命活動是十分複雜的，以物質、能量代謝為特徵的臟腑功能活動，和與臟腑的生理活動相應的高級精神活動（意識、思維、情感等）的協調統一，是在「心神」主導作用下完成的。現代研究表明，社會一心理因素並不是人類情緒變化的唯一刺激因素。自然現象的變化同樣可以使情緒發生相應變化，如四時更迭、月廓圓缺、顏色、聲音、氣味、食物等，都可作用於人體，使之發生情緒改變，進而影響人體生理活動。這說明人體的生理、心理活動是隨時隨地互相轉化，相互影響，有機地統一在一起的。

「形神合一」生命觀的具體內容，為中醫藥養生奠定了堅實的理論基礎，並長期有效地指導著中醫的臨床實踐，且為現代科學進一步弄清生命的本質，提供了可貴的線索。

■ 形神共養

形神共養，即不僅要注意形體的保養，還要注意精神的攝養，使得形體健壯，精神充沛，兩者相輔相成，相得益彰，從而身體和精神都得到均衡統一的發展。中醫藥養生的養生方法很多，但從本質上看，歸納起來，不外「養神」與「養形」兩大部分，即所謂「守神全形」和「保形全神」。

1.守神全形：在形神關係中，「神」起著主導作用，「神明則形安」。故中醫養生觀是以「調神」為第一要義，養生必須充分重視「神」的調養。調神攝生的內容很豐富，可以從多方面入手。

清靜養神：精神情志保持淡泊寧靜狀態，減少名利和物質欲望，和情暢志，協調七情活動，使之平和無過極。

四氣調神：順應一年四季陰陽之變調節精神，使精神活動與五臟四時陰陽關係相協調。

氣功練神：通過調身、調心、調息三個主要環節，對神志、臟腑進行自我鍛煉。

節欲養神：雖說性欲乃陰陽自然之道，但過度則傷精耗神，節欲可保精全神。

修性怡神：通過多種有意義的活動，如繪畫、書法、音樂、下棋、種花、垂釣、旅遊等，培養自己的情趣愛好，使精神有所寄託，並能陶冶情感，從而起到移情養性、調神健身的作用。

總之，守神而全形，就是從「調神」入手，保護和增強心理健康以及形體健康，達到調神和強身的統一。

2. 保形全神：形體是人體生命存在的基礎，有了形體才有生命，有了生命才能產生精神活動和具有生理功能。因此，保養形體是非常重要的。張景嶽說：「形傷則神氣為之消」、「善養生者，可不先養此形以為神明之宅；善治病者，可不先治此形以為興複之基乎？」這著重強調神依附形而存在，形盛則神旺，形衰則神衰，形體衰亡，生命便可告終。如何做好保形全神呢？人體形體要不斷地從自然界獲取生存的物質，進行新陳代謝，維持人體生命活動。「保形」重在保養精血，《景嶽全書》說：「精血即形也，形即精血」，《素問·陰陽應象大論》指出：「形不足者，溫之以氣，精不足者，補之以味。」陽氣虛損，要溫補陽氣，陰氣不足者，要滋養精血。可用藥物調理及飲養，以保養形體。此外，人體本身就是自然界一個組成部分。因此，保養身體必須遵循自然規律，做到生活規律、飲食有節、勞逸適度、避其外邪、堅持鍛煉等，才能有效地增強體質，促進健康。

養神和養形有著密切的關係，兩者不可偏廢，要同時進行。「守神全形」和「保形全神」，是在「形神合一」論推導下，對立統一規律在養生學中的運用，其目的是為了達到「形與神俱，而盡終其天年」。

3.動靜互涵互依存

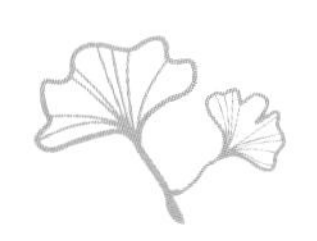

■動靜互涵的概念

動和靜，是物質運動的兩個方面或兩種不同表現形式。人體生命運動始終保持著動靜和諧的狀態，維持著動靜對立統一的整體性，從而保證了人體正常的生理活動功能。《周易》說：「一陰一陽之謂道」、「剛柔者，立本者也」。宇宙間一切事物的變化，無不是陰陽相互對應的作用，在陰陽交錯的往來中，陰退陽進，陽隱陰顯，相互作用，相反相成，生化不息。王夫之《周易外傳》說：「動靜互涵，以為萬變之宗。」辯證法認為，孤陽不生，獨陰不長。故陰陽互涵互根是宇宙萬物的根本法則，也是生命活動的要諦。《思問錄》謂：「太極動而生陽，動之動也；靜而生陰，動之靜也」、「方動即靜，方靜旋動，靜即含動，動不舍靜」、「靜者靜動，非不動也。」又《張子正蒙注》說：「動而不離乎靜之存，靜而皆備其動之理，敦誠不息，則化不可測」，這就是說「動」不離「靜」，「靜」不離「動」，「動靜」相對立，而又相互依存。

因此，只贊同運動養生和只贊同靜止養生都是不對的。所以王夫之又說：「流俗滯於物以為實，遂於動而不返，異端虛則喪實，靜則廢動，皆違性而失其神也。」（《張子正蒙注》）只強調一方面而否認另一方面，把運動和靜止割裂開來，都是違反事物運動變化本質的。朱熹亦明確指出：「靜者，養動之根，動者所以行其靜。」動與靜互為其根，無靜不能動，無動不能靜，陰靜之中已有陽動之根，陽動之中自有陰靜之理，說明動靜是一個不可分割的整體。古代哲學認為，既無絕對之靜，亦無絕對之動。「動靜」即言運動，但動不等於動而無靜，靜亦不等於靜止，而是動中包含著靜，靜中又蘊伏著動，動靜相互為用，才促進了生命體的發生發展、運動變化。

■ 生命體的動靜統一觀

生命體的發展變化，始終處在一個動靜相對平衡的自身更新狀態中。事物在平衡、安靜狀態下，其內部運動變化並未停止。當達到一定程度時，平衡就要破壞而呈現出新的生滅變化。正如《素問·六微旨大論》所言：「岐伯曰：成敗倚伏生乎動，動而不已，則變作矣。帝曰：有期乎？岐伯曰：不生不化，靜之期也。帝曰：不生不化乎？岐伯曰：出入廢則神機化滅，升降息則氣立孤危。故非出入，則無以生長壯老已；非升降，則無以生長化收藏。」這裡清楚論述了動和靜的辯證關係，並指出了升降出入是宇宙萬物自身變化的普遍規律。人體生命活動也正是合理地順應萬物的自然之性。周述官說：「人身，陰陽也；陰陽，動靜也。動靜合一，氣血和暢，百病不生，乃得盡其天年。」

（《增演易筋洗髓．內功圖說》）由此可見，人體的生理活動、病理變化、診斷治療、預防保健等，都可以用生命體的動靜對立統一觀點去認識問題、分析問題、指導實踐。

從生理而言，陰成形主靜，是人體營養物質的根源；陽化氣主動，是人體的運動原動力。形屬陰主靜，代表物質結構，是生命的基礎；氣屬陽主動，代表生理功能，是生命力的反映。具體的臟腑功能亦是如此，例如心屬火，主動；腎屬水，主靜。只有「水火既濟」、「心腎相交」，才能保持正常生理狀態。

實際上，人體有關飲食的吸收、運化，水液的環流代謝，氣血的循環貫注，化物的傳導排泄，其物質和功能的相互轉化等，都是在機體內臟功能動靜協調之下完成的。因此，保持適當的動靜協調狀態，才能促進和提高機體內部的「吐故納新」活動，使各器官充滿活力，從而推遲各器官的衰老改變。從病理而講，不論是「六淫」所傷，還是「七情」所致的病理變化，都是因為人體升降出入的運動形式發生障礙，導致體內陰陽動靜失去了相對平衡協調，出現了陰陽偏盛偏衰的結果。

■ 動靜結合的攝生保健

運動和靜養是中國傳統養生防病的重要原則。「生命在於運動」是人所共知的保健格言，它說明運動能鍛煉人體各組織器官的功能，促進新陳代謝以增強體質，防止早衰。但並不表明運動越多越好，運動量越大越好。也有人提出「生命在於靜止」，認為軀體和思想的高度靜止，是養生的根本大法，說明了以靜養生的思想更符合人體生命的內在規律。

以動靜來劃分我國古代養生學派，老莊學派強調靜以養生，重在養神；以《呂氏春秋》為代表的一派，主張動以養生，重在養形。他們從各自不同的側面，對古代養生學作出了巨大的貢獻。他們在養生方法上雖然各有側重，但本質上都提倡動靜結合、形神共養。只有做到動靜兼修、動靜適宜，才能「形與神俱」達到養生的目的。

1. 靜以養神：中國歷代養生家十分重視神與人體健康的關係，認為神氣清淨，可致健康長壽。由於「神」有易動難靜的特點，「神」有任萬物而理萬機的作用，常處於易動難靜的狀態，故清淨養神就顯得特別重要。老子認為「靜為躁君」，主張「致虛極，寧靜篤」，即要儘量排除雜念，以達到心境寧靜狀態。

《內經》從醫學角度提出了「恬淡虛無」的攝生防病思想。後世的很多養生家對「去欲」以養心神的認識，無論在理論和方法上都有深化和發展。三國的嵇康、唐代的孫思邈、明代萬全等都有精闢的論述。清代的曹庭棟在總結前人靜養思想的基礎上，賦予「靜神」新的內容，他說：「心不可無所用，非必如槁木，如死灰，方為養生之道」、「靜時固戒動，動而不妄動，亦靜也」。曹氏對「靜神」的解釋使清靜養神思想前進了一大步。

「靜神」實指精神專一，屏除雜念及神用不過。正常用心，能「思索生知」，對強神健腦會大有益處。但心動太過，精血俱耗，神氣失養而不內守，則可引起臟腑和機體病變。靜神養生的方法也是多方面的，如少私寡欲、調攝情志、順應四時、常練靜功等。就以練靜功而言，其健身機制卻體現出「由動入靜」、「靜中有動」、「以靜制動」、「動靜結合」的整體思想。帶練靜功有益於精神內守，而靜神又是氣功鍛煉的前提和基礎。

2. 動以養形：形體的動靜狀態與精、氣、神的生理功能狀態有著密切關係，靜而乏動則易導致精氣鬱滯、氣血凝結，久即損壽。所以，《呂氏春秋・盡數》說：「形不動則精不流，精不流則氣鬱」，《壽世保元》說：「養生之道，不欲食後便臥及終日穩坐，皆能凝結氣血，久則損壽。」運動可促進精氣流通，氣血暢達，增強抗禦病邪能力，提高生命力，故張子和強調「惟以血氣流通為貴。」（《儒門事親》）適當運動不僅能鍛煉肌肉、四肢等形體組織，還可增強脾胃的健運功能，促進食物消化輸布。華佗指出：「動搖則穀氣得消，血脈流通，病不得生。」脾胃健旺，氣血生化之源充足，故健康長壽。動形的方法有多種多樣，如勞動、舞蹈、散步、導引、按蹻等，以動形來調和氣血，疏通經絡，通利九竅，防病健身。

3. 動靜適宜：《類經附翼·醫易》說：「天下之萬理，出於一動一靜。」我國古代養生家一直很重視動靜適宜，主張動靜結合、剛柔相濟。動為健，靜為康，動以養形，靜以養氣，柔動生精，精中生氣，氣中生精，是相輔相成的。實踐證明，能將動和靜、勞和逸、緊張和鬆弛這些既矛盾又統一的關係處理得當，協調有方，則有利於養生。

從《內經》的「不妄作勞」，到孫思邈的「養性之道，常欲小勞」，都強調動靜適度，從湖南馬王堆出土竹簡的導引圖中的導引術、華佗的五禽戲，到後世各種動功的特點，概括言之就是動中求靜。

動靜適宜的原則，還突出了一個審時度勢的辯證思想特點。從體力來說，體力強的人可以適當多動，體力較差的人可以少動，皆不得疲勞過度。從病情來說，病情較重、體質較弱的，可以靜功為主，配合動功，隨著體質的增強，可逐步增加動功。從時間上來看，早晨先靜後動，以便有益於一天的工作；晚上宜先動後靜，有利於入睡。

總之，心神欲靜，形體欲動，只有把形與神、動和靜有機結合起來，才能符合生命運動的客觀規律，有益於強身防病。

4.正氣為本固護精

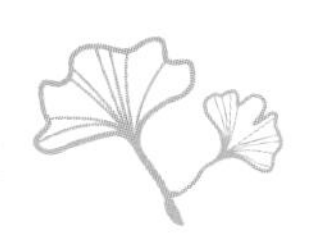

中醫藥養生特別重視保養人體正氣、增強生命活力和適應自然界變化的能力，以達到健康長壽的目的。

■ 正氣是生命之根

人體疾病的發生和早衰的根本原因，就在於機體正氣的虛衰。正氣旺盛，是人體陰陽協調、氣血充盈、臟腑經絡功能正常、衛外固密的象徵，是機體健壯的根本所在。因此，歷代醫家和養生家都非常重視護養人體正氣。

《壽親養老新書》對保養人體正氣作了概括：「一者少言語，養內氣；二者戒色欲，養精氣；三者薄滋味，養血氣：四者咽津液，養臟氣；五者莫嗔怒，養肝氣；六者美飲食，養胃氣；七者少思慮，養心氣……。」人體諸氣得養，臟腑功能協調，使機體按一定規律生生化化，則正氣旺盛，人之精力充沛，健康長壽；正氣虛弱，則精神不振，多病早衰。一旦人體生理活動的動力源泉斷絕，生命運動也就停止了。因此，保養正氣乃是延年益壽的根本大法。

人體正氣又是抵禦外邪、防病健身和促進機體康復的最根本要素，疾病的過程就是「正氣」和「邪氣」相互作用的結果。正氣不足是機體功能失調產生疾病的根本原因。《素問・遺篇刺法論》說：「正氣存內，邪不可干」，《素問・評熱病論》說：「邪之所湊，其氣必虛」。《靈樞・百病始生篇》又進一步指出：「風雨寒熱，不得虛邪，不能獨傷人。卒然逢疾風暴雨而不病者，蓋無虛，故邪不能獨傷人。此必因虛邪之風，與其身形，兩虛相得乃客其形」，這些論述從正反兩個方面闡明了中醫的正虛發病觀。就是說，正氣充沛，雖有外邪侵犯，也能抵抗，而使機體免於生病，患病後亦能較快地康復。

由此可知，中醫藥養生所指的「正氣」，實際上是維護人體健康的臟腑生理功能的動力和抵抗病邪的抗病能力，它包括了人體衛外功能、免疫功能、調節功能以及各種代償功能等。正氣充盛，可保持體內陰陽平衡，更好地適應外在變化，故保養正氣是養生的根本任務。

■ 保養正氣重在脾腎

保養正氣，就是保養精、氣、神。從人體生理功能特點來看，保養精、氣、神的根本，在於護養脾腎。《醫宗必讀・脾為後天之本論》說：「故善為醫者，必責其本，而本有先天後天之辨。先天之本在腎，腎應北方之水，水為天一之源。後天之本在脾，脾應中宮之土，土為萬物之母。」在生理上，脾腎二臟關係極為密切，先天生後天，後天充先天。脾氣健運，必借腎陽之溫煦；腎精充盈，有賴脾所化生的水穀精微的補養。要想維護人體生理功能的協調統一，保養脾腎至關重要。

1. 保精護腎固先天：腎之精氣主宰人體生命活動的全部過程。《圖書編・腎臟說》云：「人之有腎，如樹木有根」，即明確指出腎精對健康長壽的重要性。扶正固本，多從腎入手，為此古人反復強調腎之精氣的盛衰直接關係到人體衰老的速度。所以，歷代養生家都把保精護腎作為抗衰老的基本措施。現代醫學研究認為，腎與下丘腦、垂體、腎上腺皮質、甲狀腺、性腺，以及自主神經系統、免疫系統等，都有密切關係。腎虛者可導致這些方面功能紊亂，並能引起遺傳物質的改變，從而廣泛地影響機體多方面的功能，出現病理變化和早衰之象。臨床大量資料報導都表明，性欲無節制，精血虧損太多，會造成身體虛弱，引起多種疾病、過早的衰老或夭亡。這說明重視「腎」的護養，對於防病、延壽、抗衰老是有積極意義的。至於調養腎精的方法，要從多方面入手，節欲保精、運動保健、導引補腎、按摩益腎、食療補腎、藥物調養等。通過調補腎氣、腎精，可以協調其他臟腑的陰陽平衡。腎的精氣充沛，有利於元氣運行，增強身體的適應調節能力，更好地適應於自然。

2. 調養脾胃護後天：脾胃為「後天之本」、「氣血生化之源」，故脾胃強弱是決定人之壽夭的重要因素。正如《景嶽全書》說：「土氣為萬物之源，胃氣為養生之主。胃強則強，胃弱則弱，有胃則生，無胃則死，是以養生家必當以脾胃為先」。《圖書編・臟氣臟德》說：「養脾者，養氣也，養氣者，養生之要也。」可見，脾胃健旺是人體健康長壽的基礎。

脾胃為水穀之海，益氣化生營血。人體功能活動的物質基礎，營衛、氣血、津液、精髓等，都是化生於脾胃，脾胃健旺，化源充足，臟腑功能強盛。脾胃是氣機升降運動的樞紐，脾胃協調，可促進和調節機體新陳代謝，保證生命活動的協調平衡。人身元氣是健康之本，脾胃則是元氣之本。李東垣闡述：「人以脾胃中元氣為本」的思想，提出了脾胃傷則元氣衰，元氣衰則人折壽的觀點。所以，《脾胃論》說：「真氣又名元氣，乃先身生之精氣，非胃氣不能滋。」元氣不充，則正氣衰弱。李東垣指出：「內傷脾胃，百病叢生」，正說明脾胃虛衰正是生百病的主要原因，故調理脾胃、扶正益氣也是預防保健的重要法則。

調理腎元，在於培補精氣，協調陰陽；顧護脾胃，在於增強運化，彌補元氣，兩者相互促進，相得益彰。這是全身形、防早衰的重要途徑。誠如《本草衍義總論》所言：「夫善養生者養內，不善養生者養外。養外者實外，以充快、悅澤、貪欲、恣情為務，殊不知外實則內虛也。善養者養內，使臟腑安和，三焦各守其位，飲食常適其實。」故莊周曰：「人之可畏者，衽席飲食之間，而不知為之戒也。若能常如人是畏謹，疾病何緣而起，壽考焉得不長？賢者造形而悟，愚者臨病不知，誠可畏也。」這裡「養內」，即突出強調精血之養，重在脾腎，此為培補正氣的大旨所在。

第三節 怎樣進行中醫藥養生？

為了便於掌握中醫藥養生的理論，有必要予以總結和歸納，提出若干基本原則，用以指導養生實踐。事實上，千百年來所產生的諸多形式的養生方法，正是遵循了這些基本原則。

1. 協調臟腑，以平為期

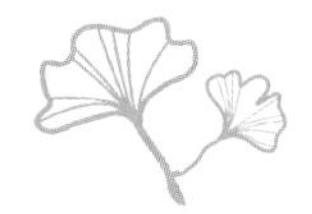

五臟間的協調，即是通過相互依賴、相互制約、生克制化的關係來實現的。有生有制，則可保持一種動態平衡，以保證生理活動的順利進行。臟腑的生理，以「藏」、「瀉」有序為其特點。

五臟是以化生和貯藏精、神、氣、血、津液為主要生理功能；六腑是以受盛和傳化水穀、排泄糟粕為其生理功能。藏、瀉得宜，機體才有充足的營養來源，以保證生命活動的正常進行。任何一個環節發生了故障，都會影響整體生命活動而發生疾病。

臟腑協同在生理上的重要意義決定了其在養生中的作用。從養生角度而言，協調臟腑是通過一系列養生手段和措施來實現的。協調的含義大致有二：一是強化臟腑的協同作用，增強機體新陳代謝的活力；二是糾偏，當臟腑間偶有失和，應及時予以調整，以糾正其偏差。這兩方面內容，作為養生的指導原則之一，貫徹在各種養生方法之中，如：四時養生中強調春養肝、夏養心、長夏養脾、秋養肺、冬養腎；精神養生中強調情志舒暢，避免五志過極傷害五臟；飲食養生中強調五味調和，

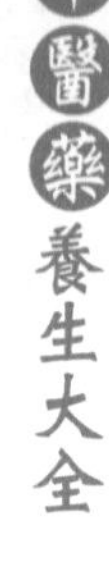

不可過偏等等，都是遵循協調臟腑這一指導原則而具體實施的。

正如《素問·至真要大論》所云：「謹察陰陽所在而調之，以平為期。」「以平為期」就是以保持陰陽的動態平衡為準則。中國的傳統健身術和功法，都體現了這一思想，傳統功法概括為：虛實、剛柔、吸斥、動靜、開合、起落、放收、進退，稱為八法。它完全符合陰陽變化之理，及「對立統一」、「協調平衡」的自然規律。太極拳運動更是把人體看成一個太極陰陽整體，主張虛中有實、實中有虛、剛柔相濟、動靜相兼，每個姿勢和每個動作都體現相反相成、陰陽平衡的特點。可見，協調平衡是生命整體運動之核心。

2. 暢通經絡，調息養氣

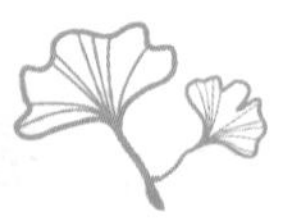

經絡是氣血運行的通道，只有經絡通暢，氣血才能川流不息地營運於全身；只有經絡通暢，才能使臟腑相通，陰陽交貫，內外相通，從而養助腑、生氣血、布津液、傳糟粕、禦精神，以確保生命活動順利進行，新陳代謝旺盛。所以說，經絡以通為用，經絡通暢與生命活動息息相關。一旦經絡阻滯，則影響臟腑協調，氣血運行也受到阻礙。因此，《素問·調經論》說：「五臟之道，皆出於經隧，以行血氣，血氣不和，百病乃變化而生。」所以，暢通經絡往往作為一條養生的指導原則，貫穿於各種養生方法之中。

暢通經絡在養生方法中主要作用形式有二：一是活動筋骨，以求氣血通暢。如：太極拳、五禽戲、八段錦、易筋經等，都是用動作達到所謂「動形以達鬱」的鍛煉目的。活動筋骨，則促使氣血周流，經絡暢通。氣血臟腑調和，則身健而無病。二是開通任督二脈，營運大小周天。

在氣功導引法中，有開通任督二脈、營運大小周天之說，任脈起於胞中，循行於胸、腹部正中線，總任一身之陰脈，可調節陰經氣血；督脈亦起於胞中，下出會陰，沿脊柱裡面上行，循行於背部正中，總督一身之陽脈，可調節陽經氣血。任、督二脈的相互溝通，可使陰經、陽經的氣血周流，互相交貫，《奇經八脈考》中指出：「任督二脈，此元氣之所由生，真氣之所由起」。因而，任督二脈相通，可促進真氣的運行，協調陰陽經脈，增強新陳代謝的活力。

由於任督二脈循行於胸腹、背，二脈相通，則氣血運行如環周流，故在氣功導引中稱為「周天」，因其僅限於任督二脈，並非全身經脈，故稱為「小周天」。在小周天開通的基礎上，周身諸經脈皆開通，則稱為「大周天」。所以謂之「開通」，是因為在氣功、導引諸法中，要通過意守、調息，以促使氣血周流，打通經脈。一旦大、小周天能夠通暢營運，則陰陽協調，氣血平和，臟腑得養，精充、氣足、神旺，故身體健壯而不病。開通任督二脈、營運大小周天，其養生健身作用都是以暢通經絡為基礎的，由此也可以看出，暢通經絡這一養生原則的重要意義。

養氣主要從兩方面入手，一是保養元氣，一是調暢氣機。元氣充足，則生命有活力，氣機通暢，則機體健康。保養正氣，首先是順四時、慎起居，如果人體能順應四時變化，則可使陽氣得到保護，不致耗傷。即《素問・生氣通天論》所說：「蒼天之氣清靜，則志意治，順之則陽氣固，雖有賊邪，弗能害也。此因時之序。」故四時養生、起居保健諸法，均以保養元氣為主。

保養正氣，多以培補後天、固護先天為基點，飲食營養以培補後天脾胃，使水穀精微充盛，以供養氣。而節欲固精、避免勞傷，則是固護先天元氣的方法措施。先天、後天充足，則正氣得養，這是保養正氣的又一方面。此外，調情志可以避免正氣耗傷，省言語可使氣不過散，都是保養正氣的措施。至於調暢氣機，則多以調息為主。

《類經．攝生類》指出：「善養生者導息，此言養氣當從呼吸也。」呼吸吐納，可調理氣息，暢通氣機，宗氣宣發，營衛周流，可促使氣血流通，經脈通暢。故古有吐納、氣功諸法，重調息以養氣。在調息的基礎上，還有導引、按蹻、健身術及針灸諸法，都是通過不同的方法，活動筋骨，激發經氣，暢通經絡，以促進氣血周流，達到增強真氣運行的作用，以旺盛新陳代謝活力。足以看出，在諸多養生方法中，都將養氣作為一條基本原則之一，而具體予以實施，足見養氣的重要。

3. 清靜養神，節欲保精

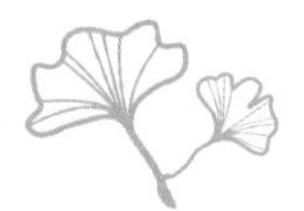

在機體新陳代謝過程中，各種生理功能都需要神的調節，故神極易耗傷而受損，因而，養神就顯得尤為重要。《素問．病機氣宜保命集》中指出：「神太用則勞，其藏在心，靜以養之。」所謂「靜以養之」，主要是指靜神不思、養而不用，即便用神，也要防止用神太過。《素問．痹論》中說：「靜則神藏，躁則消亡」，也是這個意思。靜則百慮不思，神不過用，身心的清流有助於神氣的潛腔內守。反之，神氣的過用、躁動，往往容易耗傷，會使身體健康受到影響。所以，《素問．上古天真論》中說：「精神內守，病安從來」，強調了清靜養神的養生保健意義。

清靜養神是以養神為目的，以清靜為大法。只有清靜，神氣方可內守。清靜養神原則的運用歸納起來，大要不外有三：

一是以清靜為本，無憂無慮，靜神而不用，即所謂「恬淡虛無」之態，其氣即可綿綿而生；

二是少思少慮，用神而有度，不過分勞耗心神，使神不過用，即《類修要訣》所謂：「少思慮以養其神」；

三是常樂觀，和喜怒，無邪念妄想，用神而不躁動，專一而不雜，可安神定氣，即《內經》所謂：「以恬愉為務」。

這些養生原則，在傳統養生法中均有所體現。如：調攝精神諸法中的少私寡欲、情志調節；休逸養生中的養性恬情；氣功、導引中的意守、調息、入靜；四時養生中的順四時而養五臟；起居養生中的慎起居、調睡眠等，均有清靜養神的內容。

由於「精」在生命活動中起著十分重要的作用，所以，要想使身體健康而無病，保持旺盛的生命力，養精則是十分重要的內容。《類經》明確指出：「善養生者，必保其精，精盈則氣盛，氣盛則神全，神全則身健，身健則病少，神氣堅強，老而益壯，皆本乎精也。」保精的意義，於此可見。保精的另一方面含義，還在於保養腎精，也即狹義的「精」。

男女生殖之精，是人體先天生命之源泉，不宜過分洩漏，如果縱情泄欲，會使精液枯竭，真氣耗散而致未老先衰。《千金要方．養性》中指出：「精竭則身憊。故欲不節則精耗，精耗則氣衰，氣衰則病至，病至則身危」。告誡人們宜保養腎精，這是關係到機體健康和生命安危的大事。足以說明，精不可耗傷，養精方可強身益壽，作為養生的指導原則，其意義也正在於此。

欲達到養精的目的，必須抓住兩個關鍵環節。

其一為節欲。所謂節欲，是指對於男女間性欲要有節制、自然，男女之欲是正常生理要求，欲不可絕，亦不能禁，但要注意適度，不使太過，做到既不絕對禁欲，也不縱欲過度，即是節欲的真正含義。節欲可防止陰精的過分洩漏，保持精盈充盛，有利於身心健康。在中醫養生法中，如房事保健、氣功、導引等，均有節欲保精的具體措施，也即是這一養生原則的具體體現。

其二是保精。此指廣義的精而言，精稟於先天，養於水穀而藏於五臟，若後天充盛，五臟安和，則精自然得養，故保精即是通過養五臟以不使其過傷，調情志以不使其過極，忌勞傷以不使其過耗，來達到養精保精的目的，也就是《素問·上古天真論》所說：「志閒而少欲，心安而不懼，形勞而不倦。」避免精氣傷耗，即可保精。在傳統養生法中，調攝情志、四時養生、起居養生等諸法中，均貫徹了這一養生原則。

4. 綜合調養，持之以恆

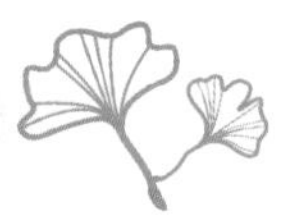

人是一個統一的有機體，無論哪個環節發生了障礙，都會影響整體生命活動的正常進行。所以，養生必須從整體著眼，注意到生命活動的各個環節，全面考慮，綜合調養。

綜合調養的內容，不外著眼於人與自然的關係，以及臟腑、經絡、精神情志、氣血等方面，具體說來，大致有：順四時、慎起居、調飲食、戒色欲、調情志、動形體，以及針灸、推拿按摩、中藥養生等諸方面內容。

恰如李梴在《醫學入門·保養說》中指出的：「避風寒以保其皮膚、六腑」、「節勞逸以保其筋骨五臟」、「戒色欲以養精，正思慮以養神」、「薄滋味以養血，寡言語以養氣」。避風寒就是順四時以養生，使機體內外功能協調；節勞逸就是指慎起居、防勞傷以養生，使臟腑協調；戒色欲、正思慮、薄滋味等，是指精、氣、神的保養；動形體、針灸、推拿按摩，是調節經絡、臟腑、氣血，以使經絡通暢，氣血周流，臟腑協調；藥物保健則是以藥物為輔助作用，強壯身體，益壽延年。從上述各個不同方面，對機體進行全面調理保養，使機體內外協調，適應自然變化，增強抗病能力，避免出現失調、偏頗，達到人與自然、體內臟腑氣血陰陽的平衡統一，便是綜合調養。

養生保健不僅要方法合適，而且要經常堅持不懈地努力，才能不斷改善體質。只有持之以恆地進行調攝，才能達到目的。其大要有以下三點：

1. 養生貫穿一生：在人的一生中，各種因素都會影響最終壽限，因此，養生必須貫穿人生的自始至終。中國古代養生家非常重視整體養生法。金元時期著名醫家劉完素提出人一生「養、治、保、延」的攝生思想。明代張景嶽特別強調胎孕養生保健和中年調理的重要性。張氏在《類經》中指出：「凡寡欲而得之男女，貴而壽，多欲而得之男女，濁而夭。」告誡為人父母者生命出生之前常為一生壽夭強弱的決定性時期，應當高度重視節欲節飲，以保全精血，造福後代。

劉完素在《素問．病機氣宜保命集》指出：「人欲抗禦早衰，盡終天年，應從小入手，苟能注重攝養，可收防微杜漸之功。」根據少年的生理特點，劉氏提出「其治之之道，節飲食，適寒暑，宜防微杜漸，用養性之藥，以全其真。」張景岳主張小兒多要補腎，通過後天作用補先天不足。保全真元對中年健壯有重要意義。

人的成年時期是一生中的興旺階段，據此特點，劉完素認為：「其治之之道，辨八邪，分勞佚，宜治病之藥，當減其毒，以全其真。」這種「減毒」預防傷正思想，對於抗禦早衰具有很重要作用。張景嶽更強調指出：「人於中年左右，當大為修理一番，則再振根基，尚餘強半。」通過中年的調理修整，為進入老年期做好準備。

人到老年，生理功能開始衰退。故劉完素指出：「其治之之道順神養精，調腑和臟，行內恤外護」，旨在內養精、氣、神，外避六淫之邪，保其正氣，濟其衰弱。對於高齡之人，可視其陰陽氣血之虛實，有針對性地採取保健措施。劉完素指出：「其治之之道，餐精華，處奧庭，燮理陰陽，周流和氣，宜延年之藥，以全其真。」（《素問．病機氣宜保命集》）根據高年之生理特點，適當鍛煉，輔以藥養和食養，有益延年益壽。古人這種整體養生思想，較符合現代對人體生命和養生的認識。

2. 練功貴在精專：中醫養生保健的方法很多，要根據自己各方面的情況，合理選擇。選定之後，就要專一、精練，切忌見異思遷，朝秦暮楚。因為每種功法都有自身的規律，專一精練能強化生命運動的節律，提高生命運動的有序化程度。如果同時練幾種功法，對每種功法都學不深遠，則起不到健身作用，且各種功法的規律不完全相同，互有干擾，會影響生命活動的有序化，身體健康水準無由提高。

古人云，藥無貴賤，中病者良；法無優劣，契機者妙。練功要想有益健康，就得遵循各種功法的自身規律，循序漸進，堅持不懈，專心致志去練，不可急於求成，練得過多過猛。只要樹立正確態度，掌握正確的方法，勤學苦練，細心體會，一定能取得強身健身的效果。

3. 養生重在生活化：提倡養生生活化，就是要積極主動地把養生方法溶入日常生活的各個方面。因為作、息、坐、臥、衣、食、住、行等等，必須符合人體生理特點、自然和社會的規律，才能給我們的工作、學習和健康帶來更多的益處。

總之，養生是人類之需、社會之需，日常生活中處處都可以養生，只要把養生保健的思想深深紮根在生活之中，掌握健身方法，就可做到防病健身、祛病延年，提高健康水準。

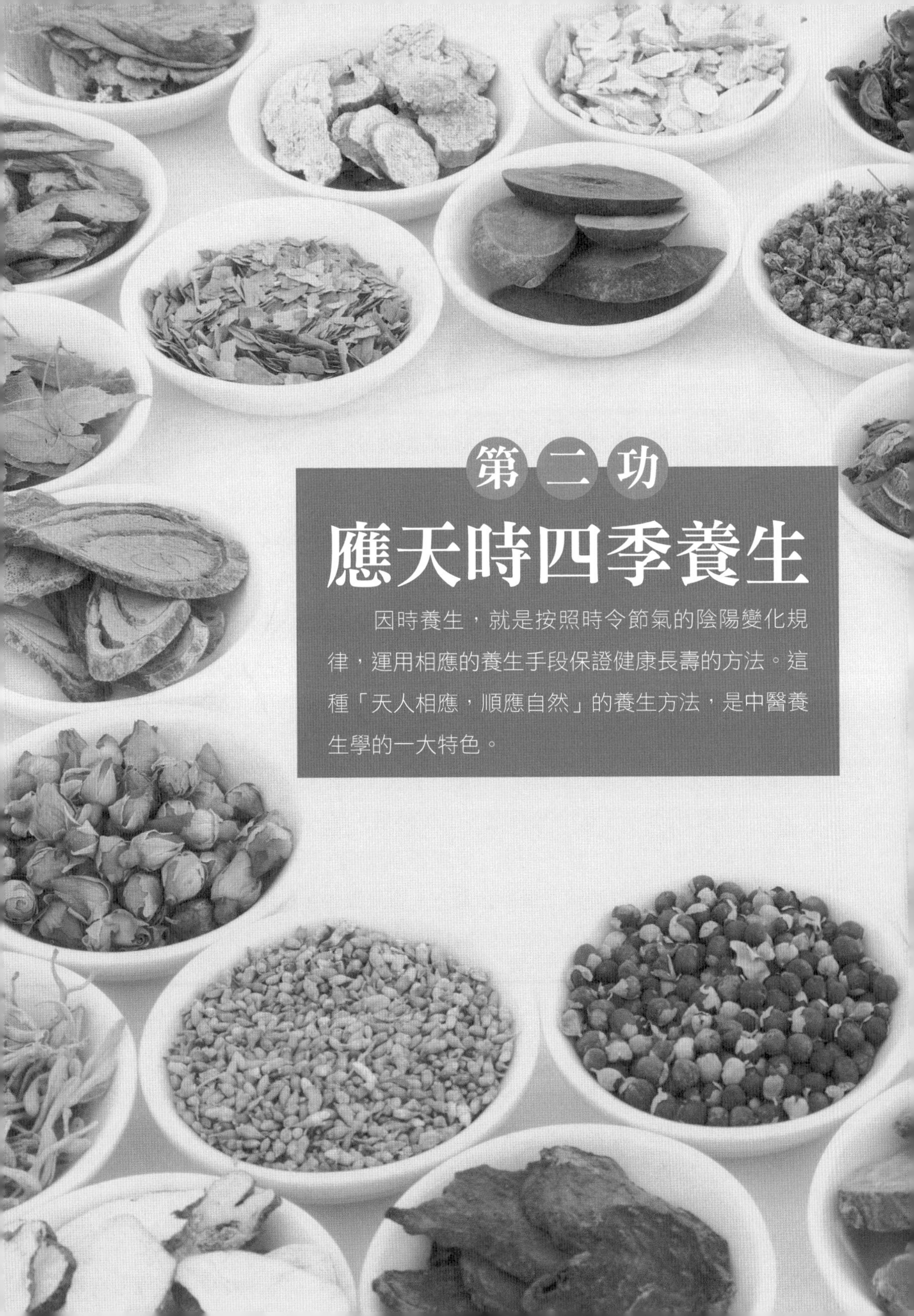

第二功

應天時四季養生

因時養生，就是按照時令節氣的陰陽變化規律，運用相應的養生手段保證健康長壽的方法。這種「天人相應，順應自然」的養生方法，是中醫養生學的一大特色。

第一節 因時養生

1. 春夏養陽，秋冬養陰

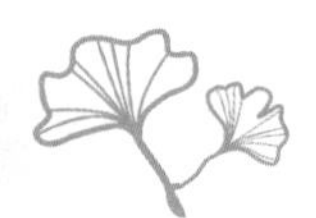

《易・繫辭》中說：「變通莫大乎四時」。四時陰陽的變化規律，直接影響萬物的榮枯生死，人們如果能順從天氣的變化，就能保全「生氣」，延年益壽，否則就會生病或夭折。所以，《素問・四氣調神大論》說：「夫四時陰陽者，萬物之根本也。所以聖人春夏養陽，秋冬養陰，以從其根，故與萬物沉浮於生長之門。逆其根，則伐其本，壞其真矣。故四時陰陽者，萬物之始終也，死生之本也。逆之則災害生，從之則苛疾不起，是謂得道。」簡要告訴人們，四時陰陽之氣，生長收藏，化育萬物，為萬物之根本。所謂春夏養陽，即養生養長；秋冬養陰，即養收養藏。

春夏兩季，天氣由寒轉暖，由暖轉暑，是人體陽氣生長之時，故應以調養陽氣為主；秋冬兩季，氣候逐漸變涼，是人體陽氣收斂、陰精潛藏於內之時，故應以保養陰精為主。春夏養陽，秋冬養陰，是建立在陰陽互為規律基礎之上的養生防病積極措施。

正如張景嶽所說：「陰根於陽，陽根於陰，陰以陽生，陽以陰長，所以古人春夏養陽以為秋冬之地，秋冬養陰以為春夏之地，皆所以從其根也。今人有春夏不能養陽者，每因風涼生冷傷其陽，以致秋冬多患病泄，此陰脫之為病也。有秋冬不能養陰者，每因縱欲過度傷此陰氣，以及春夏多患火症，此陽盛之為病也。」所以，春夏養陽，秋冬養陰，寓防於養，是因時養生法中一項積極主動的養生原則。

2. 春捂秋凍，慎避虛邪

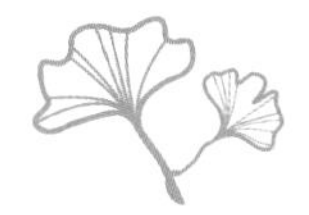

春季，陽氣初生而未盛，陰氣始減而未衰。故春時人體肌表雖應氣候轉暖而開始疏泄，但其抗寒能力相對較差。為防春寒，氣溫驟降，此時，必須注意保暖、禦寒，有如保護初生的幼芽，使陽氣不致受到傷害，逐漸得以強盛，這就是「春捂」的道理。

秋天，則是氣候由熱轉寒的時候，人體肌表亦處於疏泄與緻密交替之際。此時，陰氣初生而未盛，陽氣始減而未衰，故氣溫開始逐漸降低，人體陽氣亦開始收斂，為冬時藏精創造條件。故不宜一下子添衣過多，以免妨礙陽氣的收斂，此時若能適當地接受一些冷空氣的刺激，不但有利於肌表之緻密和陽氣的潛藏，對人體的應激能力和耐寒能力也有所增強。所以，秋天宜「凍」。可見，「春捂」、「秋凍」的道理，與「春夏養陽，秋冬養陰」是一脈相承的。

人體適應氣候變化以保持正常生理活動的能力，畢竟有一定限度。尤其在天氣劇變，出現反常氣候之時，更容易感邪發病。因此，人們在因時養護正氣的同時，非常有必要對外邪的審識避忌。《素問・八正神明論》說：「四時者，所以分春秋冬夏之氣所在，以時調之也，八正之虛邪而避之勿犯也。」這裡所謂的「八正」，又稱「八紀」，就是指二十四節氣中的立春、立夏、立秋、立冬、春分、秋分、夏至、冬至八個節氣。它是季節氣候變化的轉捩點，天有所變，人有所應，故節氣前後，氣候變化對人的新陳代謝也有一定影響。

體弱多病的人往往在交節時刻感到不適，或者發病甚至死亡。所以《素問・陰陽應象大論》有：「天有八紀地有五里，故能為萬物之母」之說。把「八紀」作為天地間萬物得以生長的根本條件之一，足見節氣對人體影響的重要。因而，注意交節變化，慎避虛邪也是四時養生的一個重要原則。

第二節 春季養生

春三月，從立春到立夏前，包括立春、雨水、驚蟄、春分、清明、穀雨六個節氣。春為四時之首、萬象更新之始，《素問・四氣調神大論》指出「春三月，此謂發陳。天地俱生，萬物以榮」，春歸大地，陽氣升發，冰雪消融，蟄蟲甦醒，自然界生機勃發，一派欣欣向榮的景象。所以，春季養生在精神、飲食、起居諸方面，都必須順應春天陽氣升發、萬物始生的特點，注意保護陽氣，著眼於一個「生」字。

1. 精神調養

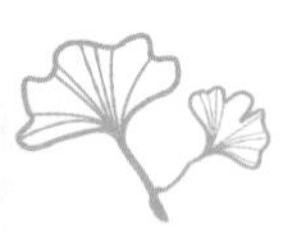

春屬木，與肝相應。肝主疏泄，在志為怒，惡抑鬱而喜調達。故春季養生，既要力戒暴怒，更忌情懷憂鬱，要做到心胸開闊、樂觀愉快，對於自然萬物要「生而勿殺，予而勿奪，賞而不罰」（《四氣調神大論》），在保護生態環境的同時，培養熱愛大自然的良好情懷和高尚品德。所以，春季「禁伐木，毋覆巢殺胎夭」（（淮南子・時則訓》），被古代帝王視作行政命令的重要內容之一。而歷代養生家則一致認為，在春光明媚、風和日麗、鳥語花香的春天，應該踏青問柳，登山賞花，臨溪戲水，行歌舞風，陶冶性情，使自己的精神情志與春季的大自然相適應，充滿勃勃生氣，以利春陽生發之機。

2. 起居調養

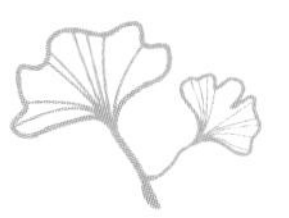

春回大地，人體的陽氣開始趨向於表，皮膚腠理逐漸舒展，肌表氣血供應增多而肢體反覺困倦，故有「春眠不覺曉，處處聞啼鳥」之說，往往日高三丈，睡意未消。然而，睡懶覺不利於陽氣生發。因此，在起居方面要求夜臥早起，免冠披髮，鬆緩衣帶，舒展形體，在庭院或場地信步慢行，克服情志上倦懶思眠的狀態，以助生陽之氣升發。

春季氣候變化較大，極易出現乍暖乍寒的情況，加之人體腠理開始變得疏鬆，對寒邪的抵抗能力有所減弱。所以，春天不宜頓去棉衣。特別是年老體弱者，減脫冬裝尤宜審慎，不可驟減。為此，《千金要方》主張春時衣著宜「下厚上薄」，既養陽又收陰。《老老恆言》亦云：「春凍未泮，下體寧過於暖，上體無妨略減，所以養陽之生氣。」凡此皆經驗之談，足供春時養生者參考。

3. 飲食調養

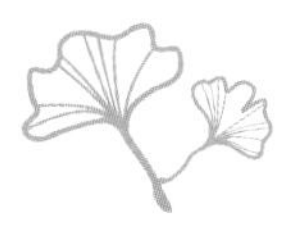

春季陽氣初生，宜食辛甘發散之品，而不宜食酸收之味。故《素問．藏氣法時論》說：「肝主春……肝苦急，急食甘以緩之，……肝欲散，急食辛以散之，用辛補之，酸泄之。」酸味入肝，且具收斂之性，不利於陽氣的生發和肝氣的疏泄，且足以影響脾胃的運化功能，故《攝生消息論》說：「當春之時，食味宜減酸增甘，以養脾氣。」春時木旺，與肝相應，肝木不及固當用補，然肝木太過則克脾土，故《金匱要略》有「春不食肝」之說。由此可見，飲食調養之法，實際應用時，還應觀其人虛實，靈活掌握，切忌生搬硬套。

一般說來，為適應春季陽氣升發的特點，為扶助陽氣，此時，在飲食上應遵循上述原則，適當食用辛溫升散的食品，如：麥、棗、豉、花生、蔥、香菜等，而生冷黏雜之物，則應少食，以免傷害脾胃。

4. 運動調養

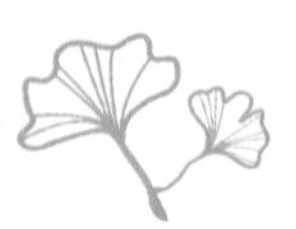

在寒冷的冬季裡，人體的新陳代謝，藏精多於化氣，各臟腑器官的陽氣都有不同程度的下降，因而入春後，應加強鍛煉。到空氣清新之處，如公園、廣場、樹林、河邊、山坡等地，玩球、跑步、打拳、做操，形式不拘，取己所好，儘量多活動，使春氣升發有序，陽氣增長有路，符合「春夏養陽」的要求。年老行動不便之人，乘風日融和、春光明媚之時，可在園林亭閣虛敞之處，憑欄遠眺，以暢生氣。但不可默坐，免生鬱氣，礙於舒發。

5.防病保健

初春，由寒轉暖，溫熱毒邪開始活動，致病的微生物如細菌、病毒等，隨之生長繁殖。因而風濕、溫毒、瘟疫等，包括現代醫學所說的流行性感冒（流感）、肺炎、痲疹、猩紅熱等傳染病多有發生、流行。

預防措施，一是講衛生，除害蟲，消滅傳染源；二是多開窗戶，使室內空氣流通；三是加強保健鍛煉，提高機體的防禦能力。根據民間經驗，可在居室內放置一些薄荷油，任其揮發，以淨化空氣；另外，可按5ml/m^{2}食醋，加水1倍，關閉窗戶，加熱薰蒸，每週2次，對預防流感均有良效。用板藍根15g、貫眾12g、甘草9g，水煎，服1周，預防外感熱病效果也佳。每天選足三里、風池、迎香等穴作保健按摩兩次，能增強機體免疫功能。此外，注意口鼻保健，阻斷溫邪首先犯肺之路，亦很重要，具體方法，詳見有關章節，此不復贅。

第三節 夏季養生

夏三月，從立夏到立秋前，包括立夏、小滿、芒種、夏至、小暑、大暑六個節氣。夏季烈日炎炎，雨水充沛，萬物競長，日新月異。陽極陰生，萬物成實。正如《素問·四氣調神大論》所說：「夏三月，此謂蕃秀；天地氣交，萬物華實。」人在氣交之中，故亦應之。所以，夏季養生要順應夏季陽盛於外的特點，注意養護陽氣，著眼於一個「長」字。

1. 精神調養

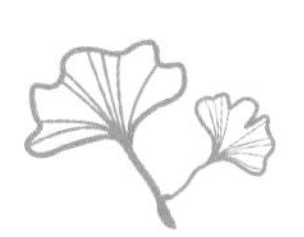

夏屬火，與心相應，所以在赤日炎炎的夏季，要重視心神的調養。《素問·四氣調神大論》指出：「使志無怒，使華英成秀，使氣得泄，若所愛在外，此夏氣之應，養長之道也。」就是說，夏季要神清氣和，快樂歡暢，胸懷寬闊，精神飽滿，如同含苞待放的花朵需要陽光那樣，對外界事物要有濃厚興趣，培養樂觀外向的性格，以利於氣機的通泄。與此相反，舉凡懈怠厭倦，惱怒憂鬱，則有礙氣機，皆非所宜，嵇康《養生論》說，夏季炎熱，「更宜調息靜心，常如冰雪在心，炎熱亦於吾心少減，不可以熱為熱，更生熱矣。」這裡指出了「心靜自然涼」的夏季養生法，很有參考價值。

2. 起居調養

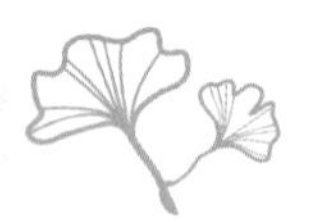

夏季作息，宜稍晚些入睡，早些起床，以順應自然界陽盛陰衰的變化。

「暑易傷氣」，炎熱可使汗泄太過，令人頭昏胸悶、心悸口渴、噁心，甚至昏迷。所以，安排勞動或運動時，要避開烈日熾熱之時，並注意加強防護。午飯後，需安排午睡，一則避炎熱之勢，二則可恢復體力，避免疲勞。

酷熱盛夏，每天洗一次溫水澡，是一項值得提倡的健身措施。不僅能洗掉汗水、污垢，使皮膚清爽，消暑防病，而且能夠鍛煉身體。因為溫水中沖洗時水壓及機械按摩作用，可擴張體表血管，加快血液循環，改善肌膚和組織的營養，降低肌肉張力消除疲勞，改善睡眠，增強抵抗力。沒有條件洗溫水澡時，可用溫水毛巾擦身，也能起到以上作用。

夏日炎熱，腠理開泄，易受風寒濕邪侵襲，睡眠時不宜夜晚出宿，也不宜將室內空調溫度定得太低，使室內外溫差過大。納涼時不要在房檐下、過道裡，且應遠門窗之縫隙。可在樹蔭下、水亭中、涼臺上納涼，但不要時間過長，以防賊風入中得陰暑症。

夏日天熱多汗，衣衫要勤洗勤換，久穿濕衣會使人得病。

3. 飲食調養

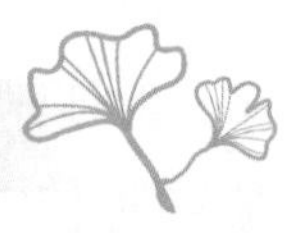

五行學說認為夏時心火當令，心火過旺則克肺金，故《金匱要略》有「夏不食心」之說。味苦之物亦能助心氣而制肺氣。故孫思邈主張：「夏七十二日，省苦增辛，以養肺氣。」夏季出汗多，則鹽分損失亦多。若心肌缺鹽，搏動就會失常。宜多食酸味以固表，多食鹹味以補心。《素問‧藏氣法時論》說：心主夏，「心苦緩，急食酸以收之。」陰陽學說則認為，夏月伏陰在內，飲食不可過寒，如《頤身集》指出：「夏季心旺腎衰，雖大熱不宜吃冷冰、蜜水、涼粉、冷粥。飽腹受寒，必起霍亂。」心主表，腎主裡，心旺腎衰，即外熱內寒之意，唯其外熱內寒，故冷食不宜多吃，少則猶可，食多定會寒傷脾胃，令人吐瀉。西瓜、綠豆湯、烏梅小豆湯，為解渴消暑之佳品，但不宜冰鎮。夏季氣候炎熱，人的消化功能較弱，飲食宜清淡不宜肥甘厚味。

夏季致病微生物極易繁殖，食物極易腐敗、變質，腸道疾病多有發生。因此，講究飲食衛生，謹防「病從口入」。

4. 運動調養

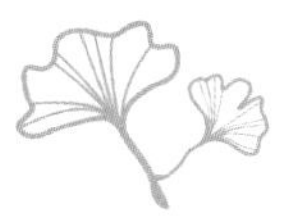

夏天運動最好在清晨或傍晚較涼爽時進行，場地宜選擇公園、河湖水邊、庭院空氣新鮮處，運動項目以散步、慢跑、太極拳、氣功等為好，有條件最好能到高山森林、海濱地區去療養，夏天不宜作過分劇烈的運動。因為劇烈運動，可致大汗淋漓，汗泄太多，不僅傷陰，也傷損陽氣。出汗過多時，可適當飲用鹽開水或綠豆鹽湯，切不可飲用大量涼開水；不要立即用冷水沖頭、淋浴，否則會引起寒濕痹症、「黃汗」等多種疾病。

5. 防病保健

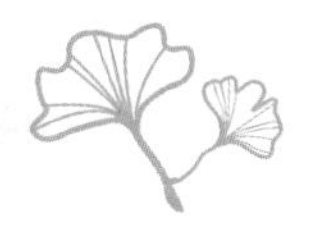

1. 預防暑熱傷人：夏季酷熱多雨，暑濕之氣容易乘虛而入，易致疰夏、中暑等病。疰夏主要表現為胸悶、胃納欠佳、四肢無力、精神萎靡、大便稀薄、微熱嗜睡、出汗多、日漸消瘦。預防疰夏，在夏令之前，可取補肺健脾益氣之品，並少吃油膩厚味，減輕脾胃負擔，進入夏季，宜服芳香化濁、清解濕熱之方，如每天用鮮藿香葉、佩蘭葉各10g，飛滑石、炒麥芽各30g，甘草3g，水煎代茶飲。

如果出現全身明顯乏力、頭昏、胸悶、心悸、注意力不能集中、大量出汗、四肢發麻、口渴、噁心等症狀，是中暑的先兆，應立即將患者移至通風處休息，給患者喝些淡鹽開水或綠豆湯，若用西瓜汁、蘆根水、酸梅湯，則效果更好。預防中暑要做到：合理安排工作，注意勞逸結合；避免在烈日下過度曝曬，注意室內降溫；睡眠要充足；講究飲食衛生。另外，防暑飲料和藥物，如綠豆湯、酸梅汁、仁丹、十滴水、清涼油等，亦不可少。

2.「冬病夏治」保健：從小暑到立秋，人稱「伏夏」，即「三伏天」，是全年氣溫最高、陽氣最盛的時節。對於一些每逢冬季發作的慢性病，如慢性支氣管炎、肺氣腫、支氣管哮喘、腹瀉、痹症等陽虛症，是最佳的防治時機，稱為「冬病夏治」。其中，以老年性慢性支氣管炎的治療效果最為顯著。

具體方法：可內服中成藥，也可外敷藥於穴位之上。內服藥，以溫腎壯陽為主，如金匱腎氣丸、右歸丸等，每日2次，每次1丸，連服1個月。外敷藥可以用白芥子20g、延胡索15g、細辛12g、甘遂10g，研細末後，用鮮薑60g搗汁調糊，分別攤在6塊直徑約5cm的油紙或塑膠薄膜上（藥餅直徑約3cm，如果有麝香更好，可取0.3g置藥餅中央），貼在雙側肺俞、心俞、膈俞，或貼在雙側肺俞、百勞、膏肓等穴位上，以膠布固定。一般貼4～6小時，如感灼痛，可提前取下；局部微癢或有溫熱舒適感，可多貼幾小時。每伏貼1次，每年2次，連續3年，可增強機體免疫力，降低機體的過敏狀態。通過如此治療，有的可以緩解，有的可以根除。對於無脾腎陽虛症狀表現，但屬功能低下者，於夏季選服蓯蓉丸、八味丸、參芪精、固本丸等藥劑，也能獲得較好的保健效果。

第四節 秋季養生

秋季，從立秋至立冬前，包括立秋、處暑、白露、秋分、寒露、霜降六個節氣。氣候由熱轉寒，是陽氣漸收、陰氣漸長、由陽盛轉變為陰盛的關鍵時期，是萬物成熟收穫的季節，人體陰陽的代謝也開始陽消陰長過渡。因此，秋季養生，凡精神情志、飲食起居、運動，皆以養收為原則。

1. 精神調養

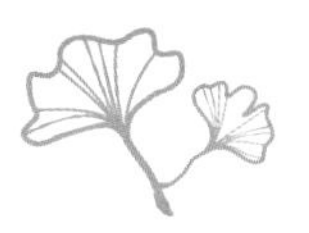

秋內應於肺。肺在志為憂，悲憂易傷肺。肺氣虛，則機體對不良刺激耐受性下降，易生悲憂情結。

秋高氣爽，秋天是宜人的季節，但氣候漸轉乾燥，日照減少，氣溫漸降；草枯葉落，花木凋零，常在一些人心中引起淒涼、垂暮之感，產生憂鬱、煩躁等情緒變化。因此，《素問・四氣調神大論》指出「使志安寧，以緩秋刑，收斂神氣，使秋氣平；無外其志，使肺氣清，此秋氣之應，養收之道也」，說明秋季養生首先要培養樂觀情緒。保持神志安寧，以避肅殺之氣；收斂神氣，以適應秋天容平之氣。古代民間有重陽節（陰曆九月九日）登高賞景的習俗，也是養收之一法，登高遠眺，可使人心曠神怡，一切憂鬱、惆悵等不良情緒頓然消散，是調解精神的良劑。

2. 起居調養

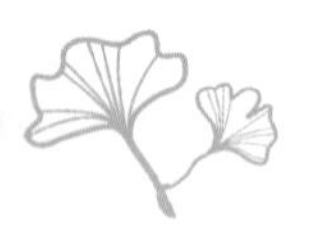

秋季，自然界的陽氣由疏泄趨向收斂，起居作息要相應調整。《素問・四氣調神大論》說：「秋三月，早臥早起，與雞俱興。」早臥以順應陽氣之收，早起，使肺氣得以舒展，且防收之太過。初秋，暑熱未盡，涼風時至，天氣變化無常，則使在同一地區也會有「一天有四季，十里不同天」的情況。因而，應多備幾件秋裝，做到酌情增減。不宜一下子著衣太多，否則易消弱機體對氣候轉冷的適應能力，容易受涼感冒。深秋時節，風大轉涼，應及時增加衣服，體弱的老人和兒童，尤應注意。

3. 飲食調養

《素問・藏氣法時論》說：「肺主秋⋯⋯肺欲收，急食酸以收之，用酸補之，辛瀉之。」酸味收斂補肺，辛味發散瀉肺，秋天宜收不宜散。所以，要盡可能少食蔥、薑等辛味之品，適當多食一點酸味果蔬。秋時肺金當令，肺金太旺則克肝木，故《金匱要略》又有「秋不食肺」之說。

秋燥易傷津液，故飲食應以滋陰潤肺為佳。《飲膳正要》說：「秋氣燥，宜食麻以潤其燥，禁寒飲」，《臞仙神隱書》主張入秋宜食生地粥，以滋陰潤燥。總之，秋季時節，可適當食用如芝麻、糯米、粳米、蜂蜜、鳳梨、乳品等柔潤食物，以益胃生津，有益於健康。

4. 運動調養

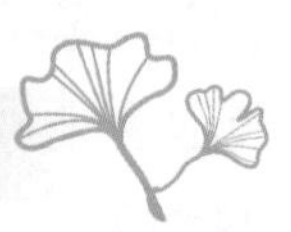

秋季，天高氣爽，是開展各種運動的好時期。可根據個人具體情

況選擇不同的運動，亦可採用《道藏．玉軸經》所載秋季養生功法，即秋季吐納健身法，對延年益壽有一定好處。

具體做法：每日清晨洗漱後，於室內閉目靜坐，先叩齒36次，再用舌在口中攪動，待口裡液滿，漱幾遍，分3次嚥下，並意送至丹田，稍停片刻，緩緩作腹式深呼吸。吸氣時，舌舔上齶，用鼻吸氣，用意將氣送至丹田。再將氣慢慢從口呼出，呼氣時要稍揾（音「致」，擦的意思）口，默念「哂」，但不要出聲。如此反復30次。秋季堅持練此功，有保肺強身之功效。

5. 防病保健

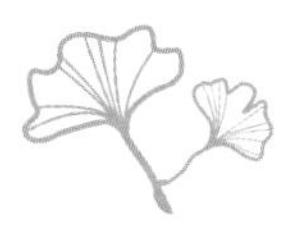

秋季是腸炎、痢疾、瘧疾、乙型腦炎等病的多發季節，預防工作顯得尤其重要。要做好環境衛生，消滅蚊蠅。注意飲食衛生，不喝生水，不吃腐敗變質和被污染的食物。群體大劑量投放中藥，如板藍根、馬齒莧等煎劑，對腸炎、痢疾的流行可有一定的防治作用。

秋季總的氣候特點是乾燥，故常稱之為「秋燥」。燥邪傷人，容易耗人津液，常見口乾、唇乾、鼻乾、咽乾、舌上少津、大便乾結、皮膚乾，甚至皸裂。預防秋燥除適當多服一些維生素外，還應服用宣肺化痰、滋陰益氣的中藥，如人參、沙參、西洋參、百合、杏仁、川貝等，對緩解秋燥多有良效。

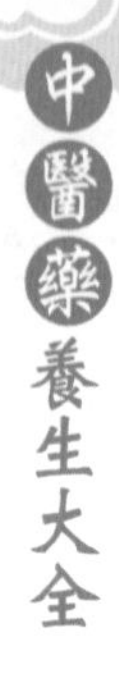

第五節 冬季養生

冬三月，從立冬至立春前，包括立冬、小雪、大雪、冬至、小寒、大寒六個節氣，是一年中氣候最寒冷的季節。嚴寒凝野，朔風凜冽，陽氣潛藏，陰氣盛極，草木凋零，蟄蟲伏藏，用冬眠狀態養精蓄銳，為來春生機勃發做好準備，人體的陰陽消長代謝也處於相對緩慢的水準，成形勝於化氣。因此，冬季養生之道，應著眼於「藏」。

1. 精神調養

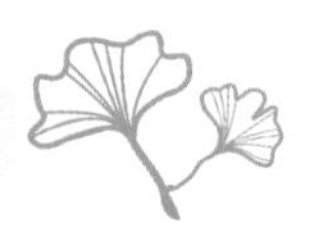

為了保證冬令陽氣伏藏的正常生理不受干擾，首先要求精神安靜。為此，《素問・四氣調神大論》有「冬三月，此為閉藏……使志若伏若匿。若有私意，若已有得」之說。意思是欲求精神安靜，必須控制情志活動，做到如同對待他人隱私那樣秘而不宣，如同獲得了珍寶那樣感到滿足。如是，則「無擾乎陽」，養精蓄銳，有利於來春的陽氣萌生。

2. 起居調養

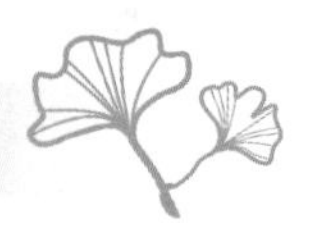

冬季起居作息，中醫養生學的主張，如：《素問・四氣調神大論》所說：「冬三月，此為閉藏。水冰地坼，無擾乎陽；早臥晚起，必待日光。……去寒就溫，無泄皮膚，使氣亟奪，此冬氣之應，養藏之道也。」《千金要方・道林養性》也說：「冬時天地氣閉，血氣伏藏，人不可作勞汗出，發洩陽氣，有損於人也。」在寒冷的冬季裡，不應當擾動陽氣，破壞陰成形大於陽化氣的生理比值。因此，要早睡晚起，日出而作，以保證充足的睡眠時間，以利陽氣潛藏，陰精積蓄。

至於防寒保暖，也必須根據「無擾乎陽」的養藏原則，做到恰如其分。衣著過少過薄，室溫過低，既耗陽氣，又易感冒。反之，衣著過多過厚，室溫過高，則腠理開泄，陽氣不得潛藏，寒邪亦易於入侵。《素問．金匱真言論》說：「夫精者身之本也，故藏於精者，春不病溫。」說明冬季節制房事，養藏保精，對於預防春季溫病，具有重要意義。

3. 飲食調養

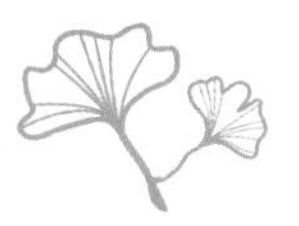

冬季飲食對正常人來說，應當遵循「秋冬養陰」、「無擾乎陽」的原則，既不宜生冷，也不宜燥熱，最宜食用滋陰潛陽、熱量較高的膳食為宜。為避免維生素缺乏，應攝取新鮮蔬菜。從五味與五臟關係有之，則如《素問．藏氣法時論》說：「腎主冬……腎欲堅，急食苦以堅之，用苦補之，鹹瀉之。」這是因為冬季陽氣衰微，腠理閉塞，很少出汗。減少食鹽攝入量，可減輕腎臟負擔，增加苦味可堅腎養心。

具體地說，在冬季為了保陰潛陽，宜食穀類、羊肉、鱉、木耳等食品，宜食熱飲食，以保護陽氣。由於冬季重於養「藏」，此時進補是最好的時機。

4. 運動調養

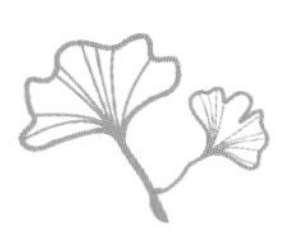

「冬天動一動，少鬧一場病；冬天懶一懶，多喝藥一碗」，這句民諺是說明冬季運動的重要性。

冬日雖寒，仍要持之以恆進行運動，但要避免在大風、大寒、大雪、霧露中運動。還須注意，在冬天早晨，由於冷高壓的影響，往往會發生逆溫現象，即上層氣溫高，而地表氣溫低，大氣停止上下對流活動，工廠、家庭爐灶等排出的廢氣，不能向大氣層擴散，使得戶外空氣相當污濁，能見度大大降低。有逆溫現象的早晨，在室外運動不如室內為佳。

5. 防病保健

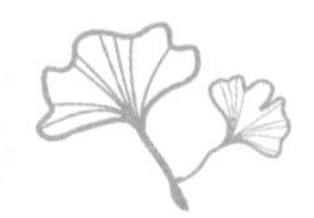

冬季是進補強身的最佳時機。進補的方法有兩類：一是食補，一是藥補，兩者相較，「藥補不如食補」。不論食補還是藥補，均需根據體質、年齡、性別等具體情況分別對待，有針對性，方能取效。具體補法詳見「藥物養生」和「體質養生」等有關章節。

冬季是麻疹、白喉、流感、腮腺炎等疾病的好發季節，除了注意精神、飲食、運動外，還可用中藥預防，如大青葉、板藍根對流感、麻疹、腮腺炎有預防作用；黃芩可以預防猩紅熱；蘭花草、魚腥草可預防百日咳；生牛膝能預防白喉。這些方法簡便有效，可以酌情採用。

冬寒也常誘發痼疾，如支氣管哮喘、慢性支氣管炎等。心肌梗死等心血管病、腦血管病，以及痹症等，也多因觸冒寒涼而誘發加重。因此防寒護陽是至關重要的。同時，也要注意顏面、四肢的保健，防止凍傷。

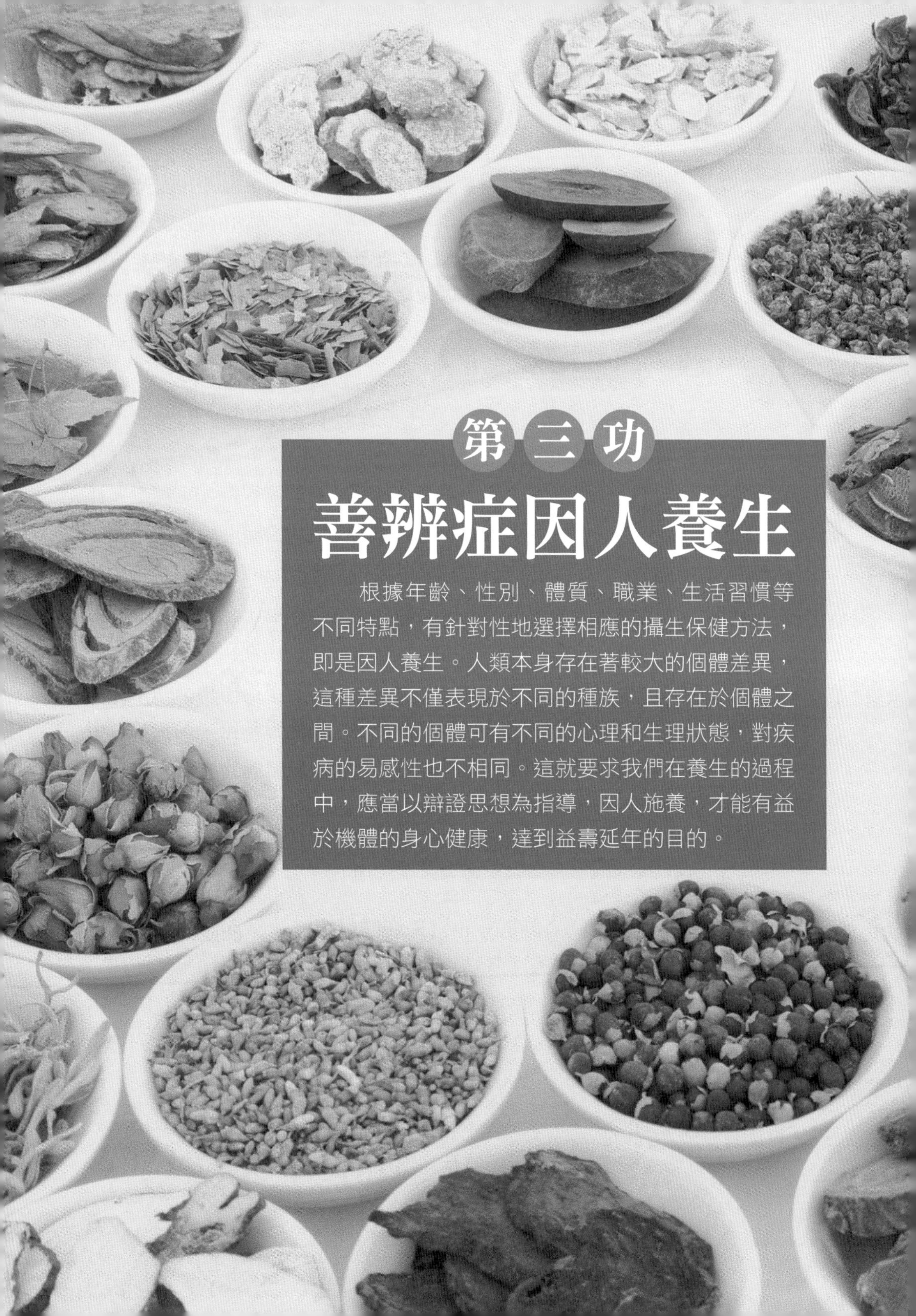

第三功

善辨症因人養生

根據年齡、性別、體質、職業、生活習慣等不同特點，有針對性地選擇相應的攝生保健方法，即是因人養生。人類本身存在著較大的個體差異，這種差異不僅表現於不同的種族，且存在於個體之間。不同的個體可有不同的心理和生理狀態，對疾病的易感性也不相同。這就要求我們在養生的過程中，應當以辯證思想為指導，因人施養，才能有益於機體的身心健康，達到益壽延年的目的。

第一節 體力勞動者怎樣養生？

體力勞動者的健康，與勞動條件和勞動環境有著密切的關係。體力勞動者以筋骨肌肉活動為主，其特徵是消耗能量多，體內物質代謝旺盛。不同工種的勞動者在進行生產勞動時，身體需保持一定體位，採取某個固定姿勢或重複單一的動作，局部筋骨肌肉長時間地處於緊張狀態，負擔沉重，久而久之可引起勞損。故《素問·宣明五氣篇》有「久視傷血，久臥傷氣，久坐傷肉，久立傷骨，久行傷筋，是謂五勞所傷」之論，體力勞動者的保健應注意不斷改善生活勞動條件和勞動環境。對於某些職業損害，應根據不同工種，因人因地制宜，採用相應的方法進行積極防護。如設法控制雜訊、放射性物質、高溫以及鉛、汞、苯、甲醇、乙醇、有機磷、粉塵等職業危害因素，防止職業病的發生。

1. 合理的膳食

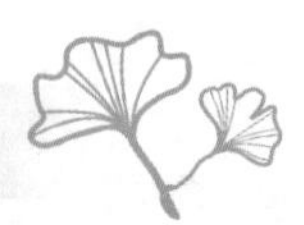

熱量是體力勞動者能進行正常工作的保證，其膳食首先要保證足夠熱量的供給。為此必須注意膳食的合理烹調和搭配，增加飯菜花樣，提高食欲，增加飯量以滿足機體對熱量及各種營養素的需要。此外尚需根據不同工種選食相應的食物，可在一定程度上抵消或解除有害因素的危害。

如從事高溫作業的工人，因出汗甚多，體內損失的無機鹽和水分多，因此除了較多地補充蛋白質及總熱量外，還要注意補給含鹽飲料和維生素B和維生素C等；在冷凍環境下的體力勞動者，增加總熱量時應注意增加脂肪的比重，在礦井、地道、水下等不見陽光的環境下作業的人員，要注意補充維生素A和維生素D；長期接觸苯的勞動者，膳食中應提高蛋白質、碳水化合物和維生素C的攝入量，限制脂肪的攝入量。

2. 合宜的運動

不同工種的工人，採用不同的某種固定姿勢或一定的體位進行生產勞動，身體某一部分肌肉持續運動，而另一部分肌肉處於相對靜止狀，身體的肌群不能得到均衡發展，這樣即應根據自己的工種而選擇相應的運動項目進行鍛煉。如商店營業員、車工等，長時間處於站立姿勢，腰腿肌肉緊張疲勞，常感精疲力竭、腰腿酸痛，還容易發生駝背、腰肌勞損，又因重力作用，血液循環回流不暢，容易發生下肢靜脈曲張。因此，平時可多作些散步、慢跑、打拳、擺腿、體操等活動。生產線裝配工、雕刻工、打字員等，長時間地坐著工作，可選擇全身性活動，特別是球類運動，有助手指、手腕的靈巧、敏感，並可健腦益智，改善微循環。從事高溫作業的工人，體力消耗大。平時可多做散步、慢跑、擊劍和醫療保健體操等等，以提高機體對高溫的適應與耐受力。技工如司機、紡織擋車工、縫紉工人及連續流水作業工人，其勞動技術性強，既耗體力又費腦力，他們的勞動環境複雜，大腦神經高度緊張，易患失眠、頭痛、神經性高血壓等病，宜選擇運動量小、動作柔和的運動，如太極拳、保健氣功等中國傳統健身功法。這些功法都要求靜息、安神、動形，既可放鬆精神，又可行氣舒筋活血。如果想提高身體快速靈巧的反應能力，也可參加一些球類及器械體操運動。

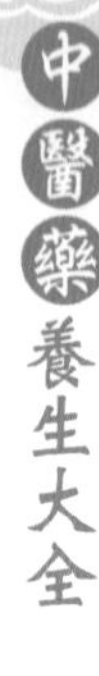

3. 科學工作與休息

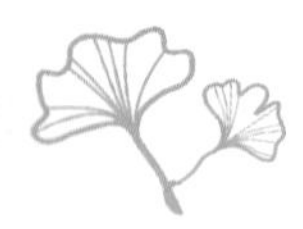

體力勞動者上班時應嚴格遵守勞動紀律和操作規程，認真執行勞動保護措施，防止工傷事故發生。下班後，應保證充足的睡眠，可以放鬆精神，解除筋骨肌肉的緊張與疲勞，這對於夜班工人尤為重要。除此之外，不同工種的工人可採取不同的休息方式。首先要根據條件和可能調劑工作時間，或與其他體位的工作穿插進行，如站立工作2小時，其他體位工作2小時，也可以工作1～2小時後休息幾分鐘。不能離開站立工作崗位時，可讓左右兩隻腳輪換承受身體重心，或者可以每隔半小時到1小時，活動一下頸、背、腰等部位。

其次，每天都要有一定的自我鬆弛時間，如下班後可跳舞、聽音樂、觀魚賞花、洗溫水浴等，或作自我按摩。井下工作者要加強戶外活動，多曬太陽。長期站立的工人，應穿矮跟或中跟鞋，以便使全腳掌平均受力，減輕疲勞，還可在下肢套上彈力護腿或打綁腿，以減輕腿部疲勞，預防靜脈曲張。

第二節 腦力勞動者怎樣養生？

腦力勞動者是使用人體最精密的儀器大腦進行精神思維活動以工作的，大腦長期處於緊張狀態，可致腦血管緊張度增加，腦供血常不足，而產生頭暈、頭痛；又往往經常晝夜伏案，久而久之，易產生神經衰弱；腦力勞動者長期承受單一姿勢的靜力性勞動，使肌肉處於持續緊張的狀態，易致氣血凝滯，可誘發多種疾病。因此，腦力勞動者的保健原則應是健腦強骨、動靜結合、協調身心。

1. 科學工作法

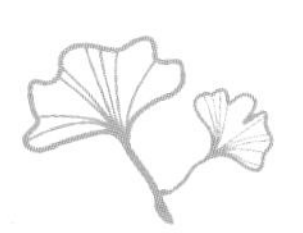

1. 科學用腦：勤勞工作、積極創造，可以刺激腦細胞再生，恢復大腦活力，是延緩人體衰老的有效方法。但大腦不宜過度使用，一般說來，連續工作時間不應超過2小時。在眼睛感到疲乏時宜停下來閉目默想，然後眺望遠景，作深呼吸數十次。連續用腦時，還應注意更換工作內容，如高度抽象思維之後，可替換讀外語、聽音樂、看圖像，以利左右腦活動的平衡。有節奏地工作和學習，不僅有助於保護大腦，保持飽滿的精神狀態，還可提高記憶力，收到事半功倍的效果。

2. 改善工作環境：腦力勞動要求有良好的工作環境。首先須具備流通的新鮮空氣。充足的氧氣可使大腦持續興奮的時間延長，增強判斷力。據測定，1g腦組織耗氧量相當於200g肌肉的耗氧量；腦占全身體重的1/50，耗氧量卻占總量的1/5。其次是良好的採光。明暗適中的自然光不僅有助於注意力集中，並且陽光中紫外線還可幫助恢復身體疲勞。而強光和弱光則會對視力產生損害，破壞大腦興奮抑制過程，降低工作效率。辦公室或工作間還應保持安靜。實驗表明，當雜訊小於10dB時，大腦可以正常工作，當雜訊超過60dB時，人腦就停止一切思考。另外16℃左右的室溫最有利於大腦保持清醒狀態。

3.選擇工作用具：辦公桌高度應隨工作性質、工作者身高相適應。一般以肘部自然下垂稍高的水準為好。檯面要寬大、平穩，便於擺放工作時要用的所有資料，以減少不必要的緊張和混亂。坐椅不可無靠背，以免造成脊柱疲勞，也不可太高、太低，使下肢血液循環不暢。檯燈也是腦力勞動者必配的工具，檯燈可增加採光面積，同時使周圍環境變得灰暗，減少了無用環境因素對大腦的干擾。

2. 營養藥物補腦法

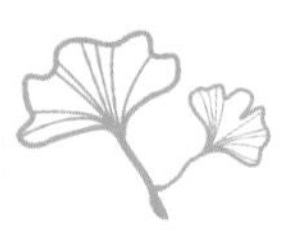

腦組織由脂質、糖、蛋白、鈣、磷等物質構成，大腦在活動時還需要多種物質參與代謝。因此腦力勞動者除每日攝取必要熱量外，必須補充某些特殊營養物質，如此才能保證大腦正常工作。

腦力勞動者在繁忙工作之餘，宜常服健腦藥物。如人參製劑對健忘、頭暈、神經衰弱等有神奇療效，還可用於糾正用腦過度產生的低血壓、低血糖、心肌營養不良、心絞痛等病症，對於老年人可防治反應遲鈍、記憶力減退等。人參具有益氣通脈、開心益智、還精補腦之功，但高血壓者不宜服用。以下健腦方亦有效：胡桃仁1000g，龍眼肉500g，蜂蜜2000g，三味搗碎，拌勻，密封保存，每次服50g，每日2次。

3. 運動按摩保健法

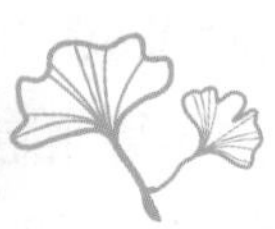

腦力勞動者通過運動、按摩和氣功可達到舒筋活絡、調暢氣機的目的，從而防止各種骨關節病、心臟病、腦病的發生。

1. 運動保健法：跑步是最常選用的運動項目，跑步是一項全身運動，有助於改善血液循環和內臟功能，從而保證大腦充足的血氧供應。桌球、網球等球類運動可提高大腦資訊傳導、回饋的速度，從而增強大腦反應的敏捷性。總之，運動是腦力勞動者最佳保健方式。

2. 倒立與倒行保健法：養生家與瑜伽行者都認為倒立可有效增加腦血流量，迅速消除耳鳴、眼花及腦缺氧狀態；倒行則可活動背部的肌肉韌帶，調節脊神經功能，可有效防治腦力勞動者的常見病，如頸椎病、腰腿關節病、肩周炎。

3. 腦部按摩保健法：頭頂按摩，即以兩手搓頭皮，從前髮際到後髮際作梳頭動作。頭側按摩，用兩手拇指按住太陽穴，其餘四指從頭兩側由上至下作直線按摩，再按揉太陽穴，順時針與逆時針方向各數次。浴面摩眼，兩手搓熱後，從上至下，從內至外摩面數次，然後做眼部保健操，此法用於工作後大腦疲勞。

4. 節欲健腦法

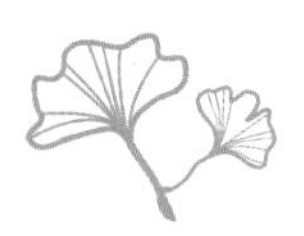

中醫認為腎主骨生髓，腎腦相通。腎精充足則腦力強健，思維敏捷，腎精虧損則腦衰健忘。《靈樞・海論》說：「腦為髓之海，髓海有餘則輕勁多力，自過其度；髓海不足則腦轉耳鳴。」明代醫家張景嶽說：「善養生者，必保其精，精盈則氣盛，氣盛則神全。」這說明節欲可以養精，精足才能全神。因此，腦力勞動者應當注意節制房事。此外，煙酒也應當節制。長期嗜煙飲酒，不僅會對身體各器官造成危害，還會使腦細胞嚴重損傷，形成血氧含量降低，加速腦細胞衰老。那種認為煙酒能帶來靈感和精力的觀點是不可取的。

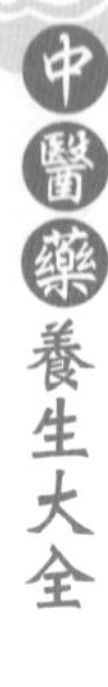

第三節 老年人如何養生？

1. 生理和心理特點

《素問・病機氣宜保命集》說：老年人「精耗血衰，血氣凝泣」、「形體傷憊……百骸疏漏，風邪易乘。」《靈樞・天年》早有「六十歲，心氣始衰，苦憂悲，血氣懈惰，故好臥；七十歲，脾氣虛，皮膚枯；八十歲，肺氣衰，魄離，故言善誤，……」的說法。人到老年，機體會出現生理功能和形態學方面的退行性變化，其生理特點表現為臟腑、氣血、精神等生理功能的自然衰退，機體調控陰陽協調的穩定性降低。再加之社會角色、社會地位的改變，退休和體弱多病勢必限制老人的社會活動。狹小的生活圈子帶來心理上的變化，常產生孤獨垂暮、憂鬱多疑、煩躁易怒等心理狀態，其適應環境及自我調控能力低下，若遇不良環境和刺激因素，易誘發多種疾病，較難恢復。老年保健應注意這些特點，有益於祛病延年。

2. 養生指導

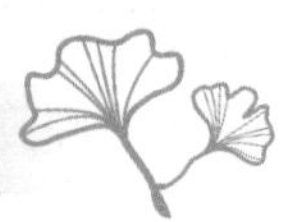

1. 知足謙和，老而不怠

《壽世保元・延年良箴》說：「積善有功，常存陰德，可以延年」，又說：「謙和辭讓，敬人持己，可以延年。」《遵生八箋・延年卻病箋》強調：「知足不辱，知止不殆。」要求老年人明理智，存敬戒，生活知足無嗜欲，做到人老心不老，退休不怠惰，熱愛生活，保持自信，勤於用腦，進取不止。經常讀書看報，學習各種專業知識和技能。根據自己的身體健康狀況，多做好事，充分發揮餘熱，為社會作出新的貢獻。如此可減慢肺功能的衰退，領略工作學習的樂趣。寓保健於學習、貢獻之中。處世宜豁達寬宏、謙讓和善，從容冷靜地處理各種矛盾，從而保持家庭和睦、社會關係協調，有益於身心健康。

宋代陳直《壽親養老新書・卷一》提出：「凡喪葬凶禍不可令吊，疾病危困不可令驚，悲哀憂愁不可令人預報」、「暗昧室不可令孤，凶禍遠報不可令知，輕薄婢使不可令親」，要求老年人應回避各種不良環境、精神因素的刺激。又於《萬壽丹書・養老》中提出：「養老之法，凡人平生為性，各有好嗜之事，見即喜之。」老年人應根據自己的性格和情趣怡情悅志，如澄心靜坐，益友清談，臨池觀魚，披林聽鳥等，使生活自得其樂，有利康壽。

2. 審慎調食

《壽親養老新書・飲食調節》指出：「高年之人，真氣耗竭，五臟衰弱，全仰飲食以資氣血。」故當審慎調攝飲食，以求祛病延年。反之「若生冷無節，饑飽失宜，調停無度，動成疾患」則損體減壽。老年人的飲食調攝，應該營養豐富，適合老年人生理特點。

食宜多樣：年高之人，精氣漸衰，應該攝食多樣飲食，使穀、果、畜、菜適當搭配，做到營養豐富全面，以補益精氣，延緩衰老。老年人不要偏食，不要過分限制或過量食用某些食品，又應適當補充一些機體缺乏的營養物質，使老年人獲得均衡的營養。例如，老年人由於生理功能減退，容易發生鈣代謝的負平衡，出現骨質疏鬆症及脫鈣現象，也極易造成骨折。

同時，老年人胃酸分泌相對減少，也會影響鈣的吸收和利用。在飲食中選用含鈣高的食品，適當多補充鈣質，對老年人具有重要意義。乳類及乳製品、大豆及豆製品是理想的食物鈣來源，芹菜、山楂、香菜等含鈣量也較高。針對老年人體弱多病的特點，可經常食用蓮子、山藥、藕粉、菱角、核桃、黑豆等補脾腎益康壽之食品，或輔食長壽藥膳進行食療。

食宜清淡：老年人之脾胃虛衰，消納運化力薄，飲食宜清淡。多吃魚、瘦肉、豆類食品和新鮮蔬菜水果，不宜吃濃濁、肥膩或過鹹的食品。要限制動物脂肪，宜食植物油，如香油、玉米油。現代營養學提出老年人的飲食應是「三多三少」，即蛋白質多、維生素多、纖維素多；糖類少、脂肪少、鹽少，正符合「清淡」這一原則。

食宜溫熱熟軟：老年人陽氣日衰，而脾又喜暖惡冷，故宜食用溫熱之品護持脾腎，勿食或少食生冷，以免損傷脾胃，但亦不宜溫熱過甚，以「熱不炙唇，冷不振齒」為宜。老人脾胃虛弱，加上牙齒鬆動脫落，咀嚼困難，故宜食用軟食，忌食黏硬不易消化之品。明代醫家李梴《醫學入門》中提倡老年人食粥，曰：「蓋晨起食粥，推陳致新，利膈養胃，生津液，令人一日清爽，所補不小。」粥不僅容易消化，且益胃生津，對老年人的臟腑尤為適宜。

食宜少緩：老年人宜謹記「食飲有節」，不宜過飽。《壽親養老新書》強調：「尊年之人，不可頓飽，但頻頻與食，使脾胃易化，穀氣長存。」主張老人要少量多餐，既保證營養供足，又不傷腸胃。進食不可過急過快，宜細嚼慢嚥，這不僅有助於飲食的消化吸收，還可避免「吞、嗆、噎、咳」的發生。

3. 謹慎起居

老年人的氣血不足，護持肌表的衛氣常虛，易致外感，當謹慎調攝生活起居。《壽親養老新書》指出：「凡行住坐臥，宴處起居，皆須巧立制度。」老年人的生活，既不要安排得十分緊張，又不要毫無規律，要科學合理，符合老年人的生理特點，這是老年養生之大要。

老年人的居住環境以安靜清潔、空氣流通、陽光充足、濕度適宜、生活方便的地方為好。首先要保證良好的睡眠，但不可嗜臥，嗜臥則損神氣，也影響人體氣血營衛的健運。宜早臥早起，以右側屈臥為佳。注意避風防凍，但忌蒙頭而睡。

老年人應慎衣著，適寒暖。要根據季節氣候的變化而隨時增減衣衫。要注意胸、背、腿、腰及雙腳的保暖。

老年人的腎氣逐漸衰退，房室之事應隨增齡而遞減。年高體弱者要斷欲獨臥，避忌房事。體質剛強有性要求者，不要強忍，但應適可而止。

老年人機體功能逐漸減退，較易疲勞，尤當注意勞逸適度。要盡可能做些力所能及的體力勞動或腦力勞動，但切勿過度疲倦，以免「勞傷」致病，盡量做到「行不疾步，耳不極聽，目不極視，坐不至久，臥不極疲」、「量力而行，勿令氣之喘，量力談笑，才得歡通，不可過度。」（《壽親養老新書》）《保生要錄》指出：「養生者，形要小勞，無至大疲。……欲血脈常行，如水之流……頻行不已，然宜稍緩，即是小勞之術也」，這些論述都說明了勞逸適度對老年保健的重要性。

老年人應保持良好的衛生習慣。面宜常洗，髮宜常梳，早晚漱口。臨睡前，宜用熱水洗泡雙足。要定時排便，經常保持大小便通暢，及時排除導致二便障礙的因素，防止因二便失常而誘發疾病。

4. 運動強身心

年老之人，精氣虛衰，氣血運行遲緩，故又多瘀多滯。積極的運動可以促進氣息運行，延緩衰老，並可產生一種良性心理刺激，使人精神煥發，對消除孤獨垂暮、憂鬱多疑、煩躁易怒等情緒有積極作用。

老年人運動應遵循因人制宜、適時適量、循序漸進、持之以恆的原則。運動前，要請醫生進行全面檢查，瞭解身體健康狀況及有無重要疾病。在醫生的指導下，選擇恰當的運動項目，掌握好活動強度、速度和時間。

一般來講，老年人之運動量宜小不宜大，動作宜緩慢而有節律。適合老年人的運動項目有太極拳、五禽戲、氣功、武術、八段錦、慢跑、散步、游泳、老年體操等。運動時要量力而行，力戒爭勝好強，避免情緒過於緊張或激動。運動次數每天一般宜1～2次，時間以早晨日出後為好，晚上可安排在飯後一個半小時以後。

老年人忌在惡劣氣候環境中運動，以免帶來不良後果。例如盛夏季節，不要在烈日下運動，以防中暑或發生腦血管意外。冬季冰天雪地，天冷路滑，外出運動要注意防寒保暖，防止跌倒。大風大雨天氣，不宜外出。還須注意不在饑餓時運動。

老年人應掌握自我監護知識。運動時要根據主觀感覺，觀測心率及體重變化來判斷運動量是否合適，酌情調整。必要時可暫時停止，不要勉強。運動三個月以後，應進行自我健康小結，總結睡眠、二便、食欲、心率、心律正常與否。一旦發現情況，應及時就診。

5. 合理用藥

老年人由於生理上退行性改變，機體功能減退，無論是治療用藥，還是保健用藥，都不同於中青年。一般而言，老年人保健用藥應遵循以下原則：宜多進補少用瀉；藥宜平和，藥量宜小；注重脾腎，兼顧五臟；辨體質論補，調整陰陽；掌握時令季節變化規律用藥，定期觀察；多以丸散膏丹，少用湯劑；藥食並舉，因勢利導。如此方能收到補偏救弊、防病延年之效。

第四節 婦女如何養生？

1. 生理和心理特點

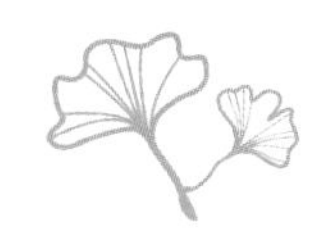

婦女在解剖上有胞宮，在生理上有月經、胎孕、產育、哺乳等特點，其臟腑經絡、氣血活動的某些方面與男子有所不同，常有「陰血不足、月經失調」之謂。

婦女又具有感情豐富、情不自制的心理特點，精血神氣頗多耗損，極易患病早衰。《千金要方》中說：「婦人之別有方者，以其始妊生產崩傷之異故也」，又說：「女人嗜欲多於丈夫，感病倍於男子，加以慈戀愛憎嫉妒憂恚……所以為病根深，療之難瘥。故養生之家，特須教子女學習此三卷婦人方，令其精曉。」

做好婦女的衛生保健，有著特殊意義。她們的健康不僅影響自身壽命，還關係到子孫後代的體質和智力發展。為了預防並減少婦女疾病的發生，保證婦女的健康長壽，除了注意一般的衛生保健外，尚須注重經期、孕期、產褥期、哺乳期及更年期的衛生保健。

2. 養生指導

1. 經期保健

《景嶽全書・婦人規》論月經病的病因時說：「蓋其病之肇端，

則或思慮，或由鬱怒，或以積勞，或以六淫飲食。」可見，經期應當於飲食、精神、生活起居各方面謹慎調攝。

保持清潔：行經期間，血室正開，邪毒易於入侵致病，必須保持外陰、內褲、墊紙的清潔，勤洗勤換內褲、月經墊，並置於日光下曬乾。洗浴宜淋浴，不可盆浴、游泳，嚴禁房事、陰道檢查。如因診斷必須作陰道檢查者，應在消毒情況下進行。

寒溫適宜：《女科經論》說：「寒溫乖適，經脈則虛，如有風冷，虛則乘之。邪搏於血，或寒或溫，寒則血結，溫則血消，故月經乍多乍少，為不調也。」指出經期宜加強寒溫調攝，尤當注意保暖，避免受寒，切勿涉水、淋雨、冒雪、坐臥濕地、下水田勞動。嚴禁游泳、冷水浴，忌在烈日高溫下勞動。否則，每致月經失調、痛經、閉經等症。

飲食宜忌：月經期間，經血溢泄，多有乳房脹痛、少腹墜脹、納少便溏等肝強脾弱現象，應攝取清淡而富有營養之食品。多食酸辣辛熱香燥之品，每助陽耗陰，致血分蘊熱，迫血妄行，令月經過多。過食生冷則經脈凝澀，血行受阻，致使經行不暢、痛經、閉經。也不宜過量飲酒，以免刺激胞宮，擾動氣血，影響經血的正常進行。

調和情志：《校注婦人良方》指出：「積想在心，思慮過度，多致勞損。……蓋憂愁思慮則傷心，而血逆竭，神色失散，月經先閉。……若五臟傷遍則死。自能改易心志，用藥扶持，庶可保生」，強調情志因素對月經的影響極大。經期，經血下泄，陰血偏虛，肝失濡養，不得正常疏泄，每產生緊張憂鬱、煩悶易怒之心理，出現乳房脹痛、腰酸疲乏、少腹墜脹等症。因此，在經前和經期都應保持心情舒暢，避免七情過度。否則，會引起臟腑功能失調，氣血運行逆亂，輕則加重經間不適感，導致月經失調，重則閉經，患癆瘵等症。

活動適量：經期以溢泄經血為主，需要氣血調暢。適當活動，有利於經行暢利，減少腹痛，但不宜過勞，要避免過度緊張疲勞、劇烈運動及重體力勞動。若勞倦過度則耗氣動血，可致月經過多、經期延長、崩漏等症。

2. 產褥期保健

產後6～8周屬產褥期。由於分娩時耗氣失血，機體處於虛弱多瘀的狀態，需較長時間的精心調養。《千金要方・求子》指出：「婦人產訖，五臟虛羸」、「所以婦人產後百日以來，極須殷勤、憂畏，勿縱心犯觸，及即便行房，若有所犯，必身反強直，猶如角弓反張，名曰蓐風」，產後調理對於產婦的身體恢復、嬰兒的哺乳具有積極意義。

休息靜養，勞逸適度：產後充分休息靜養，有利於生理功能的恢復。產婦的休息環境必須清潔安靜，室內要溫暖舒適、空氣流通。冬季宜注意保暖，預防感冒或一氧化碳中毒。夏季不宜緊閉門窗、衣著過厚，以免發生中暑。但是，不宜臥於當風之處，以免邪風乘虛侵襲。

產後24小時必須臥床休息，以恢復分娩時的疲勞及盆底肌肉的張力，不宜過早操勞負重，避免發生產後血崩、陰挺下脫等病。睡眠要充足，要經常變換臥位，不宜長期仰臥，以免子宮後傾。然而，靜養絕非完全臥床，除難產或手術產外，一般順產可在產後24小時起床活動，並且逐漸增加活動範圍，以促進惡露暢流、子宮復原，恢復腸蠕動，令二便通暢，有利於身體康復。

增加營養，飲食有節：產婦於分娩時，身體受到一定耗損，產後又需哺乳，加強營養，實有必要。然而，必須注意補不礙胃、不留瘀血。當忌食油膩和生冷瓜果，以防損傷脾胃和惡露留滯不下，也不宜吃辛熱傷津之食，預防大便困難和惡露過多。產婦的飲食宜清淡可口，易於消化吸收，又富有營養及足夠的熱量和水分。產後1～3天的新產婦可食小米粥、軟飯、燉蛋和瘦肉湯等。此後，凡蛋、奶、肉、骨頭湯、豆製品、粗糧、蔬菜均可食用，但需精心細做，水果可放在熱水內溫熱後再吃。另外，可輔佐食療進補，以助機體恢復。如脾胃虛弱者可服山藥扁豆粳米粥，腎虛腰疼者食用豬腰子菜末粥，產後惡露不暢者可服當歸生薑羊肉湯或益母草紅糖水、醪糟等。飲食宜少量多餐，每日可進4～5餐，不可過饑過飽。

講究衛生，保持清潔：產褥期因有惡露排出，產後汗液較多，且血室正開，易感邪毒，故宜經常擦浴淋浴，更需特別注意外陰清潔，預防感染。每晚宜用溫開水洗滌外陰，勤換會陰墊。如有傷口，應使用消毒敷料，亦可用藥液熏洗，有利於消腫止痛。內衣褲、棉墊要常換洗，產後百日之內嚴禁房事。產後4周不能盆浴，以防邪毒入侵引發其他疾病，不利於胞宮恢復。

產褥期應注意二便通暢：分娩後往往缺乏尿感，應設法使產婦於產後4～6小時排尿，以防脹大的膀胱影響子宮收縮。如若產後4～8小時仍不能自解小便，應採取措施。產後因臥床休息，腸蠕動減弱，加之會陰疼痛，常有便秘，可給番瀉葉促使排便。此外，產婦分娩已重傷元氣，需給予關心體貼，令其情懷舒暢，可以防止產後病的發生。

3. 哺乳期保健

哺乳期的婦女處於產後機體康復的過程，又要承擔哺育嬰兒的重任，該期保健對母子都很重要。

哺乳衛生：產後將乳頭洗淨，在乳頭上塗抹植物油，使乳頭的積垢及痂皮軟化，然後用肥皂水及清水洗淨。產後8～12小時即可開奶。每次哺乳前，乳母要洗手，用溫開水清洗乳頭，避免嬰兒吸入不潔之物。哺乳後也要保持乳頭清潔和乾燥，不要讓嬰兒含著乳頭入睡。如仍有餘乳，可用手將乳汁擠出，或用吸奶器吸空，以防乳汁淤積而影響乳汁分泌或發生乳癰。剛開始哺乳時，可出現蒸乳反應，乳房往往脹硬疼痛，可作局部熱敷，使乳絡通暢，乳汁得行，也可用中藥促其通乳。若出現乳頭皸裂成乳癰，應及時醫治。

哺乳要定時，這樣可預防嬰兒消化不良，也利於母親的休息。一般每隔3～4小時一次，哺乳時間為15～20分鐘。哺乳至10個月左右可考慮斷奶。

飲食營養：《類證治裁》說：「乳汁為氣血所化，而源出於胃，實水穀之精華也。」產後乳汁充足與否、品質如何，與脾胃盛衰及飲食營養密切相關。乳母應加強飲食營養，增進食欲，多喝湯水，以保證乳汁的品質和分泌量。忌食刺激性食品，勿濫用補品。如乳汁不足，可多喝魚湯、雞湯、豬蹄湯等。若乳汁自出或過少，需求醫診治。

起居保健：疲勞過度，情志鬱結，均可影響乳汁的正常分泌。乳母必須保持心情舒暢，起居有時，勞逸適度。還要注意避孕。用延長哺乳作為避孕的措施是不可靠的。最好用避孕工具，勿服避孕藥，以免抑制乳汁的分泌。

慎服藥物：許多藥物可經過乳母的血液循環進入乳汁。例如，乳母服大黃可使嬰兒泄瀉。現代研究表明，阿托品、四環素、紅黴素、苯巴比妥及磺胺類，都可從乳腺排出，如長期或大量服用，可使嬰兒中毒。因此，乳母於哺乳期應慎服藥物。

4. 更年期保健

婦女在45～50歲進入更年期。更年期是女性生理功能從成熟到衰退的一個轉變時期，亦是從生育功能旺盛轉為衰退乃至喪失的過渡時期。由於腎氣漸衰，沖任二脈虛憊，可致陰陽失調，出現頭暈目眩、頭痛耳鳴、心悸失眠、煩躁易怒或憂鬱、月經紊亂、烘熱汗出等症，稱為更年期綜合症，輕重因人而異。如果調攝適當，可避免或減輕更年期症狀，或縮短反應時間。更年期的婦女應注意幾個問題：

自我穩定情緒：正確認識自己的生理變化，解除不必要的思想負擔，排除緊張恐懼、消極焦慮的心理和無端的猜疑。避免不良的精神刺激。遇事不怒。心中若有不快，可與親朋傾訴宣洩。可根據自己的性格愛好選擇適當的方式怡情養性。要保持樂觀情緒，胸懷開闊，樹立信心，度過短暫的更年期，可重新步入人生坦途。

飲食調養：更年期婦女的飲食營養和調節重點是顧護脾腎、充養腎氣，調節恰當可從根本上預防或調治其生理功能的紊亂。更年期婦女其腎氣衰，天癸將竭，月經頻繁，經血量多，經期延長，往往出現貧血，可選食雞蛋、動物內臟、瘦肉、牛奶等高蛋白食物以及菠菜、油菜、番茄、桃、橘等綠葉蔬菜和水果改善貧血。患有陰虛陽亢型的高血壓患者，可攝食粗糧（小米、麥片等）、蕈類（蘑菇、香菇等）、芹菜、蘋果、山楂、酸棗、桑椹、綠葉茶等以降壓安神，應當少吃鹽，不要吃刺激性食品，如酒、咖啡、濃茶、胡椒等。平時可選食黑木耳、黑芝麻、胡桃等補腎食品。

勞逸結合：更年期婦女應注重勞逸結合，保證睡眠和休息。但是過分貪睡反致懶散萎靡，不利於健康。只要身體狀況好，就應從事正常的工作，還應參加散步、太極拳、氣功等運動量不大的運動及力所能及的勞動，以調節生活，改善睡眠和休息，避免體重過度增加。要注意個人衛生。

定期作好身體檢查：對於更年期綜合症患者，除了注意情志、飲食、起居、勞逸外，適當對症合理用藥是必要的，可改善症狀。尤其要注意定期檢查。

女性更年期常有月經紊亂，也是女性生殖器官腫瘤的好發年齡，若出現月經來潮持續10天以上仍不停止，或月經過多而引起貧血趨勢時，則需就醫診治。若絕經後陰道出血或白帶增多，應及時就診作有關檢查，及時處理。在更年期階段，最好每隔半年至一年作一次體檢，包括防癌抹片，以便及早發現疾病，早期治療。

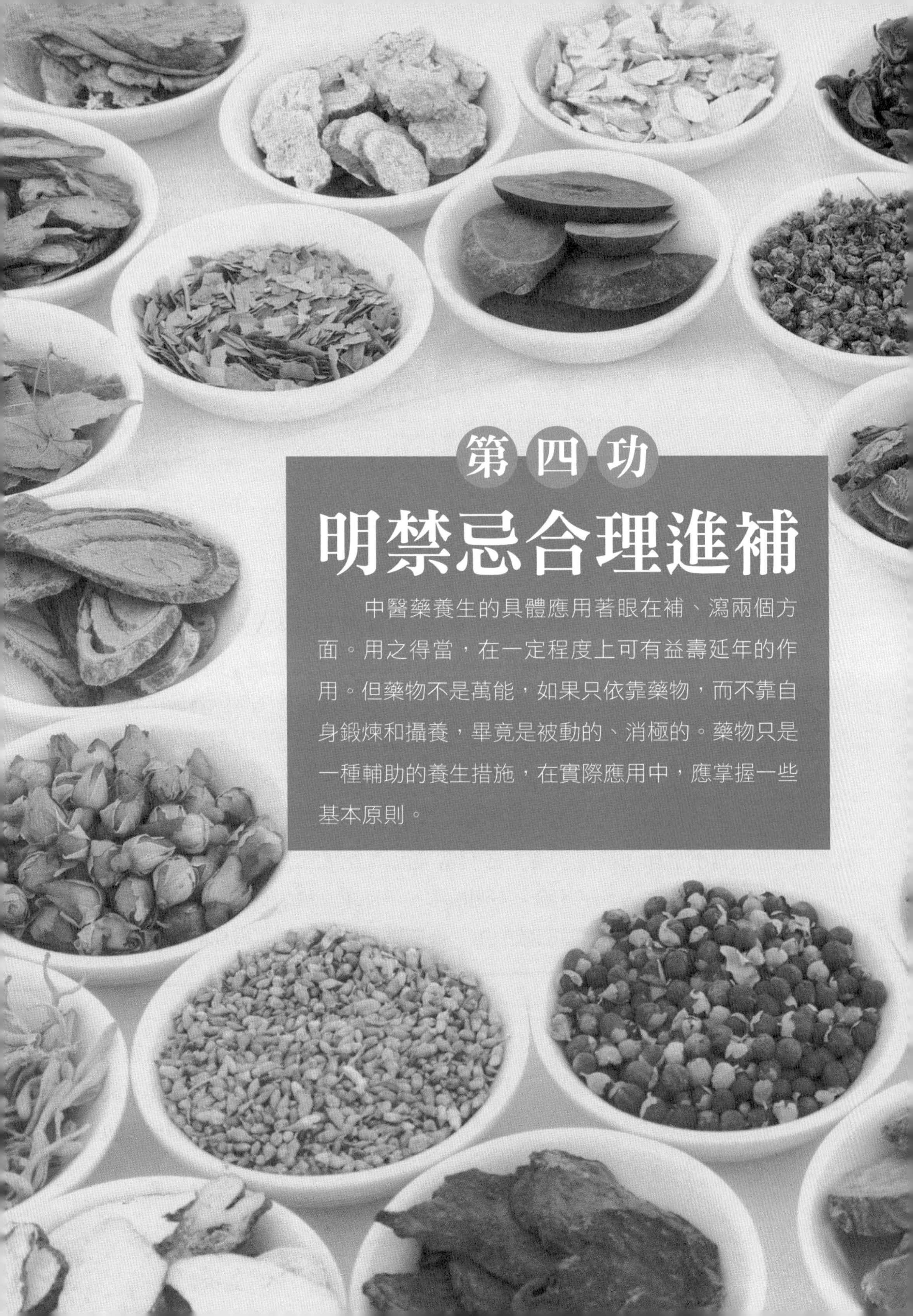

第四功

明禁忌合理進補

中醫藥養生的具體應用著眼在補、瀉兩個方面。用之得當，在一定程度上可有益壽延年的作用。但藥物不是萬能，如果只依靠藥物，而不靠自身鍛煉和攝養，畢竟是被動的、消極的。藥物只是一種輔助的養生措施，在實際應用中，應掌握一些基本原則。

第一節 不盲目進補

虛人當補，但虛人的具體情況各有不同，故進補時一定要分清臟腑、氣血、陰陽、寒熱、虛實，辨證施補，方可取得益壽延年之效，而不致出現偏頗。服用補藥，宜根據四季陰陽盛衰消長的變化，採取不同的方法。否則，不但無益，反而有害健康。

用補益法進行調養，一般多用於老年人和體弱多病之人，這些人的體質多屬「虛」，故宜用補益之法。無病體健之人一般不需服用。尤其需要注意的是，服用補藥應有針對性，倘若一見補藥，即以為全然有益無害，貿然進補，很容易加劇機體的氣血陰陽平衡失調，不僅無益，反而有害，故不可盲目進補，應在辨明虛實，確認屬虛的情況下，有針對性地進補。

清代醫家程國彭指出：「補之為義，大矣哉！然有當補不補誤人者；有不當補而補誤人者；亦有當補而不分氣血、不辨寒熱、不識開合、不知緩急、不分五臟、不明根本、不深求調攝之方以誤人者，是不可不講也」，這是需要明確的第一條原則。

第二節 補藥勿過偏

進補的目的在於諧調陰陽，宜恰到好處，不可過偏。過偏反而成害，導致陰陽新的失衡，使機體遭受又一次損傷。例如，雖屬氣虛，但一味大劑補氣而不顧及其他，補之太過，反而導致氣機壅滯，出現胸腹脹滿、升降失調；雖為陰虛，但一味大劑養陰而不注意適度，補陰太過，反而遏傷陽氣，致使人體陰寒凝重，出現陰盛陽衰之候。所以，補宜適度，適可而止，補勿過偏，這是進補時應注意的又一原則。

中藥養生固然是年老體弱者益壽延年的輔助方法，以補虛為主亦無可厚非。然而，體虛而本實者也並不少見，只談其虛而不論其實，亦未免失之過偏。恰如徐靈胎所說：「能長年者，必有獨盛之處，陽獨盛者，當補其陰」、「而陽之太盛者，不獨當補陰，並宜清火以保其陰」、「若偶有風、寒、痰、濕等因，尤當急逐其邪」，當今之人，生活水準提高了，往往重補而輕瀉。然而，平素膏粱厚味不厭其多者，往往脂醇充溢，形體肥胖，氣血痰食壅滯已成其隱患。因之，瀉實之法也是抗衰延年的一個重要原則。《中藏經》所說，「其本實者，得宣通之性必延其壽」，即是這個意思。

體盛邪實者，得宣瀉通利方可使陰陽氣血得以平衡。但在養生調攝中，亦要注意攻瀉之法的恰當運用。不可因其體盛而過分攻瀉，攻瀉太過易導致人體正氣虛乏，不但起不到益壽延年的作用，反而適得其反。故中藥養生中的瀉實之法，以不傷其正為原則。力求達到汗毋大泄，清毋過寒，下毋峻猛，在實際應用中應注意以下幾點：

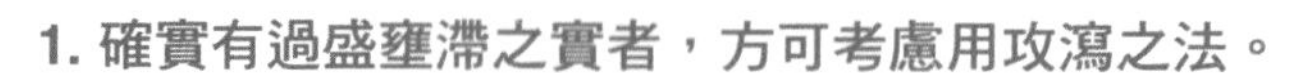
1. 確實有過盛壅滯之實者，方可考慮用攻瀉之法。

2. 選藥必須貼切，安全有效。

3. 藥量必須適當，恰如其分。

4. 不可急於求成，強求速效。

傳統的中藥養生方藥的組方，往往是立足於辨證，著眼於機體全域而遣藥組方的。對於年老體弱之人，機體代謝的各個方面往往不是十分協調的，常常是諸多因素交織在一起，如：陰陽平衡失調，氣血精津的相互影響，臟腑、經絡的不和諧，表裡內外的協同統一失控，出入升降的虛實偏差等等。雖然，方藥的組成上都有其調治的重點，即其主治方向，但也必須考慮到與之有關的其他方面。藥物的有機配合，可突出其主治功效，兼顧其旁證、兼證，做到主次分明，結構嚴謹。

藥物配伍應用的目的，就是通過藥物間的相互搭配、相輔相成來體現的。益壽延年中藥方劑即是以補益為重點，輔以其他而組成的。所以於方藥中常常可看到，有補有瀉，有升有降，有塞有通，有開有闔，有寒有熱。開、闔、補、瀉合用，則補而不滯，滋而不膩，守而不呆，流通暢達；升、降、通、塞並用，則清、濁運行有序，出、入得宜，各循其常；寒熱並用，可糾太過不及之偏弊，以達到陰平陽秘之狀態，這即是方劑中藥物相輔相成所起的作用。

第三節 用藥宜緩圖其功

衰老是個複雜而緩慢的過程，任何益壽延年的方法，都不是一朝一夕能見效。中藥養生也不例外，不可能指望在短時期內依靠藥物達到養生益壽的目的。因此，用藥宜緩圖其功，要有一個漸變過程，不宜急於求成。若不明此理，則欲速不達，非但無益，而且有害。這是中藥養生中應用的原則，也是千百年來歷代養生家的經驗之談，應該予以重視。

1. 動靜結合

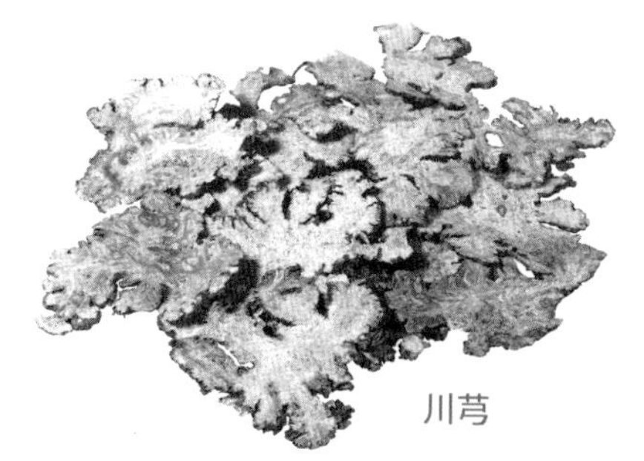
川芎

大凡中藥養生方劑多有補益之功效，對於年老、體弱之人多有補益。但補益之品，多壅滯凝重，守而不走，如補脾用甘，但甘味過濃則易壅氣，即所謂「甘能令人中滿」；養血宜用陰柔之味，然陰柔者易黏膩凝重，如熟地黃、大棗之類，此即所謂藥之靜者。而補益之意在補其所需，藥至虛處方可得補，故藥入機體，需藉氣血之循行方可布散，要有引經之藥方可補有所專。血宜流則通，氣宜理則散，故行氣、活血之味，乃藥之動者。動靜結合，亦補亦理，亦養亦行，相得益彰，方可發揮補益之功效，達到補而不滯，補而無弊，補得其所。所以動靜結合乃是延年益壽補益方劑的重要組方原則之一。觀四君子湯中之用茯苓，四物湯之用川芎，歸脾湯之用木香，皆屬動靜結合之配伍。

2.補瀉結合

補瀉結合既是益壽延年的藥物應用原則，也是方劑組方的配伍原則之一。中藥養生是以抗衰防老、益壽延年為目的，無論在用藥上是補、是瀉，都是調節人體的陰陽氣血平衡，使之歸於陰平陽秘的狀態，故在實際應用中應視機體情況而定。對於老年人而言，有其臟腑氣血衰弱之虛的一面，也有火、氣、痰、食及感受外邪實的一面。宜根據具體情況，虛者補虛，實者瀉實，補與瀉應結合而用。

視其虛、實的輕重而有所側重，採用補瀉結合的方法。補中有瀉，以防止補之太過，補之有偏；瀉中有補，以防止瀉之太猛，瀉之有傷。這樣，才能保證補而不偏，瀉而不傷，以達到養生益壽的目的。觀於六味地黃丸中，以熟地黃、山藥、山萸肉之補，合茯苓、丹皮、澤瀉之瀉，以共奏補益肝腎之功，則組方以補瀉結合為原則的道理即十分具體而明確了。

3. 寒熱適中

藥性有寒、熱、溫、涼之別，組方有君、臣、佐、使之分。中藥養生方藥很多用於老年人，故在遣方用藥方面，也應注意藥性問題。明代醫家萬全在他所著的《養生四要》中指出：「凡養生却邪之劑，必熱無偏熱，寒無偏寒；溫無聚溫，溫多成熱；涼無聚涼，涼多成寒。陰則奇之，陽則偶之，得其中和，此制方之大旨也。」這一組方原則對中藥養生方藥具有實際指導意義。使用藥物，不宜過偏，過寒則傷陽，過熱則傷陰；涼藥過多則成寒，溫藥過多則成熱。

為防止過偏，在組方時，多寒、熱相伍而用。如：在一派寒涼藥中，配以少許熱藥，或在一派溫熱藥中，加少許寒涼之品，使整個方劑寒而無過，熱而無燥，寒熱適中，即得其中和，有養生益壽之功，而無寒熱過偏之害。這一組方原則在中藥養生方藥中均有所體現。

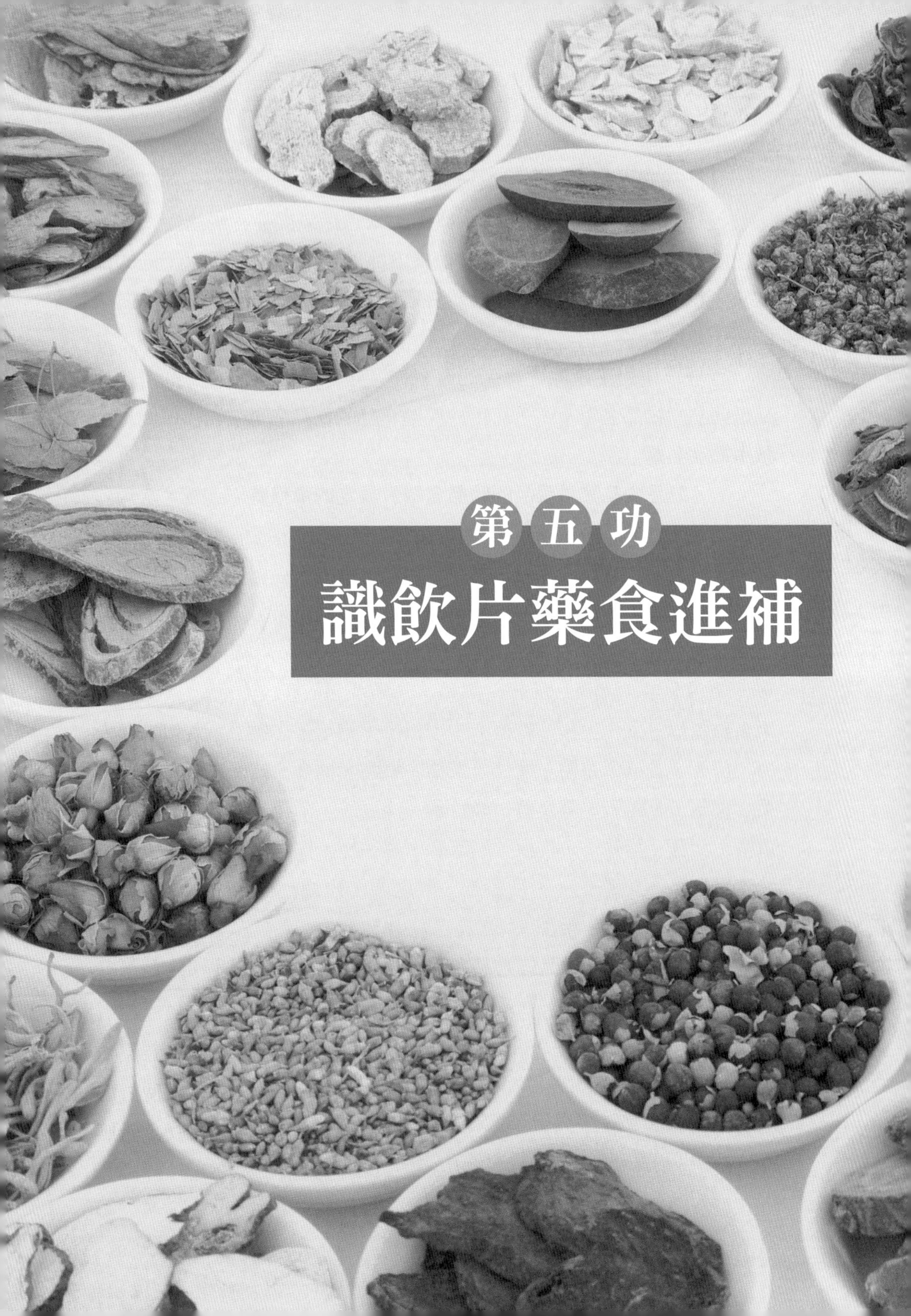

第五功
識飲片藥食進補

凡能補充人體物質虧損或增強人體功能活動，以治療各種虛症的藥物，統稱補益藥。所謂虛症，概括起來包括氣虛症、陽虛症、血虛症、陰虛症四種。臨床使用應當根據虛症的不同類型而予以不同的補益藥，根據其作用和應用範圍分為補氣藥、補陽藥、補陰藥、補血藥四類。

管理單位對生產保健食品的原料作了規定，並公佈了「既是食品又是藥品的物品名單」、「可用於保健食品的物品名單」和「保健食品禁用物品名單」。

1.《既是食品又是藥品的物品名單》規定的中藥有：丁香、八角茴香、刀豆、小茴香、小薊、山藥、山楂、馬齒莧、烏梢蛇、烏梅、木瓜、火麻仁、代代花、玉竹、甘草、白芷、白果、白扁豆、白扁豆花、龍眼肉（桂圓）、決明子、百合、肉豆蔻、肉桂、余甘子、佛手、杏仁（甜、苦）、沙棘、牡蠣、芡實、花椒、赤小豆、阿膠、雞內金、麥芽、昆布、棗（大棗、酸棗、黑棗）、羅漢果、郁李仁、金銀花、青果、魚腥草、薑（生薑、乾薑）、枳椇子、枸杞子、梔子、砂仁、膨大海、茯苓、香櫞、香薷、桃仁、桑葉、桑葚、橘紅、桔梗、益智仁、荷葉、萊菔子、蓮子、高良薑、淡竹葉、淡豆豉、菊花、菊苣、黃芥子、黃精、紫蘇、紫蘇子、葛根、黑芝麻、黑胡椒、槐米、槐花、蒲公英、蜂蜜、榧子、酸棗仁、鮮白茅根、鮮蘆根、蝮蛇、橘皮、薄荷、薏苡仁、薤白、覆盆子、藿香。

2.《可用於保健食品的物品名單》規定的中藥有：人參、人參葉、人參果、三七、土茯苓、大薊、女貞子、山茱萸、川牛膝、川貝母、川芎、馬鹿胎、馬鹿茸、馬鹿骨、丹參、五加皮、五味子、升麻、天門冬、天麻、太子參、巴戟天、木香、木賊、牛蒡子、牛蒡根、車前子、車前草、北沙參、平貝母、玄參、生地黃、白及、白朮、白芍、白豆蔻、石決明、石斛（需提供可使用證明）、地骨皮、當歸、竹茹、紅花、紅景天、西洋參、吳茱萸、懷牛膝、杜仲、杜仲葉、沙苑子、牡丹皮、蒼朮、補骨脂、訶子、赤芍、遠志、麥門冬、龜甲、佩蘭、側柏葉、刺五加、刺玫果、澤蘭、澤瀉、玫瑰花、玫瑰茄、知母、羅布麻、苦丁茶、金蕎麥、金櫻子、青皮、厚朴、厚樸花、薑黃、枳殼、枳實、柏子仁、珍珠、絞股藍、胡蘆巴、茜草、蓽茇、韭菜子、香附、骨碎補、黨參、桑白皮、桑枝、浙貝母、益母草、積雪草、淫羊藿、菟絲子、野菊花、銀杏葉、黃芪、湖北貝母、蛤蚧、越橘、槐實、蒲黃、蒺藜、蜂膠、酸角、墨旱蓮、熟地黃、鱉甲。

3.《保健食品禁用物品名單》規定的中藥有：八角蓮、八里麻、千金子、土青木香、山莨菪、川烏、廣防己、馬桑葉、馬錢子、六角蓮、天仙子、巴豆、水銀、長春花、甘遂、生天南星、生半夏、生白附子、生狼毒、白降丹、石蒜、關木通、農吉藜、夾竹桃、朱砂、米殼（罌粟殼）、紅升丹、紅豆杉、紅茴香、紅粉、羊角拗、羊躑躅、麗江山慈菇、京大戟、昆明山海棠、河豚、鬧羊花、青娘蟲、黃藤、洋地黃、洋金花、牽牛子、砒石（白砒、紅砒、砒霜）、草烏、香加皮（杠柳皮）、駱駝蓬、鬼臼、莽草、鐵棒槌、鈴蘭、雪上一枝蒿、黃花夾竹桃、斑蝥、硫黃、雄黃、雷公藤、顛茄、藜蘆、蟾酥。

第一節 補氣藥

補氣藥主要用於氣虛症。氣虛是指機體活動能力不足。補氣藥能增強機體活動的能力，特別是脾、肺二臟的功能。所以補氣藥最適用於脾氣虛和肺氣虛的病症。脾為後天之本、生化之源，脾氣虛則食欲減退、大便泄瀉、脘腹虛脹、神倦乏力，甚至水腫、脫肛；肺主一身之氣，肺氣虛則少氣懶言、動作喘乏、易出虛汗。凡呈現以上症狀者，都可用補氣藥來治療。服用補氣藥，如產生氣滯，出現胸悶腹脹、食欲減退等症，可適當配伍理氣藥同用。

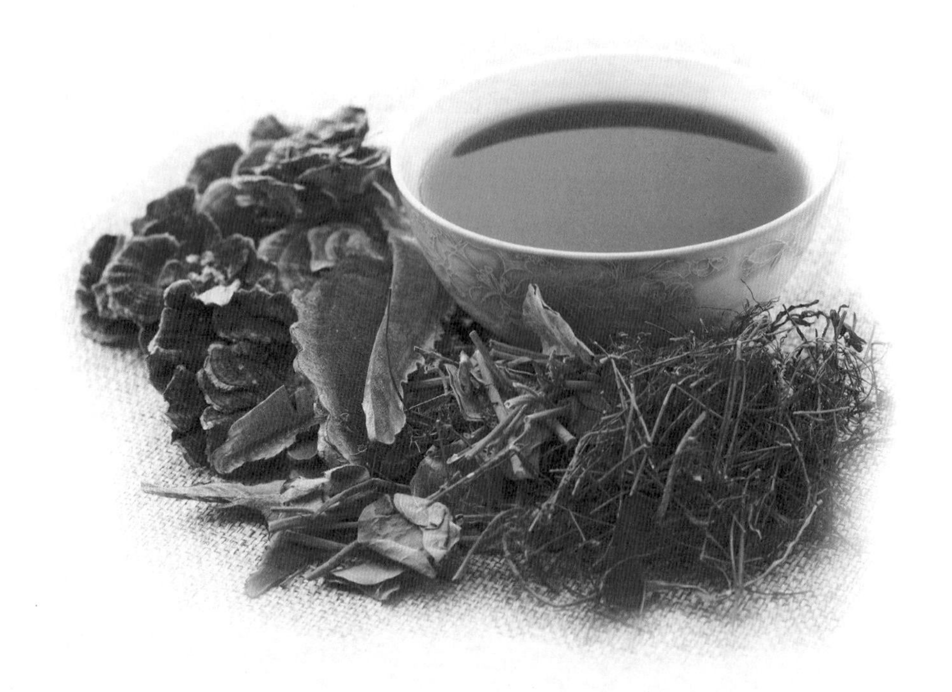

百草之王 首選人參

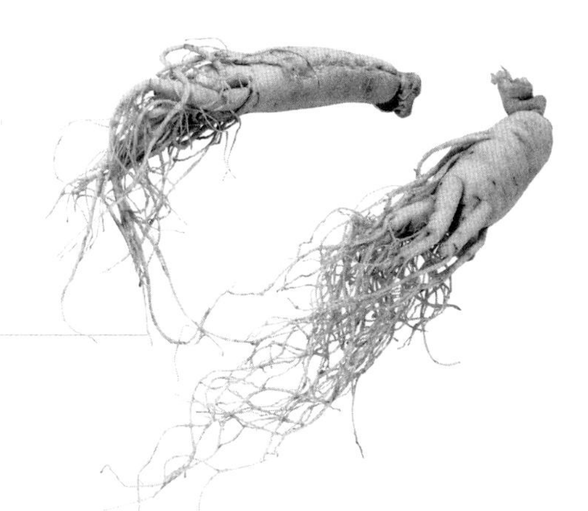

養生要訣

人參本是大補元，補脾益肺把虛填，
生津止渴安神智，祛邪全賴補氣全。

人參為「東北三寶」（人參、貂皮、鹿茸）之一，擁有「百草之王」的美譽，被醫學界譽為「大補元氣，扶正固本」之極品。人參為虛勞內傷第一要藥，凡一切氣、血、津液不足之症皆可應用。

功效主治特點

人參味甘、微苦，性微溫，歸肺、脾、心經，補氣固脫作用尤為顯著。

特點	功效	適用症狀
大補元氣，扶正固本，為治療虛勞內傷第一要藥	補氣固脫，補脾、肺氣，生津止渴，安神益智	體虛欲脫、脈微欲絕；脾胃氣虛引起的神倦、食少、便溏；氣津兩傷、消渴；失眠多夢、驚悸健忘

用藥注意

用法用量

內服：煎湯，3～10g，大劑量10～30g，宜另煎兌入；或研末，1～2g；或敷膏；或泡酒；或入丸、散。平素體虛，也可5～7日服1次。

用藥禁忌

反藜蘆，畏五靈脂；不宜與萊菔子同用；不宜同時吃白蘿蔔或喝茶，以免影響補力；不能用鐵器熬煮。陰虛陽亢、骨蒸潮熱、血熱吐衄、肝陽上升、目赤頭暈、肺有實熱或痰氣壅滯的咳嗽，以及一切火鬱壅滯的咳嗽，及一切火鬱內實之症均忌服；防其太熱助火，可配生地黃、天冬涼潤藥；防其噯氣作脹，可配陳皮、砂仁等理氣藥。

養生食譜

大棗人參湯

材料：人參30g、大棗10枚。

功效：大補元氣，養血安神，固脱生津。主治各種原因引起大出血後的身體虛弱或脱症。

做法：將人參、大棗洗淨後放入鍋內加水煮湯，燉開後即可食用。

服用：每次1小碗，一日2次。

人參蓮子湯

材料：白人參10g、蓮子10g、冰糖30g。

功效：補氣健脾。治療病後體虛、脾虛氣弱、食欲減退、自汗疲倦、大便溏薄等症。

做法：將人參切成薄片，蓮子去心，放入碗內，加清水適量，浸泡30分鐘，然後再放入冰糖，把裝藥的碗置於蒸氣鍋內，隔水燉1小時左右，即可食用。

服用：每服1小碗，喝湯，吃蓮子肉。

禁忌：一切陰虛火旺、實熱者不可服用。

購買辨識要點

藥材性狀

藥材	形狀	顏色	氣味	質地
生曬參、生曬山參	主根呈紡錘形或圓柱形，下部有支根2～3條，並著生多數細長的鬚根，鬚根上常有不明顯的細小疣狀突起	表面為灰黃色，有黑棕色橫紋及縱紋，斷面為白色，斷面平坦，有放射狀的裂隙	口嘗時有苦味，但久嚼有甜味	質脆，參體較輕
紅參	主根呈紡錘形或圓柱形，頂端有蘆頭	表面為棕紅色，半透明，偶爾有不透明的暗褐色斑塊，有縱皺紋，環紋不明顯，斷面紅棕色，中有淺色圓心	口嘗時有苦味，但久嚼有甜味	較硬

真偽鑒別

1. 生曬參、紅參、生曬山參均以條粗、質硬、完整者為佳；白參以條粗、完整、皮較細、淡黃白皮者為佳。

2. 常見偽品人參及主要區別：

土人參：馬齒莧科栌蘭的根，無蘆頭、蘆碗。

華山參：茄科華山參的根，無蘆頭、蘆碗。

商陸：商陸科商陸或美洲商陸的根，無蘆頭、蘆碗，表面有皮孔，斷面有同心環。

野豇豆：豆科野豇豆的根，無蘆頭、蘆碗，有豆腥氣。

桔梗：桔梗科桔梗的根，有蘆頭、蘆碗，有橫紋及縱皺。

補益脾胃 黨參尤良

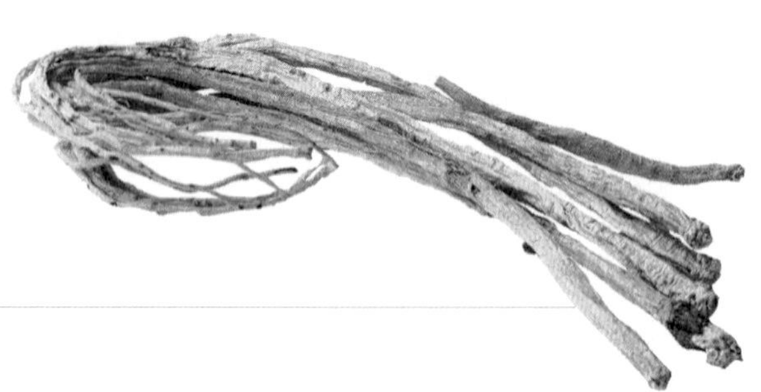

養生要訣

黨參道地出上黨，補中益氣此藥良，
生津養血力不遜，藥食兩用百家嘗。

黨參善補中氣，又益肺氣，性質平和，不燥不膩，為脾肺氣虛常用藥。但較人參藥力薄弱，所以輕症、慢性疾病可以黨參代人參用，而重症、急症仍以人參為佳。《本草從新》記載：「補中益氣，和脾胃，除煩渴。中氣微弱，用以調補，甚為平妥。」

功效主治特點

本品味甘，性平，歸肺、脾經。

特點	功效	適用症狀
性質平和，既善補中氣，又善益肺氣，為治脾肺氣虛最常用之品	補中益氣，補益肺氣，生津，養血	脾胃虛弱，食少便溏、四肢倦怠；氣短咳嗽、氣短口渴；氣血兩虛的面色萎黃、頭暈心悸

用藥注意

用法用量

內服：煎湯，6～15g；或熬膏，入丸、散。生津、養血宜生用；補脾益肺宜熟用。

用藥禁忌

黨參對虛寒症最為適用，如屬實症、熱症不宜單獨使用。氣滯、肝火甚者忌用，邪甚而正不虛者不宜。

養生食譜

八珍雞湯

材料：黨參5g，川芎3g，茯苓5g，炙甘草5g，白芍5g，熟地黃6g，炒白朮6g，當歸7g，母雞1隻，豬肉500g，豬骨500g，蔥、薑、料酒、精鹽、味精各適量。

功效：大補氣血。適用於久病後體質虛弱及恢復期。產婦、老年人經常服用，可起營養滋補之良效。

做法：1.將上述八味藥材飲片裝入紗布袋內，紮緊口袋；母雞宰殺後洗淨，剁成小寸塊；豬肉洗淨，切成小寸塊；豬骨搗碎。

2.將藥袋、雞肉塊、豬肉塊、碎豬骨一起放入鍋內，加水適量，先用武火燒開，撇去浮沫，然後加入蔥段、薑片、料酒，改用文火燉至肉爛，取出藥袋，再加蔥、薑，用精鹽、味精調味即成。

黨參膏

材料：黨參500g，當歸250g，熟地黃250g，升麻60g，蜂蜜1000g。

功效：大補元氣，益智通脈。適用於身熱心煩、頭痛畏寒、虛勞內傷、脾氣虛弱、氣虛不能攝血、便血、崩漏等病症。

做法：1.將黨參、當歸、熟地黃、升麻洗淨後，冷水浸泡12小

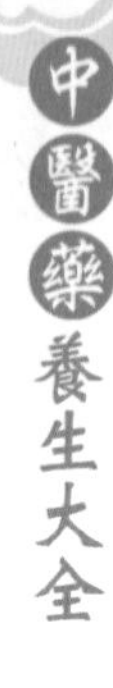

時，再加適量水，用中火煎煮。

2.4個小時後，取出藥液，然後再加水煎煮，共煎煮3次，然後合併藥液。將此合併藥液用文火煎熬，濃縮至稠黏，兑加蜂蜜，煎熬調勻收膏。

服用：每次10g，一日2次，溫開水沖服。

參芪精

材料：黨參250g，黃芪250g，白糖500g。

功效：補脾益肺，升陽舉陷。適用於肺氣虛弱、氣短而喘、頭暈心悸；脾氣虛弱、食少便溏、臟器下垂等。

做法：1.將黨參、黃芪洗淨後，用清水浸漬12小時，再加水適量，煎煮30分鐘，取出藥液。藥渣再加水煎煮，如此共煎煮3次，合併藥液。

2.將此合併的藥液用文火煎熬至稠黏時即可。待濃縮液冷卻後，加入白糖攪拌均勻。晾乾，壓碎，裝入玻璃瓶內。

服用：用沸水沖化服，每次服10g，一日2次。

參芪歸薑羊肉羹

材料：羊肉300g，黨參、黃芪、當歸各20g，料酒5g，味精1.5g，沙拉油3g，鹽2g，薑15g，澱粉25g，冷水適量。

功效：補益氣血，散寒止痛。用於產後氣血虛弱所致發熱自汗、肢體疼痛等症。

做法：1.將羊肉撕去筋膜，洗淨，切小塊，加入料酒、沙拉油、鹽，拌勻後醃10分鐘。

2.當歸、黨參、黃芪、薑用乾淨的紗布包紮好，將口袋紮緊。

3.將羊肉塊、紗布包放入砂鍋中，加適量冷水，先用旺火煮沸後，改用小火燉至羊肉爛熟，棄去藥包，加澱粉勾芡，加入味精，淋上香油，即可盛起食用。

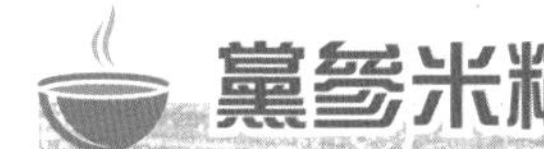

黨參米糊

材料：黨參200g，乾棗250g，糯米75g，白糖30g。

功效：補脾和胃，益氣生津，補血。用於脾氣虛弱、不欲飲食、面色萎黃等症。尤適用於產後虛弱的婦女服用。

做法：1.黨參、紅棗、糯米洗淨；黨參放入紗布袋中，紮緊口袋。

2.將黨參藥包和紅棗放入鍋內，加適量冷水，浸泡30分鐘後，先用武火煮沸，後改用小火煎煮30分鐘。

3.取出黨參藥包，剩下的材料加入白糖，小火煎熬成黏汁。

4.糯米放入大碗中，加水適量，隔水蒸熟，倒扣在大盤中，將紅棗嵌在飯上，最後將參棗湯淋在棗飯上即可。

購買辨識要點

藥材性狀

藥材	形狀	顏色	氣味	質地
黨參	呈長圓柱形，稍微彎曲，長10～35cm，直徑 0.4～2cm，根頭部有多數疣狀突起的莖痕及芽，每個莖痕的頂端呈凹下的圓點狀，全體有縱皺紋及散在的橫長皮孔樣突起，支根斷落處常有黑褐色膠狀物	表面黃棕色至灰棕色，皮部淡黃白色至淡棕色，木部淡黃色	有特殊香氣，味微甜	質地稍硬或略帶韌性，斷面比較平坦，有裂隙或放射狀紋理
素花黨參（西黨參）	長10～35cm，直徑0.5～2.5cm，根頭下緻密的環狀橫紋常達全長的一半以上	表面黃白色至灰黃色	有特殊香氣，味微甜	質地較硬，斷面裂隙較多
川黨參	長10～45cm，直徑0.5～2cm，有明顯不規則的縱溝	表面灰黃色至黃棕色，斷面皮部黃白色	有特殊香氣，味微甜	質地較軟而結實，斷面裂隙較少

真偽鑒別

1. 以條粗壯、質柔潤、氣味濃、嚼之無渣者為佳。

2. 常見偽品為管花黨參，產於中國雲南、貴州、四川等省。性狀與黨參類似，根長圓柱形，少有分枝。根頭有密集的小疙瘩，呈「獅子盤頭」狀，頸部較狹縮。質較硬，皮部類白色，木部淺黃色，斷面深色環紋不明顯。氣微，味微甜，嚼之有渣，質較次。

西洋參
補益不上火

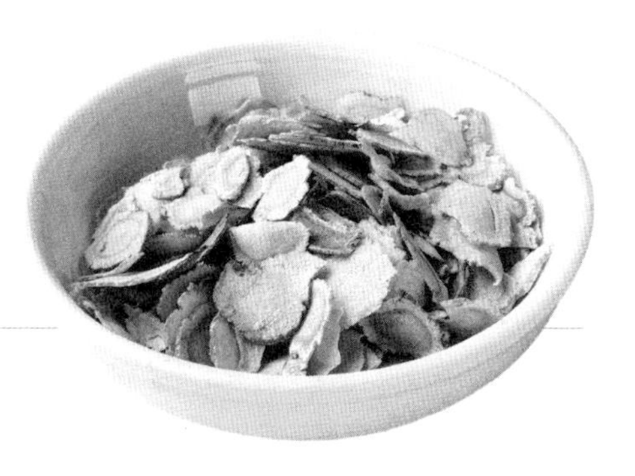

養生要訣

西洋參渡大洋來，性與人參略偏乖，
補氣養陰一模樣，清火生津是良材。

西洋參最適宜於氣陰兩虛有熱的患者，其獨特之處在於不熱不燥，凡不適合人參治療和熱補的人，均可用西洋參，且服用方法簡單，療效顯著。

功效主治特點

苦、微甘，寒。歸心、肺、胃經。補氣養陰，清火生津。

特點	功效	適用症狀
擅補氣養陰，清火生津，為治氣陰不足而火甚者之佳品	補氣養陰，清火生津，清腸止血	陰虛火旺，咳嗽痰血；氣陰兩傷，煩倦口渴；津液不足，口乾舌燥；腸熱便血

用藥注意

用法用量

內服：煎湯，3～6g；或入丸、散。

用藥禁忌

中陽衰微，胃有寒濕者忌服。兒童慎服。

養生食譜

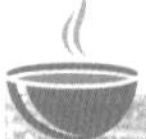

西洋參活力美人湯

材料：西洋參60g，枸杞子6g，紅棗10枚，蓮子1兩，芡實1兩，雞半隻，少許薑片和酒。

功效：補氣降火，調養氣血。用於肺虛久嗽、咽乾口渴、血虛諸症。經常食用能夠增強免疫力。

做法：將以上材料搭配薑片和酒，用小火煮30分鐘。煮熟後調勻味道即可。

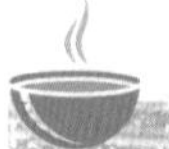

西洋參薏仁花生湯

材料：西洋參片20g，薏仁40g，花生80g，豬瘦肉300g，紅棗4枚，薑2片，鹽適量，冷水適量。

功效：行氣活血，調經止痛，美白補濕。可消除粉刺、雀斑、老年斑、妊娠斑、蝴蝶斑、脫屑、痤瘡、皸裂等。

做法：1.西洋參、薏仁和花生洗淨；紅棗去核洗淨；豬瘦肉洗淨後切段，汆燙後再沖洗乾淨。

2.將西洋參片、薏仁、花生、豬瘦肉、紅棗和薑片放入鍋中，加涼水煮沸後，改文火煲2小時，加鹽調味即成。

枸杞西洋參茶

材料：西洋參片20g，枸杞子30g，白糖30g，冷水2000ml。

功效：清熱解毒，安神益智。可治咳嗽肺萎、虛熱煩倦、口渴少津、胃火牙痛等症。

做法：1.將枸杞子洗淨，用溫水浸泡回軟。

2.將西洋參片和枸杞子放入鍋內，加入2000ml冷水，置旺火上煮沸後，再用小火煎熬20分鐘。

3.將煎煮好的液汁倒入杯中，加白糖拌勻，即可代茶飲用。

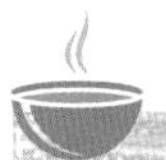

西洋參燉羊肉

材料：西洋參片10g，羊肉500g，薑1大片，陳皮1角，紹酒1湯匙。

功效：滋陰降火，滋補肝腎，明目。用於陰虛火旺、煩熱咳嗽、氣虛津虧、體倦乏力、視物昏花等病症。

做法：1.將羊肉洗淨，放入沸水中滾一下，撈出，瀝乾，待用。

2.西洋參、薑、陳皮、紹酒、羊肉、放入燜鍋，加入適量滾水蓋好，隔水慢火燉約1小時，盛出即可食用。

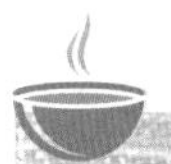

西洋參牛肉燉雞腳

材料：西洋參片15g，牛腿肉250g，雞腳6對，調味品適量。

功效：益氣補腎，扶正祛邪。具有氣血雙補、固脫生津、安神之效。

做法：牛腿肉切塊；雞腳放入開水中燙過，褪去外皮斬去趾尖。將西洋參片、牛腿肉、雞腳、生薑、陳皮、紹酒放入大燉盅中，加食鹽及清湯適量，蓋上盅蓋，用一條濕水紗紙把盅蓋縫口封密，隔水燉4小時即可。

購買辨識要點

藥材性狀

藥材	形狀	顏色	氣味	質地
西洋參	呈紡錘形、圓柱形或圓錐形，長3～12cm，直徑0.8～2cm。可見橫向環紋及線形皮孔狀突起，並有細密淺縱皺紋及鬚根痕。主根中下部有一至數條側根，多已折斷	表面淺黃褐色或黃白色，斷面淺黃白色	氣味清香，味微苦、甘甜	參體重，質地堅實，不易折斷，斷面平坦，略顯粉性

真偽鑒別

1. 以條勻、質硬、表面橫紋緊密、氣清香、味濃者為佳。

2. 常用人參（生曬參、白參）冒充西洋參。進口西洋參主根較短，多呈紡錘形，常有分枝，分叉角度大，味微苦而回甜。而人參的主根較長，少有分枝，分叉角度少，上部環紋不明顯，有不規則皺紋，質地略輕，易折斷，斷面粉性強，多有放射性裂縫，味微苦，無西洋參的特別氣味。

太子參
補小兒脾肺

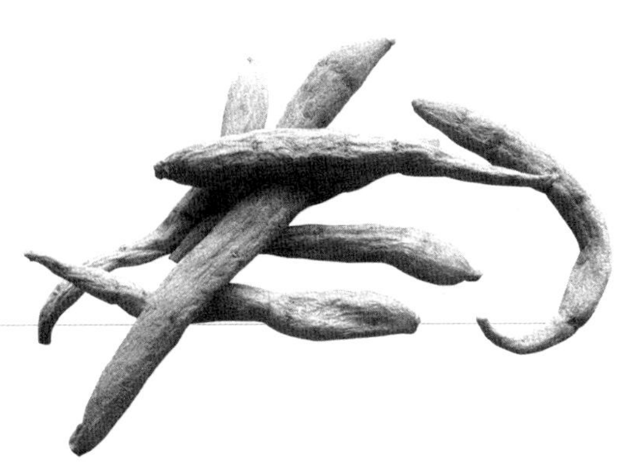

養生要訣

太子參是孩兒參，此藥不與諸藥群，
本性和緩漸著力，補氣生津慢養人。

太子參性味平和，不燥不熱，適用於脾肺氣虛、氣陰不足之症，常用於脾虛體倦、食欲減退、肺燥乾咳、病後體虛，廣泛應用於方劑和飲食療法上。

功效主治特點

本品味甘、微苦，性微溫；歸脾、肺經。

特點	功效	適用症狀
清補之品，既能益氣，又可養陰	補氣、養陰、生津	氣陰不足，神倦食少、汗出心悸、氣短咳嗽、津傷口渴、小兒病後體弱

用藥注意

用法用量

內服：煎湯，10～15g。

用藥禁忌

表實邪盛者不宜用。

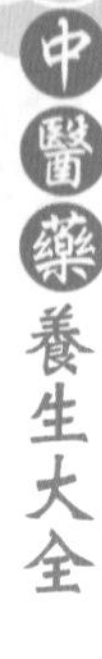

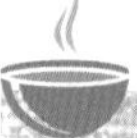

太子參紅糖酒

材料：太子參50g，紅糖40g，黃酒1000ml。

功效：益氣補肺。用於氣虛、氣短乏力、脫力勞傷。

做法：太子參洗淨後，與紅糖、黃酒一起用文火煎煮1小時即可。

太子參茶

材料：太子參15g，黃芪12g，炒白扁豆9g，五味子3g，大棗4枚。

功效：益脾氣，養胃陰。用於病後體虛、肺虛咳嗽、脾虛泄瀉、心悸、口乾、不思飲食等症。

做法：以上材料洗淨後一起入鍋，加水煎煮，煎水代茶飲。

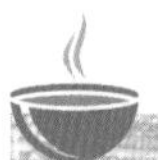

百合雙參湯

材料：百合、太子參各25g，北沙參20g，飴糖50g。

功效：補氣止汗。適用於氣虛所致的自汗、體虛、氣短、口渴等。

做法：將太子參、北沙參用紗布包裹，紮緊口袋，與百合水煎取汁，去藥包，加入飴糖，拌勻服食。

太子沙參粥

材料：太子參、北沙參、枇杷葉各10g，粳米120g。

功效：養陰潤燥，清熱化痰，止咳。用於陰虛肺熱、咳嗽咽乾。

做法：北沙參、枇杷葉煎水取汁，放入太子參、粳米煮成稀粥。加白糖調味即可食用。

太子參石斛粥

材料：太子參10g，石斛15g，大米100g。

功效：益氣養陰。適用於氣陰兩虛之咳嗽、氣短、肺燥咳嗽及病後體虛等。

做法：將太子參、石斛洗淨後，水煎取汁，再放入大米煮成稀粥服用。

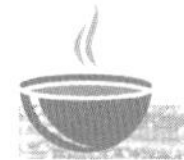

銀耳太子參

材料：銀耳15g，太子參25g，冰糖適量。

功效：益氣養陰，寧心安神。用於脾虛泄瀉、心慌、氣短、心神不寧、失眠等症。

做法：將銀耳泡開，洗淨，太子參洗淨後用紗布包裹，紮緊口袋，和冰糖一起放進鍋裡，加水適量，燉至銀耳熟透，去藥包飲用，每日1劑。

購買辨識要點

藥材性狀

藥材	形狀	顏色	氣味	質地
太子參	呈細長紡錘形或細長條形，稍彎曲，長3～10cm，直徑0.2～0.6cm。表面較光滑，微有縱皺紋，凹陷處有鬚根痕，頂端有莖痕	表面黃白色，斷面淡黃白色或類白色	稍微有氣味，味微甘甜	質地硬而脆，斷面角質樣，有粉性

真偽鑒別

1. 以條粗、色黃白、無鬚根者為佳。

2. 常見偽品及主要區別：

石生蠅草根：其頂端具多數疣狀突起的芽痕，表面粗糙，淡黃色或土黃色，具扭曲的縱皺紋和橫向凹窩，凹窩內有鬚根痕，折斷面具大的裂隙，類角質，味微苦。

寶鐸草根：其根多數簇生，圓錐形或細長條形，略彎曲，上端具多數疙瘩狀莖基，下端漸細，表面灰黃色，有細密縱皺紋，斷面灰褐色，角質，有黃白色細木心，味淡。

淡竹葉塊根：其兩端細長，絲狀開裂，有細密扭曲的縱皺紋，質較太子參硬，折斷面有黃白色細木心。

百部小塊根：其上端較細，表面皺紋彎曲，有不規則的深縱溝，間有橫皺紋，質脆，易吸潮變軟；折斷面皮部寬廣，中柱多扁縮，味甘苦。較大較長的被截成長3～10cm的段，摻入太子參銷售。

其他植物的根：外表、顏色、粗細和太子參相似，但沒有太子參上部較粗、尾部漸細的特點，偽充品粗細均勻，兩端有被切斷的痕跡，以及碎小的鬚根，應注意鑒別。

山藥平和 補脾肺腎

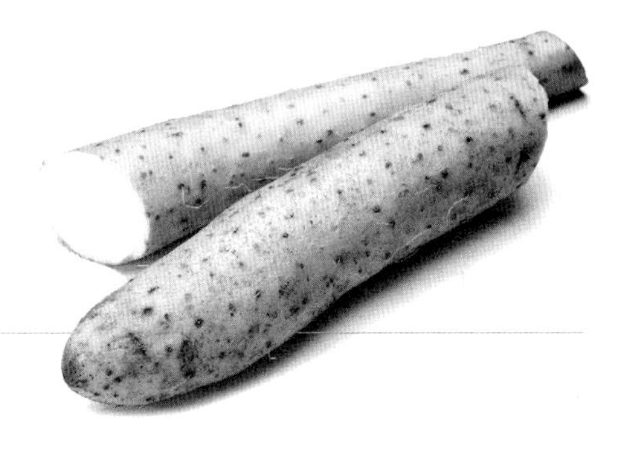

養生要訣

懷山補氣健中土，燥濕利水痰飲除，

固表可止氣虛汗，胎動不安賴之固。

《本草綱目》概括五大功用「益腎氣，健脾胃，止瀉痢，化痰涎，潤皮」，本品既能補氣，又可養陰，為平補脾、肺、腎三經之藥，為平補氣陰之良藥，適用於氣陰不足之症，且兼澀性，故帶有輕微的收斂作用。

功效主治特點

味甘，性平，歸脾、肺、腎經。

特點	功效	適用症狀
甘平，為平補氣陰之良藥	補脾止瀉，補肺止咳，補腎固精，縮尿止帶	脾虛便溏或泄瀉；肺虛久咳或虛喘；遺精、尿頻、白帶過多；消渴症

用藥注意

用法用量

內服：煎湯，15～30g，大劑量60～250g；或入丸、散。

外用：適量，搗敷。補陰，宜生用；健脾止瀉，宜炒黃用。

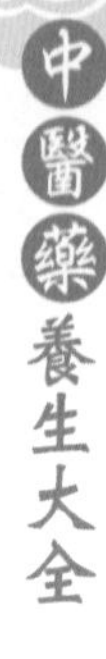

用藥禁忌

山藥養陰能助濕，故濕盛中滿或有實邪、積滯者禁服。

養生食譜

山藥羊肉湯

材料：羊肉 500g，山藥150g，生薑15g，蔥白30g，胡椒6g，紹酒20g，食鹽3g。

功效：補養脾腎。適用於脾腎虛弱、便溏腹瀉、倦怠乏力，或肺虛久咳、婦女白帶過多、小兒營養不良等症。

做法：1.將羊肉洗淨，用刀劃幾道口後，放入沸水鍋中，焯去血水。薑、蔥拍碎後待用。

2.山藥用清水潤透後切成片與羊肉一起放入鍋中，加清水適量，放入薑、蔥、胡椒、紹酒，先用武火燒沸後，去浮沫，改用文火燉至熟爛，撈出羊肉晾涼。

3.羊肉切成片，裝入盤中，再將原湯除去薑、蔥，山藥倒入羊肉盤內，略調味，即可食用，每日1次。

山藥芝麻粥

材料：山藥25g，黑芝麻120g，冰糖120g，粳米60g，鮮牛奶200g，玫瑰糖6g。

功效：滋陰補腎。適用於肝腎不足、大便燥結、鬚髮早白等症。

做法：1.將粳米洗淨，清水浸泡1小時，撈出瀝乾；山藥切成小塊；黑芝麻洗淨，除去水，小火炒香。然後將粳米、山藥、黑芝麻放入容器內，加水和牛奶拌勻，磨碎後，濾出汁待用。

2.清水加入鍋中，放冰糖，溶化後過濾。

3.合併兩濾液，武火煮沸後，改用小火，加入玫瑰糖，不斷攪動成粥，待煮熟後即可食。

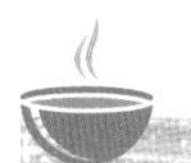

山藥芡實瘦肉粥

材料：粳米100g，山藥100g，芡實100g，瘦豬肉150g，蔥末5g，鹽2g，冷水2000ml。

功效：補脾養胃，生津益肺，補腎澀精。用於治療脾虛食少、久瀉不止、腎虛遺精、帶下、尿頻、消渴、肺虛喘咳等症。

做法：1.芡實洗淨，冷水浸泡回軟；粳米淘洗乾淨，冷水浸泡半個小時後瀝乾水分備用。

2.山藥洗淨，削去外皮，切成小塊。

3.豬肉漂洗乾淨，切成丁塊。

4.鍋中加入2000ml冷水，放入粳米、芡實，用旺火燒沸，攪拌幾下，改用小火熬煮至半熟時，加入山藥丁和肉丁，繼續煮，至成粥，最後加入鹽調味即可食用。

山藥茯苓包子

材料：山藥、茯苓各100g，麵粉200g，白糖150g，豬油、青絲、紅絲各適量。

功效：補益脾胃，補氣陰，澀精氣。適用於脾氣虛弱所致的食少、便溏、消渴、尿頻、遺尿、遺精等症。

做法：1.將山藥、茯苓研成細粉，加水浸泡成糊狀。

2.另取麵粉發酵，做成包子麵坯。再將山藥、茯苓上籠蒸半小時，加入麵粉、白糖、豬油、青絲、紅絲，拌勻成餡兒，然後包成包子。

3.把包子上籠蒸20分鐘即可。每天早晨隨意食用。

購買辨識要點

藥材性狀

藥材	形狀	顏色	氣味	質地
山藥	略呈圓柱形，彎曲而稍扁，長15～30cm，直徑1.5～6cm。表面有縱溝、縱皺紋及鬚根痕，偶有淺棕色外皮殘留	表面黃白色或淡黃白色，斷面白色	稍微有氣味，味淡、微酸，嚼之發黏	藥材體重，質地堅實，不易折斷，斷面呈粉性
光山藥	呈圓柱形，兩端平齊，長9～18cm，直徑1.5～3cm，表面光滑	表面白色或黃白色	稍微有氣味，味淡、微酸，嚼之發黏	藥材體重，質地堅實，不易折斷，斷面呈粉性

真偽鑒別

1. 以質堅實、粉性足、色白者為佳。

2. 常見偽品及主要區別：

木薯：為大戟科植物木薯的塊根；切斷近邊緣處可見形成層的環紋；中央部位有木心（導管群），有的有裂隙，由木心向四周擴散有黃色小點散在，有的呈放射狀及環狀散在的導管；嚼之有纖維感。

天花粉：為葫蘆科植物栝樓的乾燥根；表面灰白色或黃白色，有橫皺紋及凹入的鬚根痕；縱切面有黃色條狀的筋脈線（維管束）；橫切面可見筋脈點呈放射狀，無臭，味微苦。

番薯：為旋花科植物番薯的乾燥根莖；呈橢圓形的薄片；切面可見淡黃的點狀或線狀筋脈；近皮部可見一圈淡黃棕色的環。質柔軟，用手可將薄片彎成弧狀而不折斷；嚼之味甘甜。

參薯：為薯蕷科植物參薯的根莖；表面淺棕黃色至棕黃色，有縱皺紋，常有未除盡的栓皮痕跡，質堅實，斷面淡黃色，很少散有淺棕色點狀物。

白朮
性柔善守安胎

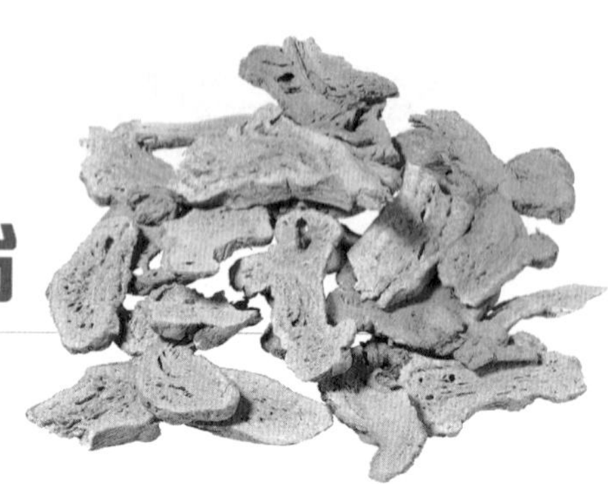

養生要訣

白朮補氣健中土，燥濕利水痰飲除，
固表可止氣虛汗，胎動不安賴之固。

白朮芳香質柔，可升可降，守而不走；具有健脾益氣、燥濕利水、固表止汗、安胎的功效，是治療脾氣虛弱、食少腹脹、大便溏瀉、痰飲、水腫、小便不利、濕痹酸痛、氣虛自汗、胎動不安等病症很好的藥物，也是食療佳品。冬天採的白朮稱「冬朮」，品質較好。野生於浙江於潛地區的名「野於朮」，補脾益氣的功效較佳。所以一般健脾燥濕可用白朮，而補脾益氣當用野於朮。白朮、蒼朮一類兩種，古時不分，《神農本草經》獨言朮。《名醫別錄》指出有赤、白兩種，《本草衍義》列為蒼、白兩條，至今已分別應用。二朮均能燥濕健脾，但白朮又能補氣、止汗、安胎，而蒼朮燥濕作用較白朮強，且可散邪發汗。所以脾弱的虛症多用白朮，濕盛的實症多用蒼朮；止汗安胎用白朮，發汗散邪用蒼朮。

功效主治特點

味苦、甘，性溫。歸脾、胃經

特點	功效	適用症狀
善補脾益氣而燥濕，為健脾要藥，善補氣健脾而燥濕利水，又能補氣健脾安胎	健脾益氣，燥濕利水，固表止汗，安胎	脾虛氣弱，神倦、食少便溏或泄瀉；痰飲、水腫；氣虛自汗；胎動不安

用藥注意

用法用量

內服：煎湯，3～15g；或熬膏；或入丸、散。

用藥禁忌

本品燥濕傷陰，故只適用於中虛有濕之症。如屬陰虛內熱，或津液虧耗燥渴、便秘者不宜服用。氣滯脹悶者忌用。

養生食譜

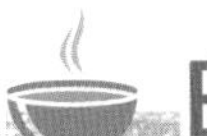

白朮酒

材料：白朮60g，黃酒500ml。

功效：益氣養血，安胎。用於妊娠脾虛氣弱、胎氣不安等症。

做法：將白朮研成細末，與黃酒一起放入鍋中煮沸，放至溫熱後，即可服用。

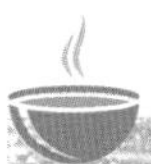

白朮內金糕

材料：麵粉500g，白砂糖300g，白朮10g，雞內金10g，乾棗30g，發酵粉2g，乾薑1g。

功效：健脾養胃，助消化。適用於脾胃虛弱所致的食欲減退、消化不良、泄瀉等症。

做法：1.將白朮、雞內金、乾薑、紅棗洗淨，放入砂鍋內，加水煎煮，取藥汁，棄去渣。

2.將麵粉、白糖和發酵粉一起放入盆裡，加藥汁和勻，揉成麵團，發酵後，加鹼調至酸鹼適度，做成糕坯，上籠，用武火蒸30分鐘即可。

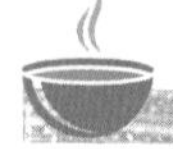

白朮粥

材料：白朮10g，大米100g，白糖少許。

功效：健脾化濕，安胎。適用於脾胃虧虛、運化失常所致的脘腹脹滿、納差食少、倦怠乏力、小便不利、大便稀溏、胎動不安等。

做法：將白朮洗淨，放入鍋中，加清水適量，水煎取汁，加大米煮粥，待熟時調入白糖，再煮沸即成。

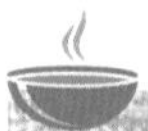

白朮黨參豬肘湯

材料：豬肘320g，白朮40g，黨參40g，薑40g，鹽3g。

功效：補中益氣，健脾止瀉。用於脾胃消化不良、不思飲食、精神不振等症。

做法：1.白朮、黨參、豬肘用水洗淨後，白朮切片，黨參切段。

2.生薑用水洗淨，去薑皮，切片，加適量水，猛火煲至水滾；然後放入以上準備好的白朮、黨參、豬肘、生薑，改用慢火繼續煲約3小時；加入少許鹽調味，即可飲用。

購買辨識要點

藥材性狀

藥材	形狀	顏色	氣味	質地
白朮	為不規則的肥厚團塊，長3～13cm，直徑1.5～7cm。表面有瘤狀突起及斷續的縱皺紋和溝紋，並有鬚根痕，頂端有殘留莖基和芽痕	表面灰黃或灰棕色，斷面黃白色至淡棕色，有棕黃色的點散在	氣清香，味甘甜、微有辛味，嚼之略帶黏性	質堅硬不易折斷，斷面不平坦，烘乾者斷面角質樣，色較深或有裂隙

真偽鑒別

1. 以個大、質堅實、斷面色黃白、香氣濃者為佳。

2. 常見偽品及主要區別：

菊三七：根莖拳形團狀，表面粗糙，瘤狀突起處具莖痕或芽痕；斷續的弧狀溝紋下端有細根斷痕；斷面新鮮時白色，乾燥時呈淡黃色，顯菊花心；質堅實不易折斷；氣淡，味微苦。

黃芪力強 補藥之長

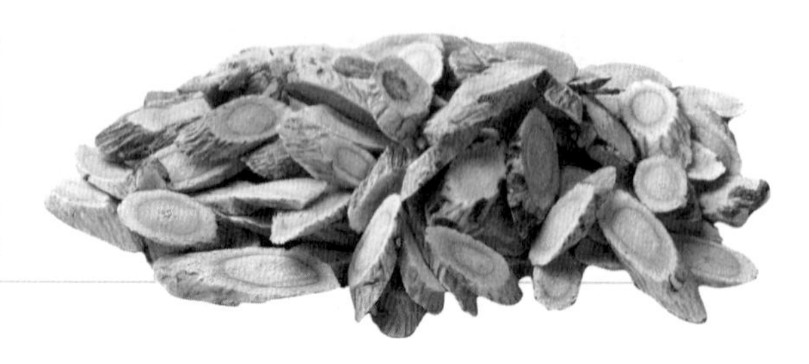

養生要訣

味甘微溫歸脾胃，補氣升陽治臟垂，
益衛固表諸虛症，托瘡生肌早癒合。

黃芪具有補而不膩的特點，清朝繡宮內稱其為「補氣諸藥之最」。民間自古就流傳「常喝黃芪湯，防病保健康」的順口溜，也有「冬令取黃芪配成滋補強身之食品」的習慣，經常用黃芪煎湯或用黃芪泡水代茶飲，具有很好的防病保健作用。

善補益脾肺之氣，有「補氣之長」的美稱，又善升舉陽氣，補氣之中又具升發外達之性，實衛固表止汗。氣能攝血，所以本品也常用於氣虛不能攝血的便血、崩漏，此外還用於氣血不足引起的瘡瘍內陷，膿成不潰，有托毒生肌的作用，為「瘡家聖藥」。

功效主治特點

本品味甘，微溫，歸脾、肺經。

特點	功效	適用症狀
性溫，補氣升陽為「補氣之長」，固表止汗，托瘡生肌，為「瘡家聖藥」	補氣升陽，補氣攝血，補氣行滯，固表止汗，托瘡生肌，利尿退腫，益氣生津	脾肺氣虛，神倦乏力，食少便溏；氣不攝血，便血崩漏；氣虛血滯，肢體麻木，半身不遂；體弱表虛，自汗，盜汗；癰疽瘡瘍，氣血不足，內陷不起，膿成不潰或潰後不斂；氣虛小便不利，面目水腫；消渴症

用藥注意

用法用量

內服：煎湯，6～15g，大劑量要用至30g。補虛宜炙用；止汗、利尿、托瘡生肌宜生用。

用藥禁忌

表實邪盛、氣滯濕阻、食積停滯、癰疽初起或潰後熱毒尚盛等實症，以及陰虛陽亢者，均須禁服。

養生食譜

黃芪紅棗湯

材料：黃芪15～30g、紅棗15枚。

功效：補氣升陽，益氣固表，補血。可用於氣虛自汗、盜汗及血虛面色萎黃等症。

做法：將黃芪、紅棗洗乾淨，一起放入砂鍋中煎湯，先用武火燒開後，改用文火煎煮1小時，棄去藥渣，取汁服用。

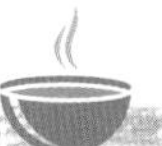

黃芪粥

材料：生黃芪30g，生薏苡仁30g，赤小豆15g，雞內金末9g，糯米30g。

功效：益氣升陽，健脾補肺，固表止汗。適用於肺脾氣虛、中氣下陷、表虛不固、汗出異常及平素易感冒等。

做法：黃芪加適量水煮20分鐘後，撈去藥渣，加入薏苡仁、赤小豆，再煮30分鐘，最後放入雞內金、糯米，煮熟成粥即可。

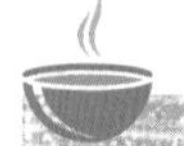

黃芪糯米粥

材料：黃芪120g，糯米30g。

功效：補氣健脾，利水。用於脾氣不足而致眼瞼水腫、全身水腫、面色萎黃、飲食減少或食後不消化。

做法：將黃芪、糯米洗淨後，一起放入鍋中熬煮熟即可。

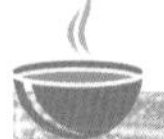

黃芪蒸鴨

材料：黃芪30g，鴨子1隻。

功效：補氣健脾，滋陰養胃，利水消腫。用於腎病綜合症、慢性腎炎以及婦女產後體虛、乏力、多汗等病症。

做法：鴨子宰殺洗淨後，放入沸水中汆透撈出，將黃芪、生薑、蔥白放入鴨肚子，再加入少量胡椒粉，並在腹中放少許水和酒，用棉線縫好，裝入砂鍋內蒸2小時。然後棄去黃芪，吃肉喝湯。

黃芪茶

材料：黃芪30g。

功效：補中益氣，止汗，利水消腫，排毒生肌。用於治療氣虛乏力、中氣下陷、久瀉脫肛、便血崩漏、表虛自汗、癰疽久潰不斂、血虛萎黃、內熱消渴、慢性腎炎等。

做法：用黃芪水煎好後代茶飲用。

購買辨識要點

藥材性狀

藥材	形狀	顏色	氣味	質地
黃芪	呈圓柱形，有的有分枝，上端較粗，長30～90cm，直徑1～3.5cm。表面有不整齊的縱皺紋或縱溝，木部有放射狀紋理及裂隙，老根中心偶呈枯朽狀	表面淡棕黃色或淡棕褐色，皮部黃白色，木部淡黃色，老根中心偶呈枯朽狀，黑褐色	微有氣味，味微甜，嚼之微有豆腥味	質地堅硬而堅韌，不易折斷，斷面纖維性強，並顯粉性

真偽鑒別

1. 以條粗長、斷面色黃白、味甜、有粉性者為佳。

2. 黃芪的偽品常見的有：

豆科植物錦雞兒的根：根圓柱形，栓皮多除去，表面淡黃色，有棕色的殘存皮孔；斷面皮部淡黃色，木部淡黃棕色；質脆，斷面纖維狀；氣微，味淡。

錦葵科植物圓葉錦葵、歐蜀葵、蜀葵的根：個別地區作黃芪使用，應注意鑒別，如圓葉錦葵的根呈圓柱形，表面土黃色或棕黃色，韌皮部淡黃色；氣微，味淡，因富含黏液而嚼有黏滑感，可與正品區別。

大棗
氣血雙補性緩

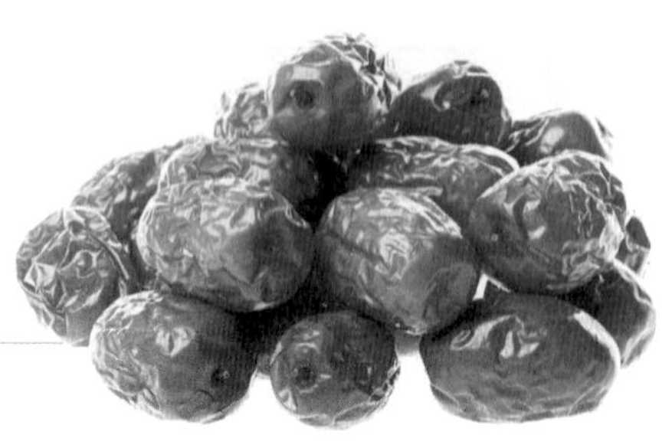

養生要訣

大棗藥食兩用能，健脾益氣擅補中，
養血安神心經入，藥性得緩中焦平。

大棗為補中益氣、養血安神之藥，常用於脾胃虛弱，食少便溏，或氣血虧損，體倦無力、面黃肌瘦，以及婦女血虛臟躁，精神恍惚、睡眠不安之症。本品又有緩和藥性作用，與峻烈藥同用，可使藥力緩和，且不傷脾胃。

功效主治特點

大棗味甘、性溫，歸脾、胃經。

特點	功效	適用症狀
益氣，養血，緩和藥性	補中益氣，養血安神，緩和藥性	脾胃虛弱，體倦乏力，食少便溏；血虛失養，面黃肌瘦，頭暈眼花，血虛臟燥，精神恍惚，睡眠不安；減少峻烈藥的毒副作用

用藥注意

用法用量

內服：煎湯，9～15g。

用藥禁忌

凡有濕痰、積滯、齒病、蟲病者，均不相宜。

養生食譜

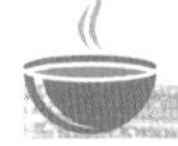

芹菜紅棗湯

材料：芹菜200～500g，紅棗60～120g。

功效：益氣養血，寧心安神。對氣血不足、失眠多夢等有很好的治療作用，同時也有降壓和鎮靜的作用。

做法：將上述材料，加水煮湯後飲用。

紅棗羊骨糯米粥

材料：糯米100g，羊脛骨1根，紅棗5顆，蔥末3g，薑末2g，鹽1g，冷水適量。

功效：滋補肝腎，養血，止血。可用於治療虛勞羸弱、腰膝酸痛、腎虛遺精、崩漏帶下等症。

做法：1.糯米淘洗乾淨，用冷水浸泡3小時，除去水分。

2.紅棗洗淨，除去棗核。

3.羊脛骨沖洗乾淨，剁成碎塊。

4.鍋中加涼水，放入羊脛骨塊，用大火煮沸，改用小火熬煮1個小時。濾去骨頭，然後加入糯米、紅棗，繼續熬煮至糯米熟爛。

5.粥稠後加入蔥末、薑末、鹽調好味，再稍燜片刻，即可食用。

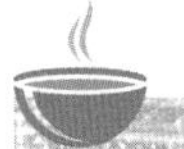

紫米紅棗粥

材料：粳米30g，紫米50g，紅棗8顆，冰糖50g，鮮奶油40g，冷水適量。

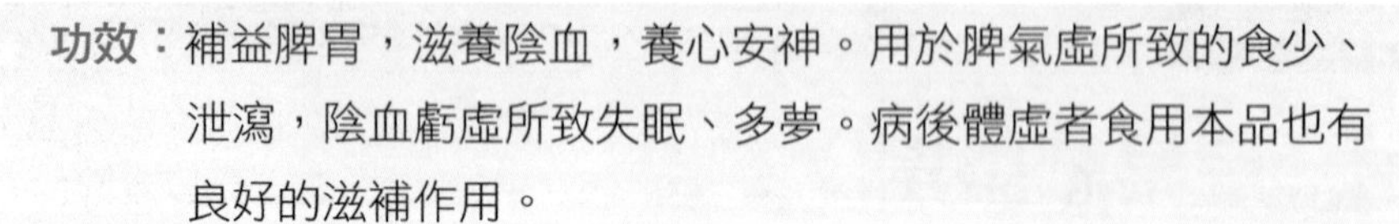

功效：補益脾胃，滋養陰血，養心安神。用於脾氣虛所致的食少、泄瀉，陰血虧虛所致失眠、多夢。病後體虛者食用本品也有良好的滋補作用。

做法：1.紫米洗後用冷水浸泡2小時，粳米洗後用冷水浸泡半小時。

2.紅棗洗淨去核，冷水浸泡20分鐘備用。

3.將紫米、粳米、紅棗一起放入鍋中，加冷水適量，用旺火煮沸，再改用小火慢熬45分鐘，加入冰糖，繼續煮2分鐘至冰糖溶化，最後加入鮮奶油，稍放片刻即可食用。

購買辨識要點

藥材性狀

藥材	形狀	顏色	氣味	質地
大棗	呈橢圓形或球形，長2～3.5cm，直徑1.5～2.5cm，顆粒大而均勻，果形短壯圓整，皺紋少，痕跡淺	皮色紫紅，中果皮棕黃色或淡褐色	微有香氣，味甘甜	肉質柔軟，富糖性而油潤

真偽鑒別

1. 以皮色紫紅、顆粒大而均勻、果形短壯圓整、皺紋少、痕跡淺為佳。

2. 如果皺紋多，痕跡深，果形凹癟，屬於肉質差和未成熟的鮮棗製成的乾品；如果紅棗蒂端有穿孔或黏有咖啡色或深褐色粉末，說明已被蟲蛀，不能入藥或食用。

蜂蜜和緩 潤燥解毒

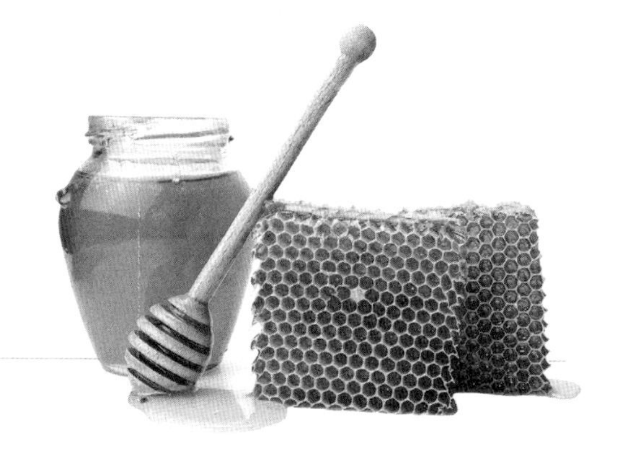

養生要訣

採得百花成蜂蜜，補中益氣味甘甜，
通便可潤腸中燥，清解熱毒保人全。

蜂蜜甘平，質地滋潤，善補中緩急，潤燥。生用性涼，清熱潤肺；熟用性溫，補中緩急止痛。此外能調和藥性，解毒，又解烏頭毒，尚可「和百藥」，故李時珍謂其「與甘草同功」。還用於治療氣津不足之腸燥便秘、肺虛燥咳，以及中焦虛寒之脘腹疼痛。

功效主治特點

本品味甘性平，歸脾、肺、大腸經。

特點	功效	適用症狀
善補中，緩急，潤燥，解毒，調和藥性	潤燥滑腸，清熱潤肺，補中止痛，解毒，調和藥性	體虛津枯，腸燥便秘；肺燥乾咳，肺虛久咳；脾胃虛弱，脘腹作痛；解烏頭毒，外用治燙傷、瘡瘍

用藥注意

用法用量

內服：沖調，15～30g；或入丸劑、膏劑。

外用：適量，塗敷。

用藥禁忌

痰濕導致胸腔部的痞塞滿悶、濕熱痰滯，腸滑腹瀉者忌服。

養生食譜

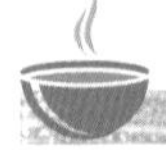

蜂蜜薑湯

材料：蜂蜜10ml，鮮薑汁5ml。

功效：降逆止嘔。適用於胃氣上逆引起的嘔吐。

做法：將蜂蜜、薑汁加20ml冷水調勻後，置鍋內隔水蒸10分鐘。趁熱頓服。

三汁蜜

材料：鮮藕250g，生梨2個，生蘿蔔250g，蜂蜜250g。

功效：潤肺止咳。適宜乾咳痰少且黏稠者食用。

做法：將藕、梨、蘿蔔切碎絞汁，加蜂蜜250g，隔水蒸熟。每日2次，每次2匙，開水化服。

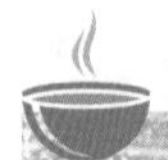

蜂蜜薑棗龍眼

材料：蜂蜜250g，龍眼肉250g，大棗250g，薑汁適量。

功效：健脾益胃，滋陰補血。適用於脾虛血虧所致的食欲減退、面色萎黃、心悸、失眠等症。

做法：將大棗和龍眼肉洗乾淨，放入鍋中燉煮，先用武火燒沸再改用文火煮20分鐘，加薑汁和蜂蜜，攪拌均勻，煮熟即可。

購買辨識要點

藥材性狀

藥材	顏色	氣味	質地
蜂蜜	天然蜂蜜顏色呈黃色略帶綠色	微有香氣，滋味甜潤，具有蜜源植物特有的花香味	透明，黏稠的液體或結晶體

真偽鑒別

天然蜂蜜中，顏色呈黃色略帶綠色的是優質蜂蜜，如果色澤草綠、藍綠，則是劣質蜂蜜，若色澤呈灰色的，則是用蔗糖調製的假蜂蜜。

甘草國老 調和百藥

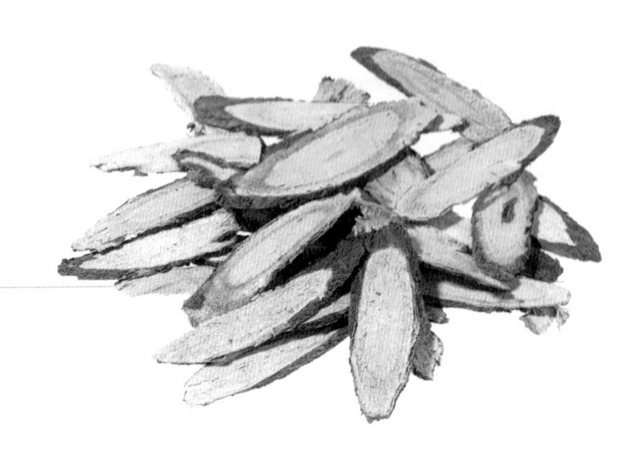

養生要訣

甘草百藥拜國老，益氣補中健脾好，
祛痰止咳緩急痛，清熱解毒生用巧。

甘草百藥拜國老，因為甘草在方劑中的作用就像國老一樣——調和各種藥材，使大家齊心協力治好服藥者的傷痛。甘草調和諸藥的功效十分好，以致人們常有「十方九甘草」一說，意思就是十個方子裡面，有九個方子少不了甘草。本品有補脾、養心、潤肺、解毒、緩急、和藥等作用。

功效主治特點

本品甘，平。歸心、肺、脾、胃經。

特點	功效	適用症狀
補脾益氣，養心安神，潤肺祛痰，解毒，緩急，緩和藥性	補脾益氣，養心安神，潤肺祛痰，解毒，緩急，和藥	脾胃虛弱，中氣不足，氣短乏力，食少便溏；脈結代，心悸動，婦女臟燥，心神不安；咳嗽氣喘；癰疽瘡毒，食物、藥物中毒；腹痛攣急，四肢攣急作痛；緩和藥性，調和諸藥

用藥注意

用法用量

內服：煎湯，2～6g，調和諸藥用量宜小，作為主藥用量宜稍大，可用10g左右；用於中毒搶救，可用30～60g。凡入補益藥中宜炙用，入清瀉藥中宜生用。

外用：適量，煎水洗、漬；或研末敷。

用藥禁忌

濕盛而胸腹脹滿及嘔吐者忌服。

養生食譜

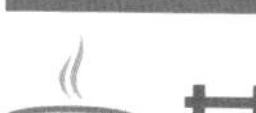

甘麥大棗湯

材料：炙甘草90g，小麥150g，大棗10枚。

功效：養心安神，補脾和中。適用於婦女更年期綜合症，臟陰不足、虛熱燥擾所致的精神失常。

做法：所有材料一起加水煎煮，取汁，再用水煮取汁。分3次服用。

蓮子甘草茶

材料：蓮子15g，甘草2g，綠茶葉5g。

功效：清心泄熱，安神，除煩止渴。用於心火熾盛所致的不眠、手足心熱、咽乾口渴、口舌糜爛等。

做法：將上物一併放入茶杯中，沖入開水浸泡。

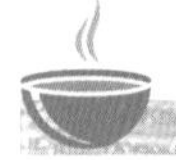

甘草羊肉

材料：甘草10g，草果10g，羊肉300g。

功效：溫補健脾。適用於脾胃虛弱、肢畏寒冷者食用。

做法：將羊肉切成塊，放到鍋內，加入調料、甘草、草果，先用武火燒開後，用文火燉1.5小時即可食用。

購買辨識要點

藥材性狀

藥材	形狀	顏色	氣味	質地
甘草	外皮細緊，具顯著的縱皺紋、溝紋、皮孔及稀疏的細根痕	表面紅棕色或灰棕色，斷面黃白色	微有氣味，味甜而特殊	質地堅實，藥材體重，斷面略顯纖維性，呈粉性

真偽鑒別

1. 以外皮細緊、色紅棕、質堅實、體重、斷面黃白色、粉性足、味甜者為佳。

2. 常見混淆品及主要區別：

山甘草：莖呈長圓柱形，稍彎曲，有的分枝，表面灰棕色或灰褐色，有的有淺縱紋，直徑0.4～1.5cm；質硬，斷面黃色或黃白色，髓部明顯；葉多捲曲破碎，卵狀矩圓形或卵狀披針形，全緣；氣微，味微苦。

白扁豆 善化內外濕

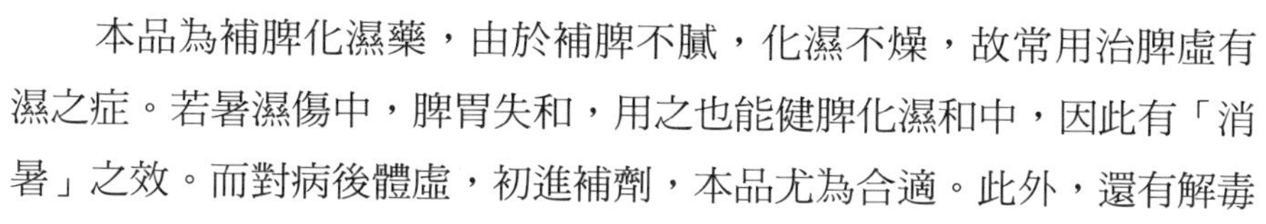

養生要訣

扁豆健脾入藥食，中焦水沃可除之，
豆衣豆花均消暑，芬芳透達散表濕。

本品為補脾化濕藥，由於補脾不膩，化濕不燥，故常用治脾虛有濕之症。若暑濕傷中，脾胃失和，用之也能健脾化濕和中，因此有「消暑」之效。而對病後體虛，初進補劑，本品尤為合適。此外，還有解毒作用，可解酒毒及一切藥毒。

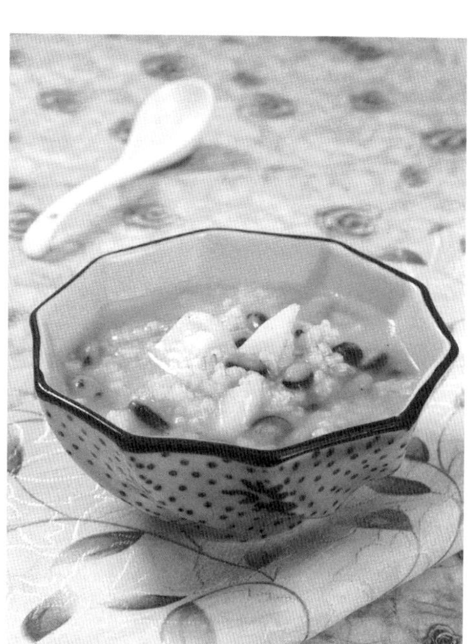

扁豆補益作用不及白朮、山藥，但不燥不膩，故為補脾除濕之良藥，且能消暑、解毒，均為白朮、山藥所不具。

扁豆衣功效與扁豆相同，但藥力較差，多用於脾虛有濕或暑濕吐瀉以及腳氣水腫等症。用量：5～10g。

扁豆花功能清暑化濕，多用於感受暑濕，發熱、泄瀉或痢疾，並治婦女赤白帶下。用量：5～10g。

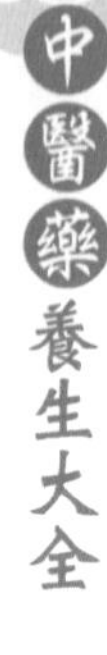

功效主治特點

本品味甘，微溫。歸脾、胃經。

特點	功效	適用症狀
補脾化濕，補脾不膩，化濕不燥，消暑，解毒	健脾化濕，消暑，解毒	體倦乏力、食少便溏或泄瀉；婦女白帶過多；夏傷暑濕，脾胃失和，吐瀉腹脹；解酒毒、河豚魚毒、藥毒

用藥注意

用法用量

內服：煎湯，10～15g；或生品搗研水絞汁；或入丸、散。

外用：適量，搗敷。患寒熱病者，不可食白扁豆。

養生食譜

白扁豆粥

材料：炒白扁豆60g，粳米60g。

功效：清熱化濕，健脾和胃。適於脾胃虛弱，食少嘔逆，暑濕瀉痢，夏季煩渴。

做法：白扁豆和粳米同煮為粥，至扁豆爛熟即可。

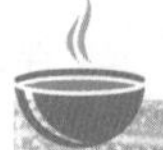

白扁豆瘦肉湯

材料：白扁豆50g，豬瘦肉100g，鹽適量。

功效：健脾化濕。用於小兒脾虛泄瀉、消化不良、暑濕瀉下等症。

做法：豬瘦肉洗淨，用開水稍燙去血腥味，切成細末，然後放入鍋內，加水適量，再加入白扁豆，用文火燉1小時，調味後即可食用。

購買辨識要點

藥材性狀

藥材	形狀	顏色	氣味	質地
白扁豆	呈扁橢圓形或扁卵圓形，長8～13mm，寬6～9mm，厚約7mm。表面平滑，略有光澤，種臍扁圓形，位於一邊中央	表面淡黃白色或淡黃色，種臍扁白色	微有氣味，味淡，嚼之有豆腥氣	質地堅硬。種皮薄而脆，子葉肥厚

佳品鑒別

1. 以粒大、飽滿、色白者為佳。

2. 長圓形或長腎形，表面乳白色，種臍扁圓形、白色、位於一邊中央。

第二節 補血藥

補血藥主要用於血虛症。血虛的基本症狀是：面色萎黃、嘴唇及指甲蒼白、頭暈眼花、心悸、失眠、健忘，以及婦女月經後期量少、色淡，甚至經閉等。凡呈現上述症狀，都可用補血藥來治療。在使用補血藥時，如遇血虛與陰虛的症狀同時出現，需配用補陰藥，才能照顧全面，更好地發揮作用。如血虛用補血藥效果不顯，或兼氣虛的，當配用補氣藥，可以「補氣生血」，增強療效。補血藥性多黏膩，妨礙消化，故凡濕濁中阻、脘腹脹滿、食少便溏的不宜應用；脾胃虛弱的，當與健胃消化藥同用，以免影響食欲。

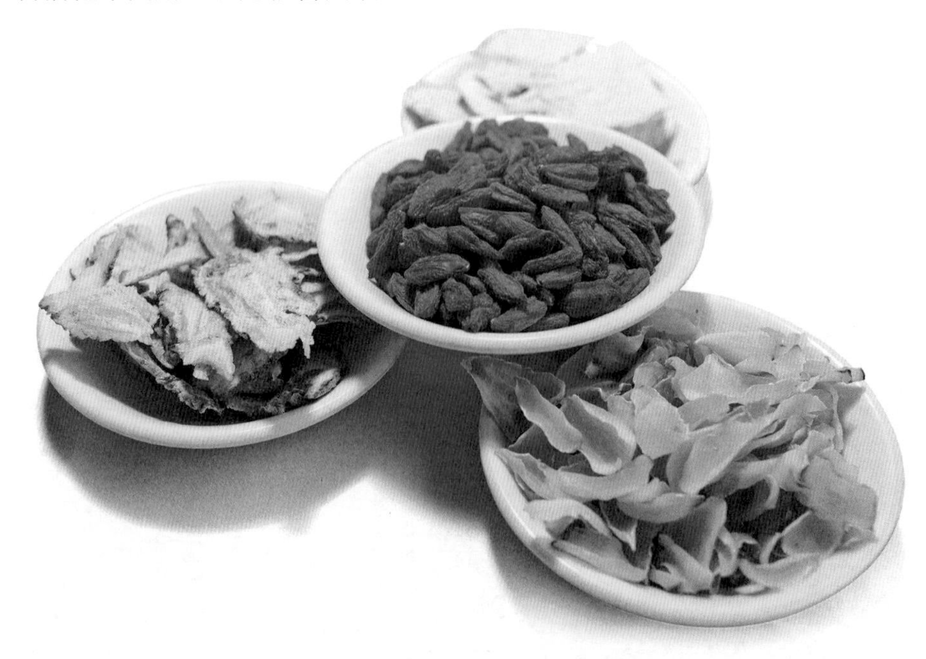

補血活血當歸第一

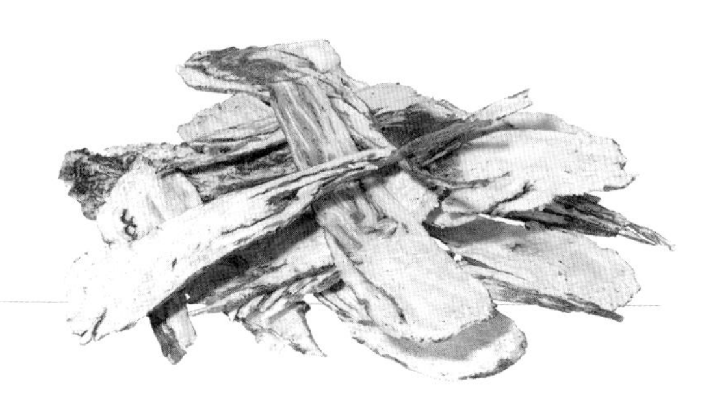

養生要訣

十女當歸九用之，補血活血化瘀滯，
潤腸通便多油潤，氣暢經水至如時。

當歸有補血活血、行氣止痛作用，為婦科良藥。常用於婦女月經不調、經閉、痛經、胎前產後諸病；又可用於癰疽、瘡瘍，可消腫止痛，排膿生肌；用於瘀血作痛、跌撲損傷，可行瘀止痛；用於虛寒腹痛，可補血散寒止痛；用於痹痛麻木，可活血散寒；用於血虛萎黃，可養血補虛。此外，還有潤腸通便作用，可治血虛腸燥的便秘。總之可治一切血虛、血滯引起的病症，而血分有寒者最為適用。

功效主治特點

本品味甘、辛，性溫，歸肝、心、脾經。

特點	功效	適用症狀
微甘、辛，性溫，具有良好的補血活血、調經止痛散寒作用	補血活血，行氣止痛，潤腸通便	月經不調、經閉、痛經；癰疽、瘡瘍；瘀血作痛、跌撲損傷；虛寒腹痛；痹痛麻木；血虛萎黃

用藥注意

用法用量

內服：煎湯，6～12g；或入丸、散；或浸酒；或敷膏。

用藥禁忌

濕阻中滿及大便溏泄者慎服。

養生食譜

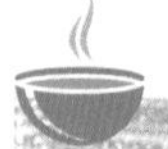

當歸粥

材料：粳米50g，當歸15g，棗（乾）8g，白砂糖20g。

功效：補血調經，活血止痛，潤腸通便。用於氣血不足、月經不調、痛經、經閉、血虛頭痛、眩暈、便秘等症。

做法：當歸用溫水浸泡1分鐘後，加水200ml，濃煎成100ml，去渣取汁備用。然後在當歸液中加入粳米、棗、砂糖，加水300ml，煮至米爛湯稠即可。

當歸川芎粥

材料：當歸15g，川芎15g，粳米100g。

功效：行氣、活血化瘀、散結消腫。主治氣滯血瘀型乳腺癌。

做法：當歸、川芎洗淨後切片，裝入紗布袋單獨包紮，放入鍋中，加水適量，與粳米同煮，待煮沸後，改用小火煮成稠粥，粥成時取出藥袋，食粥即可。

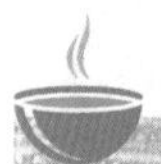

當歸雞湯

材料：當歸24g，黃芪120g，薑片5g，老母雞1隻。

功效：氣血雙補，並能活血。病後及老年體虛者食用後有滋補作用，尤其適合體虛產婦食用。

做法：將上述原料放在鍋中，一起燉煮後食用。

當歸浸酒

材料：當歸20g，紅花10g，米酒100ml。

功效：活血化瘀。可用於月經不調、經閉、痛經、跌打損傷。

做法：將當歸、紅花分別浸於500ml米酒中，48小時後過濾，然後合併濾液。每次飯後服3～5ml，每日3次，連續1周。

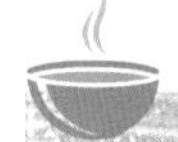當歸生薑羊肉湯

材料：當歸30g，生薑30g，羊肉500g。

功效：養血溫中，調經止痛。適用於血虛有寒又見腹中冷痛，婦女產後虛寒腹痛，或虛寒性的痛經等病症。

做法：1.將當歸、生薑用清水洗淨後用刀順切成大片，羊肉去筋膜，入沸水鍋內焯去血水後，撈出晾涼，切成約5cm長、3cm寬、1cm厚的條備用。

2.砂鍋內加清水適量，然後將切成條的羊肉下鍋內，再下當歸和生薑，在武火上燒沸後，去浮沫，改用文火燉約1.5小時至羊肉熟爛即可。食肉喝湯。

當歸豬脛骨湯

材料：當歸15g，豬脛骨500g。菜油、食鹽、黃酒、生薑、蔥各適量。

功效：補血活血，滋補肝腎，強健筋骨。適用於肝腎虧虛所致的筋骨酸痛、肢體麻木、齒牙不固，血虛所致的面色無華、月經量少色淡、閉經等。

做法：將當歸和豬脛骨洗淨，加入清水，煮沸後，文火煎煮60分鐘後，加菜油、食鹽、黃酒、薑片、蔥末調味，取湯溫食。

購買辨識要點

藥材性狀

藥材	形狀	顏色	氣味	質地
當歸	略呈圓柱形，下部有支根3～5條或更多，長15～25cm，具縱皺紋及橫長皮孔樣突起，根頭（歸頭）直徑1.5～4cm，具環紋，上端圓鈍，有紫色或黃綠色的莖及葉鞘的殘基；主根（歸身）表面凹凸不平；支根（歸尾）直徑0.3～1cm，上粗下細，多扭曲，有少數鬚根痕	表面黃棕色至棕褐色，斷面黃白色或淡黃棕色，有一明顯黃棕色環紋	有濃郁的香氣，味甘甜、辛、微有苦味	柔韌

真偽鑒別

1. 以主根粗長、油潤、外皮色黃棕、肉質飽滿、斷面色黃白、氣濃香者為佳；柴性大、乾枯無油或斷面呈綠褐色者不可供藥用。

2. 常見偽品：

東當歸：頂端常有數個根莖痕。

歐當歸：頂端鈍圓，中央有紫色或黃綠色的莖基及葉鞘殘基，其四周有數個似芽狀的葉鞘包裹物。

鴨腳板當歸：根部有環紋，頂端殘留有圓柱狀的莖基，有的在其周圍有葉鞘腐爛後的纖維，氣微香。

白芍性柔 養血調經

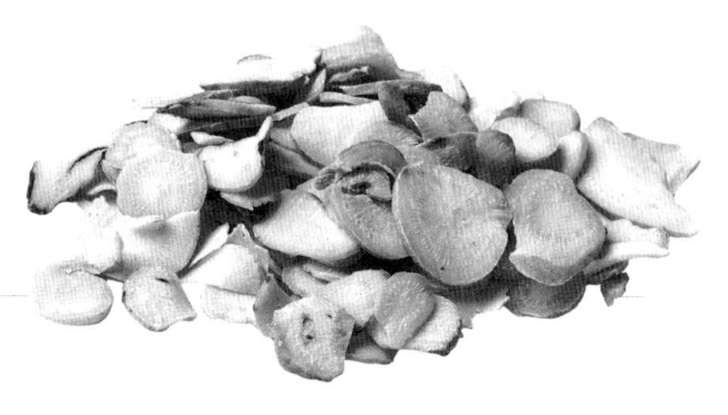

養生要訣

酸甘微寒歸肝脾，斂陰止汗擅和營，
柔肝止痛甘草配，補血調經效果好。

白芍有補血斂陰作用。「肝為剛臟」，主藏血，血虛陰虧則肝陽偏亢，肝失柔和，本品養血斂陰，所以有平抑肝陽、柔肝止痛的作用。適用於肝血不足、肝陰虧損、肝失柔和、肝陽偏亢等引起的頭暈目眩、脅肋疼痛、四肢拘攣，以及肝脾失和，腹中攣急作痛、瀉痢腹痛等症。本品又可補血調經、斂陰止汗，用治婦女血虛月經不調，以及自汗、盜汗等症。

當歸、白芍均能補血，然當歸性溫，適用於血虛有寒者；白芍微寒，適用於血虛有熱者。當歸、白芍均能止痛，但當歸補血活血，行氣止痛；白芍養血斂陰，平肝止痛。二藥止痛雖同，作用各異。

功效主治特點

本品味苦、酸、甘，性微寒，歸肝、脾經。

特點	功效	適用症狀
功擅養血柔肝，補陰益陽	平抑肝陽，柔肝止痛，補血調經，斂陰止汗	肝陽偏亢，頭暈目眩；血虛肝鬱，脅肋疼痛，血虛引起的四肢拘攣作痛，肝脾失和，腹中攣急作痛，瀉痢腹痛；婦女月經不調、崩漏；自汗盜汗

用藥注意

用法用量

內服：煎湯，5～12g；或入丸、散。大劑量可用15～30g。

用藥禁忌

虛寒之症不宜單獨應用。反藜蘆。

養生食譜

白芍石斛瘦肉湯

材料：豬瘦肉250g，白芍12g，石斛12g，紅棗4枚。

功效：益胃養陰止痛。用於慢性胃炎、胃脘隱痛、食少乏味、不思飲食、口燥咽乾、大便乾結等症。

做法：1.將瘦豬肉切成小塊，白芍、石斛、紅棗（去核）洗淨後備用。

2.然後把全部用料一齊放入鍋中，加適量清水，武火煎沸後，改用文火煮1～2小時，食用前調味即成。

白芍飲

材料：白芍15g，茯苓20g，白朮15g，生薑10g，附片15g，紅糖20g。

功效：健脾止瀉。對慢性腸炎患者尤佳。

做法：1.將附片炙好，先煮30分鐘後去水。

2.然後將白芍、茯苓、白朮、生薑洗淨，生薑切成片。將所有藥物放入燉鍋內，加水適量，置武火上燒沸。

3.再改用文火煎煮30分鐘，除去藥渣，加入紅糖攪勻即可飲用。

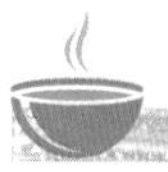

痛瀉粥

材料：淮山藥120g，炒白芍12g，陳皮6g，防風6g，紅糖適量。

功效：補脾柔肝，止痛，止瀉。主治脾虛肝旺之痛瀉，腸鳴腹痛，大便泄瀉，瀉必腹痛，瀉後痛緩。

做法：將淮山藥研成粉末，放入白芍、陳皮、防風的煎液中煮沸成粥，調入紅糖服食。

白芍茶

材料：白芍10g，綠茶3g。

功效：養血柔肝，緩中止痛，斂陰收汗。用於胸脅疼痛、陰虛發熱、月經不調、瀉痢腹痛、崩漏。

做法：白芍和綠茶用300ml開水沖泡後飲用，沖飲至味淡。

購買辨識要點

藥材性狀

藥材	形狀	顏色	氣味	質地
白芍	呈圓柱形，平直或稍彎曲，兩端平截，長5～18cm，直徑1～2.5cm。表面光潔或有縱皺紋和細根痕，偶有殘存的棕褐色外皮，斷面較平坦，有一明顯環紋，放射狀紋理	表面類白色或淡紅棕色，斷面類白色或微帶棕紅色	微有氣味，味微苦、酸	質地堅實，不易折斷，斷面較平坦

佳品鑒別

以根粗、勻直、堅實、無白心或裂隙者為佳。以根條細瘦彎曲、大小不等、栓皮及鬚根痕較多、質鬆、粉性小、斷面放射狀紋理不明顯者為次。

阿膠補血止血養陰

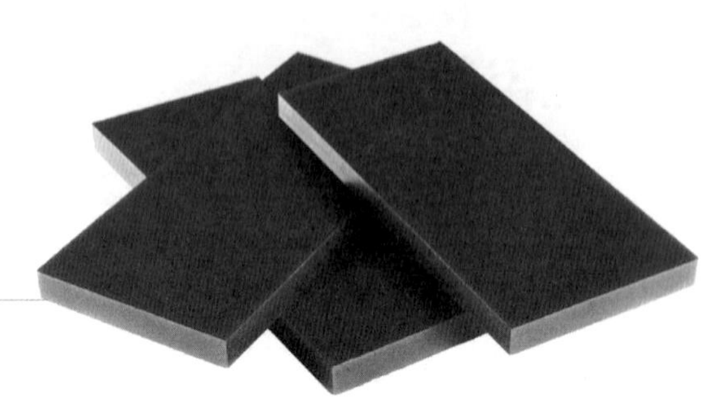

養生要訣

阿膠品出東阿地，有情之品補血虛，
諸般出血皆可用，滋陰潤燥療煩悸。

阿膠為滋陰補血止血要藥，且有清肺潤燥作用。用於血虛眩暈、心悸，或陰虛心煩、失眠，可以補血滋陰；用於咯血、吐血、衄血、便血、尿血、崩漏等出血症，可以止血；用於虛勞喘咳，或陰虛燥咳，可以清肺潤燥。此外，還兼有利尿、潤腸作用，可治陰虛小便不利、下痢膿血或腸燥便秘之症。

功效主治特點

本品味甘、性平，歸肺、肝、腎經。

特點	功效	適用症狀
為補血、止血、滋陰要藥，且具清肺潤燥之功	補血，滋陰，止血，清肺潤燥	血虛眩暈、心悸；陰虛心煩、失眠；咯血、吐血、衄血、便血、尿血、崩漏；虛勞喘咳、陰虛燥咳

用藥注意

用法用量

內服：烊化兌服，5～10g；炒阿膠可入湯劑或丸、散。滋陰補血多生用，清肺化痰蛤粉炒，止血蒲黃炒。

用藥禁忌

本品性滋膩，有礙消化，脾胃虛弱、消化不良者慎服。

養生食譜

阿膠梨蜜湯

材料：梨2個，阿膠12g，冰糖50g，蜂蜜50g。

功效：滋陰潤肺止渴。用於肺燥咳嗽、久病無痰。

做法：將梨切成小塊，加水煮沸，停止加熱，然後加入碎塊阿膠，立即用筷子反復攪拌使阿膠溶化，再加入白糖，放置一小段時間後，再加入蜂蜜，喝湯吃梨即可。

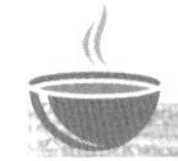

阿膠燉肉

材料：阿膠10g，瘦豬肉100g，陳皮5g，肉桂3g。

功效：滋陰補血。適於年老體衰者，長期服用，效果顯著。

做法：豬肉放入鍋裡，加水適量，先燉。待肉熟後加入阿膠等燉化，再用鹽調味，即可服用。

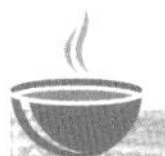

阿膠延年益壽粥

材料：花生50g，蓮子30g，薏苡仁30g，紅小豆50g，桂圓10g，冰糖50g，阿膠15g，大米適量。

功效：滋陰補血。用於面色蒼白、精神恍惚、黑眼圈較重等症。經常食用還可健腦益智，強身健體，延年益壽。

做法：做粥時加入花生、蓮子、薏苡仁、紅小豆、桂圓、冰糖，再將阿膠砸碎，加水適量，燉一個半小時左右，即可食用。

阿膠枸杞雞

材料：阿膠30g，雞1隻，枸杞子15g。

功效：滋陰補腎，防陰虛腎虧。用於陰虛心煩、失眠、腰膝酸軟。

做法：1.將阿膠砸碎，放杯中，加黃酒，隔水燉烊。

2.雞宰殺後去毛及內雜；枸杞子洗淨。

3.將淨雞肉放入鍋中，加生薑、蔥，並加水足量，燉半小時。

4.去生薑、蔥，加枸杞子，倒入烊化的阿膠，並放鹽，再燉煮15分鐘，加味精調味食用。

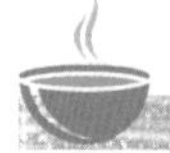

阿膠排骨

材料：阿膠30～50g，排骨500g。

功效：滋陰補血，還可增強體質，提高抵抗力。適於年老體弱及產後血虛的婦女。

做法：將排骨常法燉熟後，加入砸碎的阿膠，用筷子反復攪拌，即可食用。

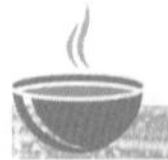

阿膠魚

材料：生魚1條，阿膠30～50g。

功效：補血滋陰。適於身體虛弱、渾身酸軟無力者。

做法：先將阿膠砸碎，然後用微波爐熬化阿膠，根據個人口味，可加入別的佐料。燉魚時加入阿膠溶液做熟即可。

購買辨識要點

藥材性狀

藥材	形狀	顏色	氣味	質地
阿膠	呈長方形塊、方形塊或丁狀，碎片對光照視呈棕色半透明狀	表面黑褐色，有光澤	微有氣味，味微甘甜	斷面光亮，質地硬而脆

真偽鑒別

1. 放沸水中溶解，溶液呈紅茶色，較澄明，下層無沉澱，清而不濁。

2. 常見偽品有中華大蟾酥輸卵管，其在溫水中浸泡，體積膨脹較小，約3～5倍。另有明太魚精巢，溫水浸泡後，體積膨大僅為原體積的0.5～1倍。

何首烏 補腎能烏髮

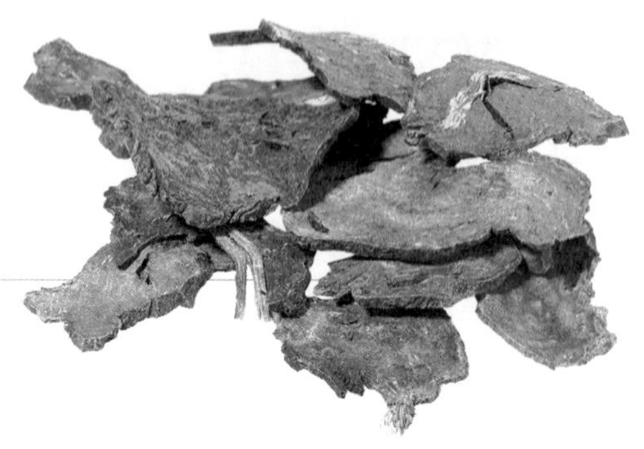

養生要訣

首烏常為補血藥，強身固腎烏鬚髮，
內服補益肝和腎，外用生肌又消瘡。

何首烏制用補益肝腎精血，兼能收斂精氣，且不寒、不燥、不膩，為滋補肝腎的良藥，可治肝腎精血虧虛，頭暈眼花、鬚髮早白、腰膝酸痛、遺精，以及婦女崩漏、帶下等症。本品生用，補益力弱，且不收斂，但能截瘧、解毒、潤腸通便，可治久瘧、癰疽、瘰癧、腸燥便秘。

熟地黃的補益肝腎精血作用雖較制首烏為優，但滋膩太甚，易膩膈礙胃；制首烏不滋膩，不礙胃，為熟地黃所不及。

功效主治特點

本品味苦、甘、澀，性溫。歸肝、心、腎經。

特點	功效	適用症狀
滋補良藥，尤為治鬚髮早白、早衰要藥	制用：補益肝腎精血；生用：劫瘧，解毒，潤腸通便	精血虧虛，頭暈眼花、鬚髮早白；腰膝酸痛、遺精，婦女崩漏、帶下；久瘧、癰疽、瘰癧、腸燥便秘

用藥注意

用法用量

內服：煎湯，10～20g；熬膏、浸酒或入丸、散。

外用：適量，煎水洗，研末撒或調塗。

用藥禁忌

大便清泄及有濕痰者不宜。

養生食譜

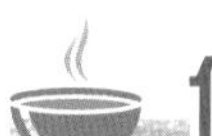

何首烏炒雞丁

材料：何首烏50g，淨雞肉500g，淨冬筍丁50g，鮮辣椒丁100g。

功效：滋補肝腎。適用於肝腎陽衰、鬚髮早白等病症，還能增強人體的保健功能。

做法：何首烏配雞肉加入各種調料，炒食即可。

何首烏紅棗粥

材料：何首烏50g，粳米100g，紅棗5枚，白糖適量。

功效：有滋補肝腎、養血的作用。可治療便秘、老年性高血壓、血管硬化，久服還可以烏鬚髮、悅顏色、延年益壽。

做法：何首烏與粳米、紅棗共煮，熬成粥，加白糖調味即可。

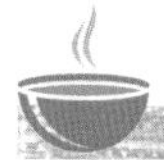

何首烏酒

材料：何首烏30～60g，白酒500ml。

功效：補肝益腎，調經止血。主治腰酸乏力、失眠多夢、手足心熱、頭暈頭痛耳鳴等症。

做法：將何首烏洗淨，燜軟，切片，放入廣口瓶，加白酒，蓋上蓋，浸泡10～15天，即可飲用。

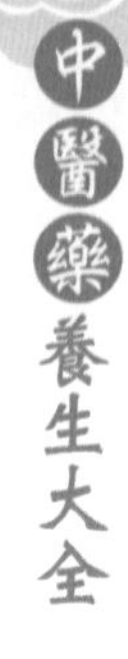

何首烏煲雞蛋

材料： 何首烏50g，雞蛋2個。

功效： 養血潤燥。用於氣血不足、肺燥咳嗽等症。

做法： 將何首烏與雞蛋加水同煮，雞蛋熟後，剝去殼，將蛋再煮3分鐘，吃蛋飲湯。

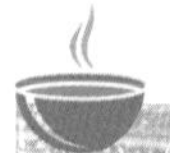

首烏茶

材料： 何首烏適量。

功效： 補肝益腎。用於脱髮、鬚髮早白。

做法： 將何首烏研為細末（或切成片），沸水沖泡，加蓋3～5分鐘，代茶長期飲用。

購買辨識要點

藥材性狀

藥材	形狀	顏色	氣味	質地
何首烏	呈團塊狀或不規則紡錘形，長6～15cm，直徑4～12cm。表面皺縮不平，有淺溝，並有橫長皮孔樣突起及細根痕，斷面有雲錦狀花紋，中央有的呈木心	表面紅棕色或紅褐色，斷面淺黃棕色或淺紅棕色	微有氣味，味微苦而甘澀	體重，質地堅實，不易折斷，斷面顯粉性

龍眼肉
柔韌寧心脾

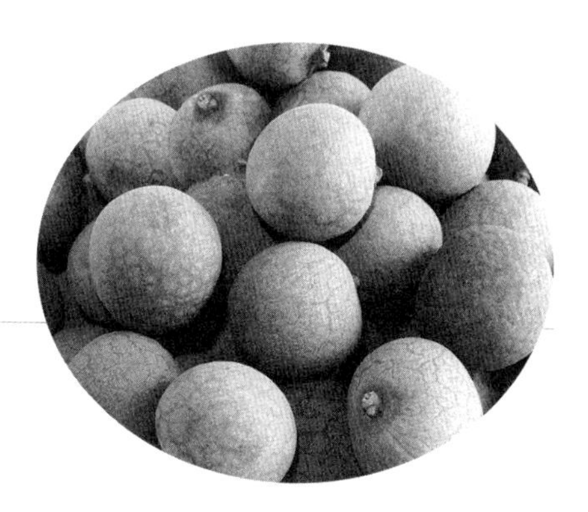

養生要訣

龍眼性溫善滋補，單行配伍皆可行，
柔韌濃甜半透明，益智安神寧心脾。

龍眼肉有補心脾、益氣血作用，既不滋膩，又不壅氣，為滋補良藥。常用於思慮過度、勞傷心脾引起的驚悸、怔忡、失眠、健忘，以及氣血虧虛引起的神倦乏力、面色不華等一般氣血不足之症。

功效主治特點

龍眼肉味甘、性溫。入心、腎、肝、脾經。

特點	功效	適用症狀
為性質平和藥食兩用之佳品	補心脾，益氣血	勞傷心脾，驚悸、怔忡、失眠、健忘；氣血虧虛，神倦乏力、面色不華

用藥注意

用法用量

內服：煎湯，10～15g，大劑量30～60g；或熬膏；或浸酒；或入丸、散。

用藥禁忌

內有痰火及濕滯停飲者忌服。

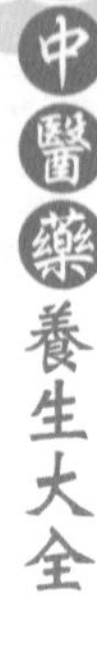

養生食譜

龍眼肉粥

材料：龍眼肉15g，紅棗3～5枚，粳米60g，蓮子10g，芡實15g，白糖適量。

功效：養心安神，健脾補血。用於氣血虧虛、脾虛泄瀉等症。

做法：以上材料加水煮粥，加少許白糖調味。

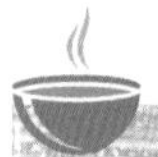

龍眼肉酒

材料：龍眼肉200g，白酒500ml。

功效：補益心脾，活血補血。用於思慮過度，勞傷心脾而引起的頭癰失眠、心悸健忘、神經衰弱等症。

做法：將龍眼肉放在白酒中浸3個月，即可飲用。

玉靈膏

材料：龍眼肉15g，白糖3g，西洋參片3g。

功效：補血，益氣，安神。用於年邁體弱多病、神疲體倦、食欲減退、血虛氣弱、四肢乏力、頭昏、面色萎黃等症。

做法：將剝好的龍眼肉放入瓷碗內，加入白糖、西洋參片，碗口罩以絲綿一層，放在飯鍋上，與米飯一起蒸熟即可。

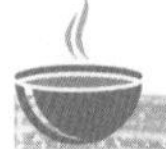

龍眼蓮芡茶

材料：龍眼肉4～6枚，蓮子、芡實各20g。

功效：補血安神。治療神經衰弱、心悸怔忡、失眠多夢、夜不能寐、自汗盜汗。

做法：龍眼去核洗淨，蓮子、芡實搗碎，加清水適量，煎沸後，放入保溫瓶中，焗20分鐘，連渣代茶飲用。

龍眼雞蛋湯

材料：龍眼肉100g，雞蛋1枚，紅糖適量。

功效：養血安胎。適用於中期及晚期妊娠婦女食用。

做法：加溫開水、適量紅糖，將雞蛋打碎在龍眼肉上面，置鍋內蒸10～20分鐘，雞蛋變熟即可。將蒸好的雞蛋、龍眼肉連湯一起服下。

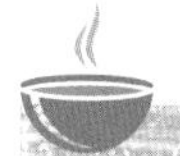

龍眼人參飲

材料：龍眼肉30g，人參6g，冰糖30g。

功效：補中益氣，固表止汗。適用於氣虛盜汗者。

做法：將龍眼肉洗淨，人參焗透後切薄片，然後與冰糖一起放入碗內，加水適量，置鍋內蒸1小時，取出放涼，即可食用。

購買辨識要點

藥材性狀

藥材	形狀	顏色	氣味	質地
龍眼肉	為縱向破裂的不規則薄片，常數片黏結。長約1.5cm，寬2～4cm，厚約0.1cm，一面皺縮不平，一面光亮而有細縱皺紋	棕褐色，半透明	氣微香，味甜	柔潤

真偽鑒別

1. 常見偽品及主要區別：

荔枝肉：片較大或為人工切割的不規則鹽片，比龍眼肉厚，微透明，為深棕色，內面具稀疏的縱皺粗紋理，質稍硬韌。

2. 常見摻偽摻假及鑒別：

摻紅糖：此品棕紅色，透明度差，黏度大，眼觀有砂粒樣物質，口嚼有砂粒感。

摻砂品：此品將乾淨的龍眼肉撒上細砂混勻以增重，摻砂的龍眼肉嚼之帶砂粒感。

摻山萸肉：此品將山萸肉用濃紅糖水與乾淨的龍眼肉混合，將兩者混勻，使其結成塊狀。本品顏色黑褐色，口嘗味酸澀，而不具備龍眼肉表面黃棕色、半透明、味濃甜而特殊的性狀。

附藥：龍眼核

無患子科龍眼屬植物龍眼的種子，別名：圓眼核、桂圓核仁。味微苦、澀，性平，歸肝、脾、膀胱經。

功效：用於胃痛、燒燙傷、刀傷出血、疝氣痛；外用治外傷出血。

用法用量：或調敷。內服：煎湯，3～9g；或研末止血止痛。

第三節 補陰藥

補陰藥又叫滋陰藥或養陰藥，適用於陰虛症。陰虛症多發生於熱病後期及若干慢性病。最常見的陰虛症有肺陰虛、胃陰虛、肝陰虛、腎陰虛等。其基本症狀是：肺陰虛多見乾咳少痰、咯血、虛熱、口乾舌燥等症；胃陰虛多見舌絳、苔剝、咽乾口渴，或不知饑餓，或胃中嘈雜、嘔吐，或大便燥結等症；肝陰虛多見兩目乾澀、昏花、眩暈、耳鳴等症；腎陰虛多見腰膝酸痛、手足心熱、心煩失眠，或潮熱盜汗，或遺精等症。

養陰藥具有滋陰、清熱、生津、潤燥等作用，且各有專長，可根據陰虛的症狀，選擇應用。在使用補陰藥時，如熱病傷陰而熱邪未盡的，當與清熱藥同用；陰虛內熱較盛的，當與清虛熱藥同用；陰虛陽亢的，當與潛陽藥同用；陰虛兼血虛的，當與補血藥同用；陰虛兼氣虛的，當與補氣藥同用。補陰藥大多甘寒滋膩，故凡脾胃虛弱、痰濕內阻、腹脹便溏者均不宜用。

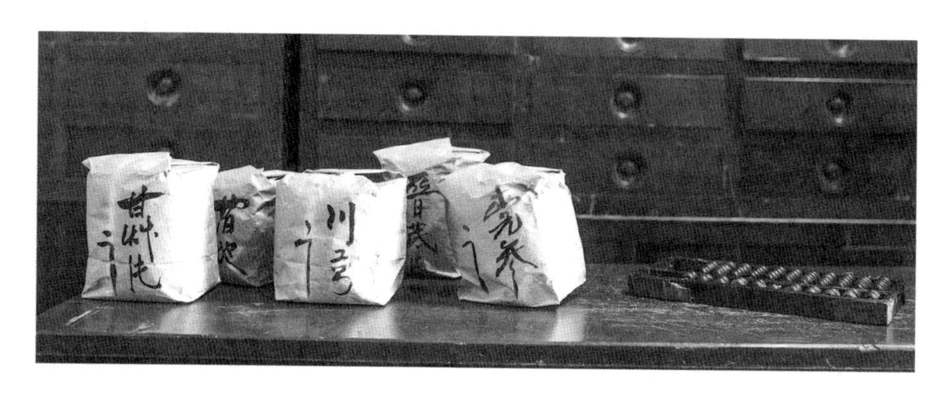

陰血並補 熟地力強

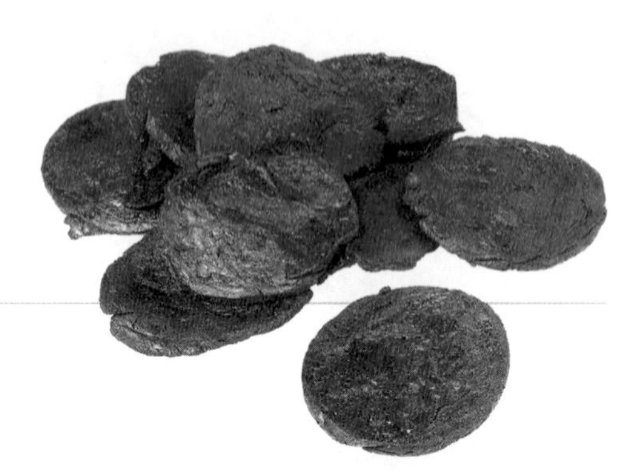

養生要訣

地黃甘溫歸肝腎，滋陰補血益生津，
補精填髓強腎陰，湯膏丸散皆可服。

鮮地黃味甘液多，偏於生津，所含的水分多，涼血生津勝於生地黃，生地黃滋陰清熱勝於熟地黃，並且微寒不膩，為陰虛血虧平補之品，生地黃寒而涼，血熱者宜用，熟地黃溫而補，陰虧者相宜，且能獨入腎家。

功效主治特點

熟地黃味甘，微溫。歸肝、腎經。

特點	功效	適用症狀
為滋補肝腎陰血之要藥	補血，滋陰，生津	肝血虧虛，萎黃、目眩、心悸，婦女月經不調、崩漏；腎陰不足，腰腳酸軟、消瘦、遺精、潮熱盜汗、消渴；津血兩虛，頭暈目花、耳鳴、耳聾、鬚髮早白

用藥注意

用法用量

內服：煎湯，10～30g；或入丸散；或熬膏，或浸酒。

用藥禁忌

脾胃虛弱、氣滯痰多、腹滿便溏者忌服。

養生食譜

熟地酒

材料：熟地黃60g，枸杞子30g，白酒1000ml。

功效：補血養陰，滋腎益精。適用於精血不足、腰膝酸軟、健忘、脫髮、不孕等。

做法：將熟地黃、枸杞子洗淨，曬乾後切碎，裝入紗布袋內密封，放進瓷罈內，加入白酒，將罈口密封。1個月後，白酒即可飲用，藥袋以後可繼續使用。

熟地枸杞沉香酒

材料：熟地黃、枸杞子各60g，沉香6g，白酒1000ml。

功效：補肝腎，益精血。治療肝腎精血不足所致的脫髮、髮白、健忘等症。

做法：將熟地黃、枸杞子、沉香搗碎，放入容器中，加白酒後密封，浸泡10天後，過濾即成。

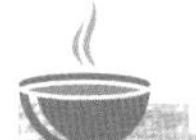

二地膏

材料：熟地黃500g，乾地黃500g，蜂蜜1000g。

功效：補血生血，滋陰涼血。適用於精血虧虛、形體消瘦、腰膝酸軟、四肢乏力等症。

做法：將熟地黃、乾地黃洗淨，切碎，放入砂鍋，加入清水浸泡12小時。加水煎煮3次，第1次3小時，第2、3次各2小時，合併濾液，用文火熬至膏狀，再加入蜂蜜調勻，用文火濃縮成膏。

熟地黃精羊肉湯

材料：羊肉100g，熟地黃、黃精各30g，生薑2片。

功效：滋腎健脾，降糖降壓。適用於腰膝酸軟、神疲體倦、潮熱、耳鳴、遺精、頭暈眼乾、心煩渴飲、心悸、失眠等症。

做法：先將羊肉洗淨，切段，熟地黃、黃精、生薑洗淨，然後把全部用料放入鍋內，加清水適量，武火煮沸後，改用文火煮1～2小時，調味後即可食用。

購買辨識要點

藥材性狀

藥材	形狀	顏色	氣味	質地
熟地黃	為不規則的塊片、碎塊，大小、厚薄不一	表面烏黑色，有光澤。斷面烏黑色，有光澤	微有氣味，味甜	質柔軟而帶韌性，不易折斷，黏性大

真偽鑒別

偽品：用冷水浸泡兩分鐘後水洗，表面出現大量洗脫物，水黑而渾濁；放置30分鐘後，水洗液有大量沉澱物。口嘗有類似地黃的味道，但極磣口，且漱口不易漱乾淨。

正品：為黑色厚片，卵圓形或不規則形，偶見少量灰色外皮，多粘連，手撕有一定韌性，口嘗微甜，無磣口感。熟地黃和生地黃外形相似，但顏色更黑而具有光澤，黏性足，口嘗味甜，無磣口感。生地黃和熟地黃水洗後水變灰黑色，但無明顯沉澱物。

黃精性平
養脾肺腎

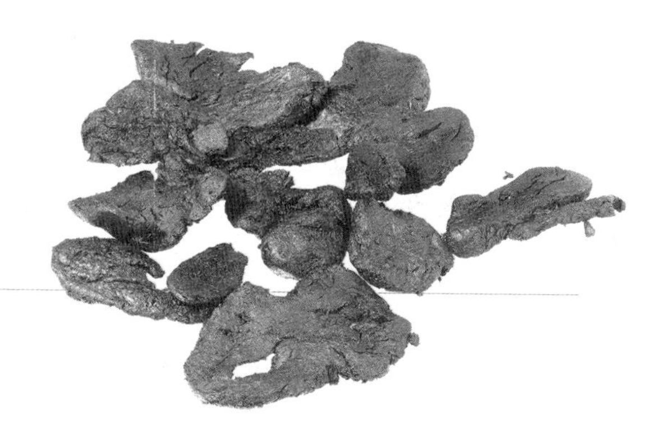

養生要訣

雞頭黃精效力佳，堪補水筋土陰華，
兼養三臟氣不足，須防壅滯中脘家。

本品性質平和，作用緩慢，故可作為久服滋補之品。為補脾藥，能補脾氣，益脾陰，兼有潤肺燥、益腎陰作用。

功效主治特點

本品味甘，性平，歸肺、脾、腎經。

特點	功效	適用症狀
補氣兼養陰，食藥佳品	補脾氣，益脾陰，潤肺，益精	脾氣不足，神倦、乏力；肺燥咳嗽；腎虛精虧，腰酸、頭暈、消渴症

用藥注意

用法用量

內服：煎湯，10～15g，鮮品30～60g；或入丸、散，熬膏。

外用：適量，煎湯洗；熬膏塗；或浸酒擦。

用藥禁忌

中寒泄瀉、痰濕痞滿氣滯者忌服。

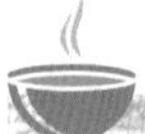

當歸黃精鮑魚湯

材料：鮑魚150g，當歸20g，黃精40g，棗（乾）100g，鹽3g，薑5g。

功效：調肝養血，補虛養身。用於脾胃氣虛，體倦乏力，胃陰不足，口乾食少，肺虛燥咳，勞嗽咳血，精血不足，腰膝酸軟，鬚髮早白，內熱消渴。

做法：1.將新鮮鮑魚去殼，去污穢部分，用水洗淨，切片。

2.當歸切片，與黃精用水洗淨。

3.紅棗用水洗淨，去核。

4.將材料全部放入燉盅內，加入涼開水，蓋上蓋，放入鍋內，隔水燉5小時，加細鹽調味，即可飲用。

黃精瘦肉粥

材料：黃精50g，豬瘦肉、粳米各100g，蔥、薑、鹽、味精各適量。

功效：益氣養血，養顏，適用於氣血不足，如面色蒼白、乏力、食欲減退、腹脹、自汗、心悸等症，常服肌膚潤澤，容顏不老。

做法：蔥切段，薑切片；黃精洗淨，放入砂鍋內用文火煎煮20分鐘取汁，反復煎煮兩次，將兩次藥汁合一起；豬肉洗淨切小丁；粳米淘洗淨，放入砂鍋內，注入藥汁，放入蔥段、薑片，用武火煮沸後，改用文火煮至肉爛粥稠，揀出蔥段、薑片，調入鹽、味精即成。

黃精鴨肉海參湯

材料：鴨肉200g，黃精30g，海參50g，食鹽、味精各適量。

功效：補益肝腎、滋陰養血的功效。治療陰虛所致疲勞乏力、腰膝酸軟、性功能減退、耳鳴健忘等症。

做法：將鴨肉切片，海參泡發脹透，切片，鴨肉和黃精、海參一併放在砂鍋內，加適量水，先用武火煮沸，再用文火燉煮2小時左右（注意加水，防止燒乾鍋），待鴨肉熟爛後停火，加入食鹽、味精調味，即可出鍋。

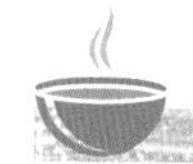

黃精煨肘

材料：豬肘子1個（約重750g），黃精20g，黨參15g，大棗12個，蔥段、薑片、醬油、精鹽、白糖、味精、水澱粉、花生油各適量。

功效：補脾益胃，滋陰養血補虛。適於脾胃虛弱、胃及十二指腸潰瘍、淺表性胃炎、消化不良、貧血、血小板減少。

做法：1.將豬肘子刮洗乾淨，入沸水鍋中燙一下，撈出溫水洗淨，控去水分，抹上醬油和白糖。黃精、黨參洗淨後切片，用潔淨紗布包起兩味中藥，紮住口，成藥包。大棗洗去塵土，去核。

2.鍋內加入花生油，用中火燒至六、七成熱，放入豬肘炸成棗紅色，撈出控油。

3.鍋內留少許油，用蔥段、薑片爆鍋，放入白糖炒化，烹入醬油，加清水、豬肘、藥包、大棗、精鹽，用旺火燒沸，撇去浮沫，改用小火燒2小時，待肘肉爛熟時，撈出裝盤。

4.從原湯內棄去藥包、蔥段、薑片，加味精調味，淋入水澱粉勾成溜芡，均勻地將原湯澆在盤內豬肘上即成。

黃精雞翅

材料：黃精60g，雞翅10支，大豆50g，核桃仁、海帶各30g。

功效：健脾潤肺、滋陰益精、補腦增壽，為補肺佳品。

做法：1.將黃精洗淨，放入砂鍋內，加適量清水，熬水取汁。

2.將大豆洗淨，入熱水中浸泡一夜，海帶洗淨泡發，切條；雞翅洗淨，瀝乾水，鍋中放水，下入雞翅，再放入黃精汁、大豆、核桃仁、海帶和適量調味品，加鍋蓋煮30分鐘以上即可。

購買辨識要點

藥材性狀

藥材	形狀	顏色	氣味	質地
大黃精	呈肥厚肉質的結節塊狀，結節長可達10cm以上，寬3～6cm，厚2～8cm。表面具環節，有皺紋及鬚根痕，結節上側莖痕呈圓盤狀，圓周凹入，中部突出	表面淡黃色至黃棕色，斷面淡黃色至黃棕色	微有氣味，味甜，嚼之有黏性	質地硬而韌，不易折斷，斷面角質
雞頭黃精	呈結節狀彎柱形，長3～10cm，直徑0.5～1.5cm。結節長2～4cm，略呈圓錐形，常有分枝，表面有縱皺紋，莖痕圓形，直徑5～8mm	表面黃白色或灰黃色，半透明	微有氣味，味甜，嚼之有黏性	質地硬而韌，不易折斷，斷面角質
薑形黃精	呈長條結節塊狀，長短不等，常數個塊狀結節相連。表面粗糙，結節上側有突出的圓盤狀莖痕，直徑0.8～1.5cm	表面灰黃色或黃褐色	微有氣味，味甜，嚼之有黏性	質地硬而韌，不易折斷，斷面角質

佳品鑒別：以塊大、肥潤、色黃、斷面透明者為佳。味苦者不可藥用。

滋腎益肝 女貞靈驗

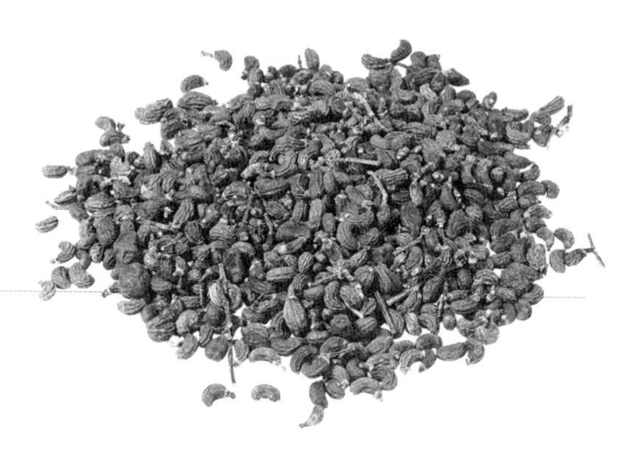

養生要訣

女貞性平味苦甘，滋腎益肝效靈驗，
益精養陰健腰膝，輕身不老可延年。

功效主治特點

本品味甘、苦，性涼，歸肝、腎經。具有補益肝腎、清虛熱、明目的功效。

特點	功效	適用症狀
本品滋補肝腎、烏鬚明目，適用於肝腎陰虛之人	清虛熱，補肝腎，明目，烏鬚髮	陰虛發熱，肝腎陰虛，頭昏、目眩、耳鳴、腰膝酸軟；目暗不明、鬚髮早白

用藥注意

用法用量

內服：煎湯，6～15g；或入丸劑。

外用：適量，敷膏點眼。清虛熱宜生用，補肝腎宜熟用。

用藥禁忌

脾胃虛寒泄瀉及陽虛者忌服。

女貞子黑芝麻瘦肉湯

材料：豬瘦肉60g，女貞子40g，黑芝麻30g。

功效：補腎黑髮，益精養顏。治療早衰白髮，屬肝腎不足、精血虛少者。症見鬚髮早白，神疲膚糙，腰酸乏力，眩暈，或高脂血症、高血壓等病。

做法：1.瘦肉洗淨，切片；女貞子、黑芝麻洗淨。

2.把全部用料放入鍋內，加清水適量，武火煮沸後，文火煲1小時，調味食用。

使用注意：感冒發熱、大便溏者不宜用本湯。

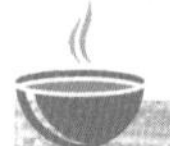

女貞子酒

材料：女貞子200g，低度白酒500ml。

功效：補益肝腎，抗衰祛斑。用於肝腎陰虛，腰酸耳鳴，鬚髮早白；眼目昏暗，視物昏暗；陰虛發熱，胃病及痛風。

做法：冬季果實成熟時採收，將女貞子洗淨，蒸後曬乾，放入低度白酒中，加蓋密封，每天振搖1次，1周後開始服用。每日1至2次，每次1小盅。

女貞子粥

材料：女貞子10粒，米110g。

功效：可延緩衰老，旺盛精力，又可舒緩神經痛，強壯筋骨。

做法：將女貞子用水洗淨裝入紗布袋；米洗淨，與女貞子藥袋同入鍋中，加水煮粥。即可食用。

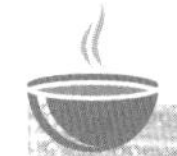

女貞子桂圓湯

材料：豬肉60g，桂圓肉20g，女貞子60g。

功效：補肝腎，益心脾，烏鬚髮。對高脂血症、肥胖、白髮屬肝腎不足者有調節作用。症見鬚髮早白，脫髮，腰膝酸軟，夜尿多，睡眠差等。

做法：1.豬肉洗淨，切片。女貞子、桂圓肉洗淨。

2.把全部用料放入鍋內，加清水適量，武火煮沸後，文火煲2小時，調味供用。

使用注意：感冒發熱者不宜用本湯。

蒸帶魚女貞子

材料：鮮帶魚1條，女貞子20g，蔥、薑、蒜適量。

功效：可護肝，改善肝功能，消除症狀。適合於遷延型肝炎、慢性肝炎者食用。

做法：1.帶魚洗淨，去內臟及頭鰓，切段，放入盤中，入蒸鍋蒸熟。

2.取蒸熟帶魚上層之油與女貞子混合，加水再蒸20分鐘後取汁服用。

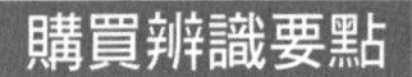

購買辨識要點

藥材性狀

藥材	形狀	顏色	氣味	質地
女貞子	呈卵形、橢圓形或腎形，長68.5mm，直徑3.5～5.5mm。表面黑紫色或灰黑色，皺縮不平，外果皮薄，中果皮較鬆軟，易剝離，內果皮具縱稜，破開後種子通常為1粒，腎形	表面黑紫色或灰黑色，內果皮黃棕色，種子紫黑色	微有氣味，味甜，稍微苦澀	體輕，內果皮木質，種子油性

真偽鑒別

1. 以粒大、飽滿、色灰黑、質堅實者為佳。

2. 常見混淆品及主要區別：

冬青子：表面棕褐色而光亮，具細小的疣狀突起，外果皮堅而脆，分核通常4枚，少數5枚，背面具深溝。

鴉膽子：核果呈橢圓形而兩端略尖，果實表面黑色或棕色，有隆起的網狀皺紋，網眼呈不規則的多角形，兩側有明顯的稜線，基部有凹隱的果柄痕；種子表面類白色或黃白色，具網紋；種皮薄，子葉乳白色，富油性；味極苦而持久。

水蠟果實：表面棕黑色或棕黃色，呈網格狀突起；基部有棕黃色梗痕；橫切面子房室，每室有種子兩枚，其中一枚有兩片子葉，另一枚有一片子葉；種子橢圓形，兩個種子結合面扁平或微向內凹。

潤肺清心 百合安神

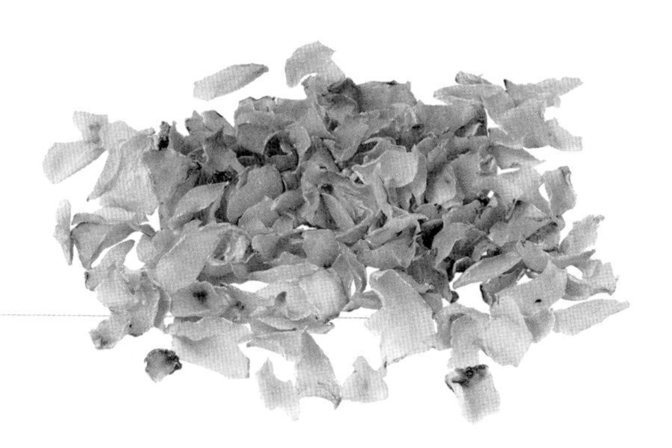

養生要訣

百合養陰可潤肺，清心安神補不足，
燥咳能止津液回，煩悸可消益心主。

功效主治特點

本品味甘，性微寒，歸心、肺經。具有養陰潤肺止咳、清心安神的功效。

特點	功效	適用症狀
藥食佳品，既善養陰潤肺止咳，又善清心安神	潤肺止咳，清心安神	肺熱咳嗽、勞嗽咯血、心煩失眠

用藥注意

用法用量

內服：煎湯，6～12g；或入丸、散；亦可蒸食、煮粥。

外用：適量，搗敷。

用藥禁忌

風寒咳嗽及中寒便溏者忌服。

香蕉百合銀耳湯

材料：乾銀耳15g，百合50g，香蕉2根，枸杞子5g，冰糖100g，水3杯。

功效：此湯具養陰潤肺、生津整腸之效。適用於肺燥津乾、便秘等症。

做法：先將乾銀耳泡水2小時，揀去老蒂及雜質後撕成小朵，加水4杯入蒸籠蒸半個小時取出備用。百合發好，香蕉洗淨去皮，切為0.3cm小片。將所有材料放入燉盅中，加調味料入蒸籠蒸半個小時即可。

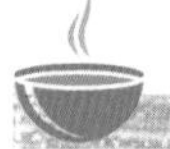

百合燉雪梨

材料：雪梨1個，百合100g，冰糖150g。

功效：滋陰止咳，治療燥熱咳嗽。

做法：雪梨去核，連皮切片；冰糖加水4杯慢火煲滾；百合用清水浸30分鐘，入滾水煮3分鐘，取出瀝乾水；把雪梨、百合、冰糖放入燉盅內，燉1小時即可。

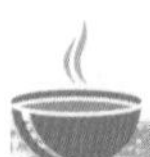

百合炒里脊

材料：百合200g，里脊肉150g，雞蛋3枚。

功效：此菜在夏季食用，味醇而不膩，且有補益五臟、養陰清熱的功效。老幼皆宜，體瘦口渴、心煩者食之尤妙。

做法：將百合洗淨，掰成片；里脊肉切薄片，用鹽、蛋清抓漬，濕澱粉拌勻，一併在油鍋中翻炒調味即成。

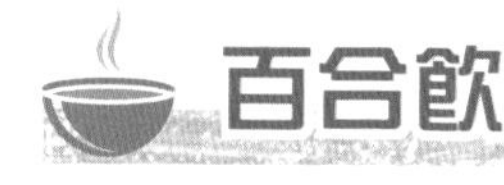

百合飲

材料： 百合50g，白木耳30g，白冰糖30g。

功效： 能清熱生津，解暑消煩，利咽潤腸。適用於便秘、乾咳、心煩口渴等病症。咽喉腫痛者飲用亦有一定療效。

做法： 百合洗淨後放入瓦鍋中，加水500ml，再加白木耳、白冰糖同燉至熟，即可食用。

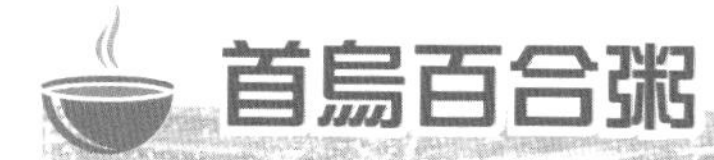

首烏百合粥

材料： 粳米100g，百合25g，何首烏、黃精各20g，白果10g，紅棗10g，蜂蜜30g，冷水1000ml。

功效： 清熱生津，解暑消煩，利咽潤腸，祛斑美白，適用於便秘、乾咳、心煩口渴、面色無華等症。

做法：

1. 何首烏、黃精均洗淨，放入紗布袋中包好；粳米洗淨，用冷水浸泡4小時，撈出瀝乾水分。
2. 百合去皮，洗淨切瓣，焯水燙透，撈出瀝乾水分；白果去殼，切開，去掉果中白心；紅棗洗淨備用。
3. 鍋中加入約1000ml冷水，先將粳米放入，用旺火燒沸後放入其他食材，然後改用小火慢煮成粥；待粥涼後加入蜂蜜調勻，即可盛起食用。

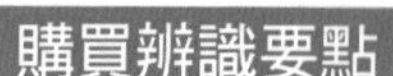

購買辨識要點

藥材性狀

藥材	形狀	顏色	氣味	質地
百合	呈長橢圓形，長2～5cm，寬1～2cm，中部厚1.3～4mm。表面有數條縱直平行的白色維管束。頂端稍尖，基部較寬，邊緣薄，微波狀，略向內彎曲	表面類白色、淡棕黃色或微帶紫色	微有氣味，味微苦	質地堅硬而脆，斷面較平坦，角質樣

佳品鑒別：以個大、肉質肥厚者為佳。

清潤並重 天冬滋腎

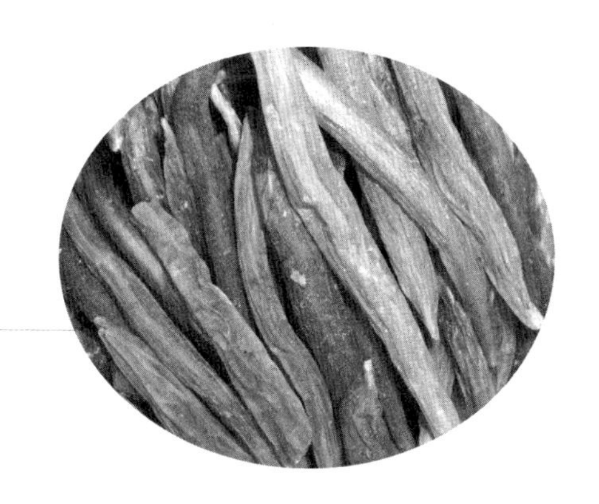

養生要訣

天冬常配麥冬用，養陰能潤肺津傷，
滋陰潤燥亦有效，清肺降火力更強。

天冬功能清肺火，滋腎陰，潤燥滑腸。適用於肺、腎陰虛有熱之症，如勞熱咳嗽、咯血吐血，可以清熱滋陰，潤燥止咳；用於熱病傷陰，舌乾口渴或津虧消渴，可以清熱滋陰，生津止渴；用於腸燥津枯，大便秘結，可以滋陰潤燥，滑腸通便。

功效主治特點

本品味甘、苦，性寒，歸肺、心經。

特點	功效	適用症狀
為治肺、腎陰虛有熱之良品	清肺火，滋腎陰，潤燥滑腸	陰虛有熱，勞熱咳嗽、吐血、咯血，熱病傷陰，舌乾口燥、津虧消渴；腸燥津枯，大便燥結

用藥注意

用法用量

內服：煎湯，6～15g；熬膏，或入丸、散。

外用：適量，鮮品搗敷或搗爛絞汁塗。

用藥禁忌

虛寒泄瀉及風寒咳嗽者禁服。

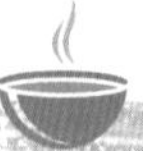

天冬粥

材料：天冬15～20g，粳米100g，冰糖適量。

功效：養陰清熱，潤肺滋腎。治肺腎陰虛、咳嗽吐血、陰虛發熱、咽喉腫痛、消渴便秘等症。

做法：天冬水煎，去渣取汁。將粳米加入天冬汁煮粥，熟後入冰糖少許。稍煮即可。

天冬膏

材料：天冬500g。

功效：健體強身，輕身益氣，防病延年。適用於體弱多病、氣虛等症。

做法：天冬去皮、根鬚，搗碎，用白紗布絞取汁，文火將汁熬成膏，放入瓷罐內即可。

天冬燉豬肉

材料：豬肉300g，天冬150g，生薑、蔥、精鹽各10g，味精8g，紹酒5g。

功效：滋陰養血、潤腸除煩。此菜可補虛養陰，生血生乳，適宜於陰血虛熱致乳汁缺乏者食用。

做法：1.豬肉洗淨切塊，天冬洗淨，生薑切片，蔥切段。

2.鍋內加水燒開，放入豬肉稍煮片刻，去清血污，撈起待用。

3.將豬肉、天冬、薑片、蔥段一起放入燉盅內，加入清水、紹酒用中火燉3個小時，調入精鹽、味精即成。

天冬人參燉雞

材料：烏雞1隻，人參15g，天冬20g，鵪鶉蛋10個，白酒少許。

功效：補益氣血，適用於氣血不足之面色無華、乏力者。

做法：將鵪鶉蛋煮熟，去殼待用；人參和天冬切成薄片，待用；烏雞洗淨，雞頭、雞腳全裝入雞體內，將雞放入燉盅，把人參和天冬放在雞上，倒適量清水，隔水大火燉2小時，加入白酒和鵪鶉蛋，再燉40分鐘即可。

購買辨識要點

藥材性狀

藥材	形狀	顏色	氣味	質地
天冬	呈長紡錘形，略彎曲，長5～18cm，直徑 0.5～2cm。表面半透明，光滑或具深淺不等的縱皺紋，偶有殘存的灰棕色外皮	表面黃白色至淡黃棕色，斷面中柱黃白色	微有氣味，味甜，微有苦味	質地堅硬。種皮薄而脆，子葉肥厚

真偽鑒別

1. 以條粗壯、色黃白、半透明者為佳。

2. 常見偽品及主要區別：

羊齒天冬（百合科）：塊根較小，一般如麥冬大小，短紡錘形，兩端鈍，外皮多未刮除，呈黑褐色，質較脆，味酸稍麻感，少黏性。

滇南天冬：呈紡錘形，長3～5.5cm，直徑0.7～1.5cm，表面黃棕色，略具光澤，有深淺不等的縱溝紋，質堅硬，斷面較平坦，角質樣，氣微，味微苦。

清養結合 麥冬安神

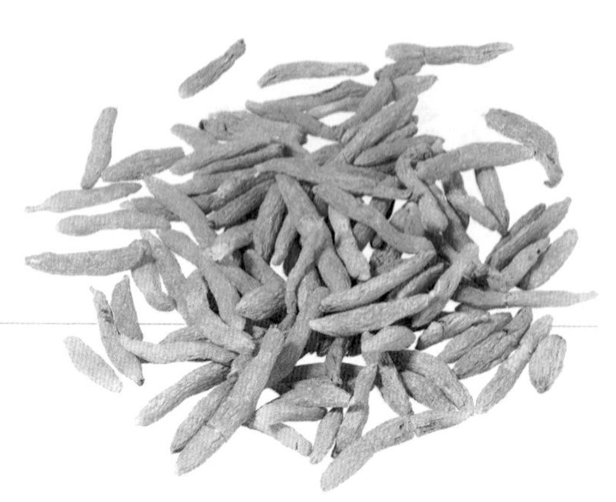

養生要訣

麥冬常配天冬用，益胃生津此藥佳，
清心安神亦可嘗，滋陰潤燥亦有效。

本品能清養肺胃之陰而潤燥生津，且可清心除煩熱。適用於肺陰虧損，燥咳痰黏，或勞熱喘咳、吐血、咯血；胃陰不足，舌乾口渴；以及心陰虛、心火旺，而致心煩不安等症。此外，還可用於熱病傷陰，腸燥便秘，有滋陰、潤腸、通便作用。

天冬、麥冬均能滋陰清肺，都可用於燥咳、咯血、陰傷口渴、腸燥便秘之症。但天冬大寒，清火潤燥之力較麥冬大，且滋腎陰；麥冬微寒，滋陰潤燥之力較天冬為差，然滋膩之性亦較小，且清心除煩，益胃生津。

功效主治特點

本品味甘、微苦，性寒，歸心、肺、胃經。

特點	功效	適用症狀
質地滋潤，入心、肺、胃三經	清肺養陰，益胃生津，清心除煩，潤腸通便	燥咳痰黏、勞熱咳嗽、吐血、咯血；胃陰不足，舌乾口渴、津虧消渴；心煩失眠；腸燥便秘

用藥注意

用法用量

內服：煎湯，6～15g；或入丸、散、膏。

外用：適量，研末調敷；煎湯塗；或鮮品搗汁擦。

用藥禁忌

虛寒泄瀉、濕濁中阻、風寒或寒痰咳喘者均禁服。

養生食譜

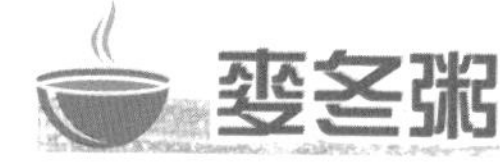

材料：麥冬10g，大米100g，白糖適量。

功效：潤肺養陰，養胃生津，清心除煩，適用於肺燥咳嗽、口乾口渴、心煩不眠、大便秘結等。

做法：將麥冬洗淨，布包，水煎取汁，加大米煮粥，待熟時調入白砂糖，再煮一二沸即成，每日1劑。

麥冬蓮子湯

材料：麥冬20g，蓮子肉15g，茯神10g。

功效：滋陰清熱，寧心安神。適用於心陰虧虛所致的心悸、煩躁、失眠、多夢。

做法：將以上三味略洗，放在砂鍋內，加入清水適量，煎煮40分鐘左右，取汁。藥渣加水再煎35分鐘左右，取汁飲用。

購買辨識要點

藥材性狀

藥材	形狀	顏色	氣味	質地
麥冬	呈紡錘形，兩端略尖，長1.5～3cm，直徑0.3～0.6cm。表面有細縱紋，斷面半透明，中柱細小	表面黃白色或淡黃色，斷面黃白色	氣微香，味甘甜、微苦	質地柔韌

真偽鑒別

1. 以肥大、淡黃白色、質柔、嚼之有黏性者為佳。

2. 常見偽品：

竹葉麥冬：比正品略細小，質堅硬，味微甜，無正品的苦味。

土麥冬：皺紋粗糙，斷面蠟質樣，氣弱。

闊葉山麥冬：中柱露出，質堅硬，表皮土黃色不透明。

桑椹
補陰血潤腸道

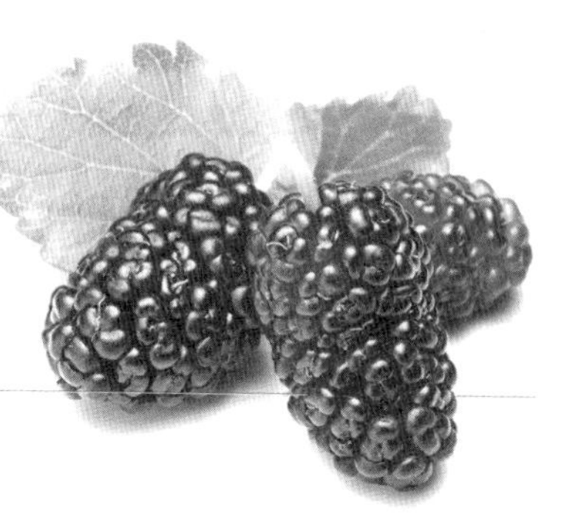

養生要訣

味甘性寒歸肝腎，滋陰補血潤腸道，
陰虛虧虛常可用，內消熱症治消渴。

桑椹有滋陰、補血、生津、潤腸作用。用於陰血不足，眩暈、失眠、目暗、耳鳴、鬚髮早白，可以滋陰補血；用於津傷口渴或消渴，可以生津止渴；用於腸燥便秘，可以潤腸通便。

桑椹滋陰補血作用不及阿膠。阿膠又為止血要藥，且可清肺潤燥；桑椹能生津止渴，潤腸通便。

功效主治特點

本品味甘，性寒，歸肝、腎經。

特點	功效	適用症狀
質潤，既能滋陰補血，又能生津止渴，潤腸通便	滋陰補血，生津止渴，潤腸通便	眩暈、失眠、目暗、耳鳴、鬚髮早白；津傷口渴、消渴；腸燥便秘

用藥注意

用法用量

內服：煎湯，10～15g；或熬膏、浸酒、生啖；或入丸、散。

外用：適量，浸水洗。

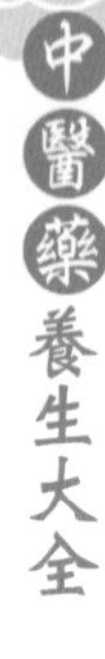

用藥禁忌

脾胃虛寒便溏者禁服。

養生食譜

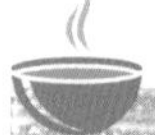

桑椹粥

材料：桑椹30g（鮮者60g），糯米60g。

功效：滋養肝腎，養血明目，適用於肝腎虧虛引起的頭暈目眩、視力下降、耳鳴、腰膝酸軟、鬚髮早白及腸燥便秘等。

做法：將糯米熬成粥，待熟時調入冰糖少許服食，每日1劑。

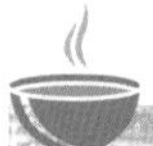

桑椹酒

材料：桑椹100g，黃酒500g。

功效：可養陰利水，適用於陰虛水腫、小便不利、關節作痛、口渴、髮白等。

做法：將桑椹置黃酒中密封浸泡1周後按量服用。

桑椹膏

材料：桑椹、蜂蜜各適量。

功效：可滋陰補血，適用於陰血虧虛所致的鬚髮早白、頭目暈眩，女子月經不調、閉經等。

做法：取鮮桑椹適量，微研至碎，絞汁，文火熬至原量一半時，酌加蜂蜜，再熬為膏，瓶貯。

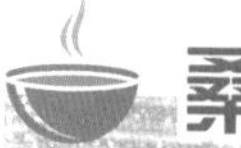

桑椹湯

材料：桑椹40g，冰糖20g。

功效：桑椹性寒生津，冰糖性平滋津，治腸道津液不足所致的大便乾燥。

做法：用開水沖泡飲用。

購買辨識要點

藥材性狀

藥材	形狀	顏色	氣味	質地
桑椹	為聚花果，由多數小瘦果集合而成，呈長圓形，長1～2cm，直徑0.5～0.8cm。有短果序梗。小瘦果卵圓形，稍扁，長約2mm，寬約1mm，外具肉質花被片4枚。	黃棕色、棕紅色至暗紫色	微有氣味，味微酸而甜	肉質，肉厚

佳品鑒別：以個大、色暗紫、肉厚者為佳。

小知識

現代研究證實，桑椹果實中含有豐富的活性蛋白、維生素、氨基酸、胡蘿蔔素、礦物質等成分，營養是蘋果的5～6倍，是葡萄的4倍，具有多種功效，被醫學界譽為「21世紀的最佳保健果品」。常吃桑椹能顯著提高人體免疫力，具有延緩衰老、美容養顏的功效。但桑椹偏寒，平時容易便溏、腹瀉等脾胃虛弱的人不適合多吃，又因其含糖量高，糖尿病患者食用也要慎重。

墨旱蓮
滋腎防髮白

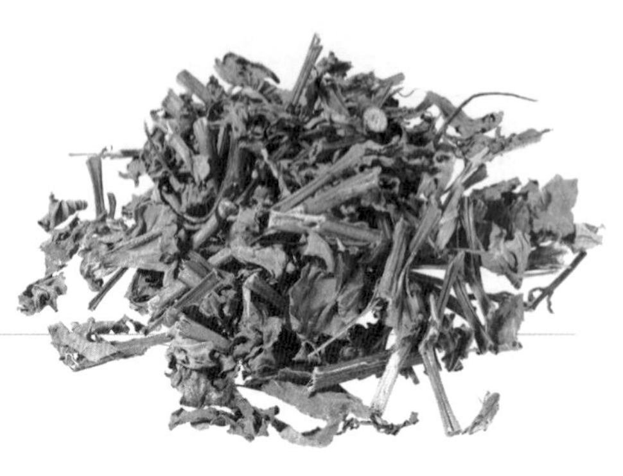

養生要訣

性味酸寒墨旱蓮，滋陰養腎治頭眩，
髮鬚早白需清補，吐衄崩中紫癜痊。

功能主治特點

本品味甘、酸，性寒，歸肝、腎經。

特點	功效	適用症狀
既善滋陰益腎養肝，又善涼血止血	涼血止血，滋陰益腎	吐血、衄血、咯血、尿血、便血、崩漏、外傷出血；肝腎陰虛

用藥注意

用法用量

內服：煎湯，9～30g；或熬膏；或搗汁；或入丸、散。

外用：適量，搗敷；或搗絨塞鼻；或研末敷。

用藥禁忌

脾腎虛寒者忌服。

養生食譜

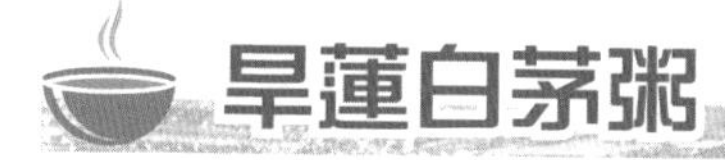

旱蓮白茅粥

材料：墨旱蓮、茅根各30g，苦瓜根、丹皮各10g，大米100g，冰糖適量。

功效：有清熱滋陰、涼血調經的功效，適用於血熱性月經不調患者食用。

做法：前4味水煎取汁，入大米煮成粥，加冰糖溶化即成。每日1劑，分2次服用。

購買辨識要點

藥材性狀

藥材	形狀	顏色	氣味
墨旱蓮	全體被白色茸毛。莖呈圓柱形，有縱稜，直徑2～5mm；表面葉對生，近無柄，葉片皺縮捲曲或破碎，完整者展平後呈長披針形，全緣或具淺齒。頭狀花序直徑2～6mm。瘦果橢圓形而扁，長2～3mm	表面綠褐色或墨綠色，花序棕色或淺褐色	微有氣味，味微鹹

佳品鑒別：以色墨綠、葉多者為佳。

沙參養肺胃分南北

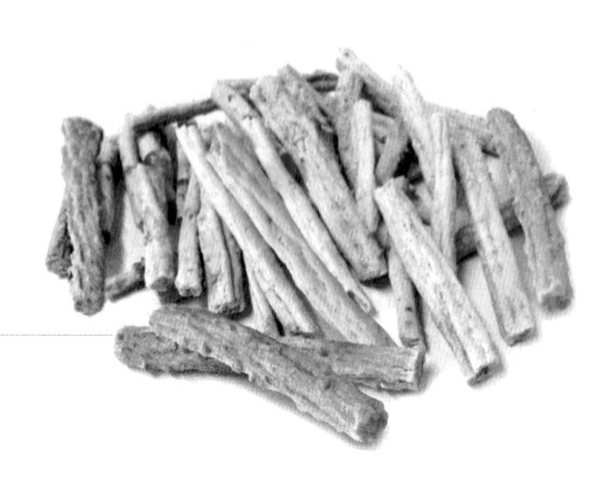

養生要訣

味甘微寒歸肺胃，南北沙參略有異，
養陰潤肺生津液，祛痰益氣清肺熱。

沙參有南、北兩種，均有清養肺胃之功。北沙參質堅性寒，富有脂液。南沙參空鬆而肥，氣味輕清。對於肺無餘熱而發生之咳嗽宜北沙參，對於胃虛有餘熱而發生之咳嗽宜南沙參。

本品為清熱養陰生津藥，能清肺熱、養肺陰，適用於肺熱陰虛，燥咳痰黏，或陰虛勞嗽、咯血；又能養胃陰、生津液，常用於熱病傷津，舌乾口渴、食欲減退。鮮沙參即南沙參之新鮮者，清熱養陰生津之力較好，多用於熱病傷陰之症。

南、北沙參，功效相似，南沙參藥力較差，然兼有祛痰作用。

功效主治特點

味甘，性微寒，歸肺、胃經。

特點	功效	適用症狀
南、北沙參既可養陰清熱，又能益胃生津，是秋冬補虛潤燥之佳品	清肺熱，養肺陰，養胃陰，生津液	肺熱陰虛，燥咳痰黏，陰虛勞嗽、咯血；胃熱傷津，舌乾口渴、食欲減退；熱病傷津，咽乾口渴、舌絳少苔

用藥注意

北沙參

用法用量

內服：煎湯，5～10g；或入丸、散、膏劑。

用藥禁忌

風寒作嗽及肺胃虛寒者忌服，不宜與藜蘆同用。

南沙參

用法用量

內服：一日10～15g，煎湯，泡茶，煮粥。

用藥禁忌

風寒作嗽者忌服，不宜與藜蘆同用。

養生食譜

沙參粥

材料：沙參15～30g，粳米50～100g，冰糖適量。

功效：潤肺養胃，祛痰止咳。肺熱肺燥，乾咳少痰，或肺氣不足、肺胃陰虛的久咳無痰、咽乾，或熱病後津傷口渴。

做法：先以沙參煎取藥汁，去渣，入粳米煮稀薄粥，粥熟後加入冰糖。或用新鮮沙參30～60g，洗淨切片，煎取濃汁，同粳米、冰糖煮粥服食。

注意事項：受涼感冒引起的傷風咳嗽患者忌食。煮沙參粥時宜稀薄，不宜稠厚。

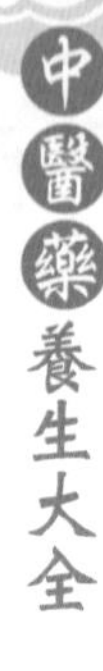

沙參煮雞蛋

材料：北沙參20g，雞蛋1～2個，冰糖適量。

功效：滋陰潤肺。治療肺胃陰虛，見有咳嗽咯血、咽痛口渴等症。

做法：材料加清水共煮，10多分鐘後蛋熟去殼再煮，20～30分鐘後，取湯溫服。

沙參玉竹雪耳煲瘦肉

材料：沙參12g，玉竹15g，雪耳50g，蜜棗3個，陳皮1/4個，豬瘦肉400g，生薑3片。

功效：理氣順氣，滋陰潤肺。治療氣滯陰虛等症。

做法：各物分別洗淨，陳皮去瓤；蜜棗去核；瘦肉切塊。一起與生薑放進瓦煲，加入清水2500ml，武火煲沸後，改文火煲2小時，調入食鹽即可。

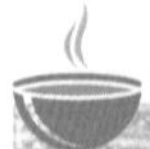

沙參麥冬燉肉

材料：豬瘦肉250g，北沙參30g，麥冬18g，蜜棗4個。

功效：滋養肺陰，潤肺止咳。適用於肺陰虛乾咳少痰者；中老年人秋季可長服。

做法：將北沙參、麥冬、蜜棗洗淨，豬瘦肉洗淨切成小塊。把全部用料一起放入鍋中，加清水適量，武火煮沸後，文火煮2小時，調味即可。

購買辨識要點

藥材性狀

藥材	形狀	顏色	氣味	質地
北沙參	呈細長圓柱形，偶有分枝，長15～45cm，直徑0.4～1.2cm。表面淡黃白色，略粗糙，偶有殘存外皮，全體有細縱皺紋及縱溝，並有棕黃色點狀細根痕；頂端常留有黃棕色根莖殘基；上端稍細，中部略粗，下部漸細	表面淡黃白色，不去外皮的表面黃棕色。斷面皮部淺黃白色，木部黃色	氣味特異，味微甘	質地較脆，易折斷
南沙參	呈圓錐形或圓柱形，略彎曲，長7～27cm，直徑0.8～3cm。表面凹陷處常有殘留粗皮，上部多有深陷橫紋，呈斷續的環狀，下部有縱紋及縱溝。頂端具1或2個根莖	表面黃白色或淡棕黃色。斷面黃白色	微有氣味，味微甘甜	藥材體輕，質地鬆泡，易折斷，斷面不平坦，多裂隙

備述：據古代文獻記載，前人所用沙參，系南沙參。至清代載有沙參分南、北兩種。一般認為兩藥功效相似，均屬養陰藥，具有養陰清肺、益胃生津的功效。

真偽鑒別

北沙參

1. 以粗細均勻、長短一致、去淨栓皮、色黃白者為佳。

2. 常見偽品：

迷果芹：根頭可見莖殘基，其四周有紫色鱗葉殘基環繞。

硬阿魏：體輕，質脆，易折斷，斷面乳白色。

石生蠅子草：有的有灰棕色栓皮殘存，有點狀皮孔樣突起及縱溝，質硬而脆易折斷，皮部薄，有的已與木部分離。

南沙參

1. 以粗細均勻、肥壯、色白者為佳。

2. 市場上有以桔梗冒充南沙參的，其與正品的主要區別為不去外皮者為黃棕色，較正品色深，斷面形成層環棕色，皮部類白色，木部淡黃白色。

石斛補胃陰有金釵

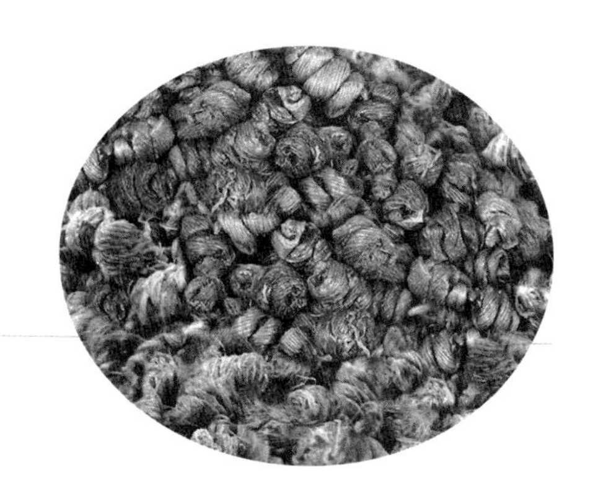

養生要訣

石斛養胃可生津，滋陰清熱益羸人，
明目強腰入腎經，金釵石斛上品真。

石斛為養胃陰、生津液、滋腎陰、除虛熱之藥。多用於熱病傷津，舌絳苔黑、口乾煩渴，或津虧消渴，以及陰虛津虧而有虛熱的病症。因能滋腎陰，所以又有明目、強腰膝等作用，可治腎陰虧損，視力減退，或腰膝軟弱之症。

功效主治特點

本品微寒，甘，歸胃、腎經。

特點	功效	適用症狀
為治胃陰不足之佳品，兼虛熱症最宜	養胃生津，滋陰除熱	熱病傷津，舌絳苔黑，口乾煩渴，津虧消渴；陰虛津虧，虛熱不退；肝腎陰虧，視力減退；腎陰虧損，腰腳軟弱

用藥注意

用法用量

內服：煎湯6～15g，鮮品加倍；或入丸、散；或熬膏。鮮石斛清熱生津力強，熱津傷者宜之；乾石斛用於胃虛夾熱傷陰者為宜。

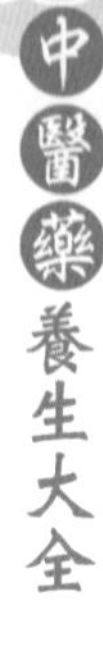

用藥禁忌

溫熱病早期陰未傷者、濕溫病未化燥者、脾胃虛寒者均禁服。

養生食譜

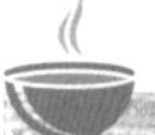

石斛甘蔗飲

材料：鮮石斛20g，甘蔗汁250ml。

功效：清熱滋陰，養胃生津。適用於邪熱傷陰所致的口渴欲飲和大腸液虧所致的大便秘積等。

做法：將洗淨、切碎的鮮石斛放入鍋內，加入清水適量，先浸漬2小時，再煎煮50分鐘，濾取液汁。兌入甘蔗汁，稍沸。當茶頻頻飲用。

石斛杞菊湯

材料：石斛15g，枸杞子15g，杭菊花6g，熟地黃10g，山藥10g，山萸肉10g。

功效：滋養肝腎，清利頭目。適用於肝腎陰虛所致的頭暈眼花、視力減退等。

做法：

1. 將以上六味藥略洗，放入砂鍋，加清水適量，浸泡2小時，先用武火煮沸，再用文火煎熬50分鐘左右，取湯溫服。
2. 藥渣再加清水適量，煮沸後文火煎40分鐘後取湯溫服。每日1劑，早晚空腹時各服1次。

石斛粥

材料：石斛15g（鮮者加倍），大米100g，白糖適量。

功效：益胃生津，養陰清熱，適用於熱病後期，胃陰不足，虛火上炎所致的口乾煩渴、胃脘隱痛、乾嘔、大便乾結、小便短黃、舌紅少苔或無苔等。

做法：將石斛洗淨，放入鍋中，加清水適量，水煎取汁，加大米煮粥，待熟時調入白糖，再煮一二沸即成，每日1劑。

購買辨識要點

藥材性狀

藥材	形狀	顏色	氣味	質地
鮮石斛	呈圓柱形或扁圓柱形，長約30cm，直徑0.4～1.2cm。表面光滑或有縱紋，節明顯，節上有膜質葉鞘	表面黃綠色，色較深	味微苦而回甜，嚼之有黏性	肉質，多汗，易折斷
金釵石斛	呈扁圓柱形，長20～40cm，直徑0.4～0.6cm，節間長2.5～3cm。表面有深縱溝	表面金黃色或黃中帶綠色	氣微，味苦	硬而脆，斷面較平坦
鼓槌石斛	呈粗紡錘形，中部直徑1～3cm，具3～7節	表面金黃色	氣微，味淡，嚼之有黏性	質輕而鬆脆，斷面海綿狀
流蘇石斛	呈長圓柱形，長20～150cm，直徑0.4～1.2cm，節明顯，節間長2～6cm	表面黃色至暗黃色	味淡或微苦，嚼之有黏性	質疏鬆，斷面平坦或呈纖維性

真偽鑒別

1. 乾品以色金黃、有光澤、質柔韌者為佳。

2. 在商品石斛中曾多次發現有蘭科金石斛屬、石仙桃屬、石豆蘭屬植物的根狀莖及假鱗莖混作石斛入藥，前兩者商品稱「有瓜石斛」。

金石斛屬與石斛的主要區別點為：具長的匍匐根狀莖，莖呈假單軸分枝，每一分枝頂端膨大而成壓扁狀紡錘形的假鱗莖。

石仙桃屬的主要區別點為：根狀莖圓柱形，每節之下有殘留的根，節上生假鱗莖略呈長圓柱形，肉質乾癟，具縱皺紋。

玉竹
清養肺胃潤燥

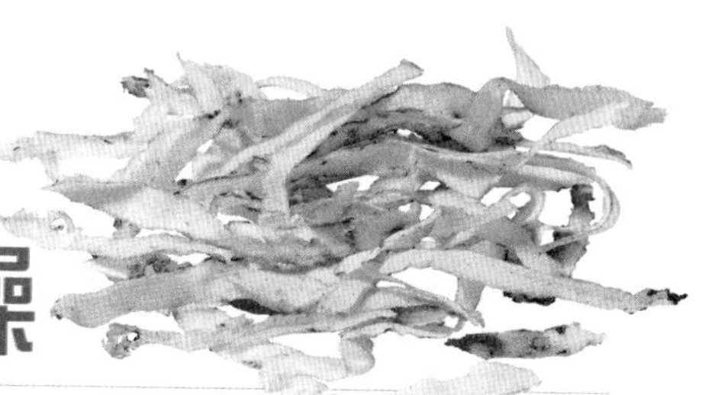

養生要訣

味甘性寒歸肺胃，養陰潤燥止咳喘，
生津止渴效果好，熱病傷津皆可用。

玉竹有補陰潤燥、生津止渴作用。善治肺、胃陰虛燥熱之症，如燥熱咳嗽、陰虛勞嗽，以及熱病傷陰煩渴，或平素胃陰不足，舌乾口渴等症。但其藥力緩慢，久服方能見效。石斛、玉竹均有養陰生津作用，但石斛養胃陰、生津液之力較強，且可益腎陰，清虛熱；玉竹甘平柔潤，養肺、胃之陰而除燥熱，作用緩慢。

功效主治特點

本品味甘，性微寒，歸肺、胃經。

特點	功效	適用症狀
養胃陰而不滋膩，清熱而不甚寒涼，又治陰虛外感，有養陰而不戀邪的特點	補陰潤燥，生津止渴	燥熱咳嗽、陰虛勞嗽；熱病傷陰煩渴；胃陰不足，舌乾口渴

用藥注意

用法用量

內服：煎湯，6～12g；熬膏、浸酒或入丸、散。

外用：適量，鮮品搗敷；或熬膏塗。陰虛有熱宜生用，熱不甚者宜制用。

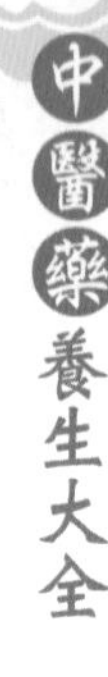

用藥禁忌

痰濕氣滯者禁服，脾虛便溏者慎服。

養生食譜

玉竹粥

材料：玉竹15g（鮮者加倍），大米100g，冰糖適量。

功效：滋陰潤肺，生津止渴。適用於肺燥陰虛，乾咳少痰或無痰，或高熱病後，煩渴、口乾舌燥、手足心熱等。

做法：將玉竹擇淨，水煎取汁，加大米煮為稀粥，待熟時調入冰糖，再煮一二沸即成，每日1劑。

玉竹茶

材料：玉竹、秦艽、當歸各9g，甘草3g。

功效：養陰潤肺，祛風除濕，和血。治療陰虛血虛等症。

做法：按上述藥物用量比例加10倍量，研成粗末，每取30～40g，放熱水瓶中，沖入半瓶沸水，旋緊瓶塞，10～20分鐘後即可飲用。

玉竹瘦肉湯

材料：玉竹15g，豬瘦肉100g，食鹽、味精各適量。

功效：養陰，潤肺，止咳。適用肺胃陰液不足出現口乾咽燥、乾咳無痰者。

做法：將玉竹、豬瘦肉加清水4碗，煎至2碗，用食鹽、味精調味即成。

玉參燜鴨

材料：玉竹（鮮）50g，沙參50g，鴨1隻，調料適量。

功效：補肺，潤燥。適用於秋天氣候乾燥，咳喘不已、大便秘結，以及糖尿病、慢性胃炎等病的患者。

做法：將鴨宰殺洗淨後放入砂鍋中，再將沙參、玉竹放入；加適量水，先用武火燒沸，再用文火燜煮1小時以上，使鴨肉煮爛，放入調料即可。

購買辨識要點

藥材性狀

藥材	形狀	顏色	氣味	質地
玉竹	呈長圓柱形，略扁，少有分枝，長4～18cm，直徑0.3～1.6cm。環節明顯，節間距離1～1.5cm。表面半透明，具縱皺紋及微隆起的環節，有白色圓點狀的鬚根痕和圓盤狀莖痕	表面黃白色或淡黃棕色	微有氣味，味甘甜，嚼之發黏	質地硬而脆或稍軟，易折斷，斷面角質樣或顯顆粒性

真偽鑒別

1. 以條長、肥壯、色黃白者為佳。

2. 偶有以同屬植物黃精進行摻偽，個頭較玉竹大型，常為連珠狀有分支，每個結節有明顯莖痕。

鱉甲益腎 健骨潛陽

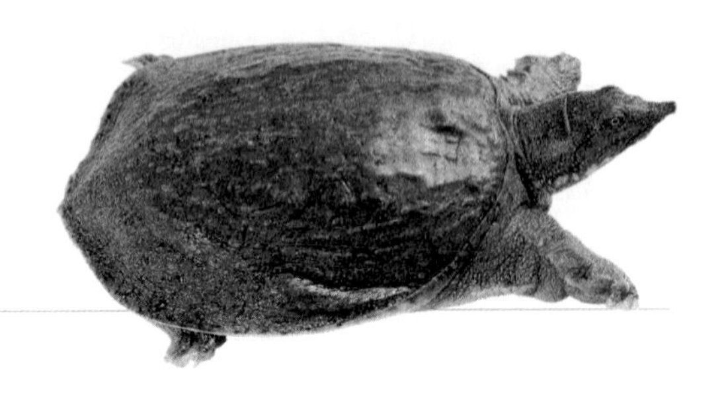

養生要訣

鱉甲滋陰能潛陽，益腎健骨血肉情，
養心安神驚悸止，生用制用記分明。

鱉甲功能滋陰潛陽，軟堅散結。用治陰虛發熱、勞熱骨蒸、潮熱盜汗，或熱病傷陰，虛風內動而致頭目昏眩、心煩作惡，甚則痙厥，可以滋陰清熱，潛陽息風；用治久瘧瘧母、脅肋作痛、月經不通、癥瘕積聚，可以軟堅散結，通經消癥。

功效主治特點

本品味鹹、性寒，歸肺、肝、腎經。具有滋陰潛陽、軟堅散結之功效。

特點	功效	適用症狀
為治陰虛發熱、陰虛陽亢、陰虛動風之要藥	滋陰潛陽，軟堅散結	陰虛發熱、夜熱早涼、舌紅脈數，骨蒸勞熱、潮熱盜汗；熱病傷陰，虛風內動，頭暈目眩，心煩作嘔，甚則痙厥；久瘧、瘧母（肝脾大），經閉，癥瘕

用藥注意

用法用量

內服：煎湯，10～30g，先煎；熬膏；或入丸、散。

外用：適量，燒存性，研末摻或調敷。

用藥禁忌

脾胃虛寒、食少便溏者及孕婦禁服。

養生食譜

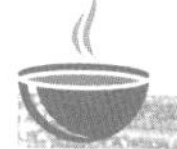

鱉甲燉雞

材料： 鱉甲1隻，母雞1隻。

功效： 滋陰壯水。治療陽痿，伴五心煩熱、小便短赤、大便乾結、耳鳴、腰膝酸軟。

做法： 鱉甲洗淨，切成小塊；母雞宰殺洗淨，切塊。材料置鍋中，加清水500ml，加黃酒、蔥、薑、食鹽等隔水清燉1小時，分次食用。

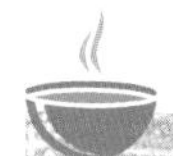

海帶鱉甲豬肉湯

材料： 海帶120g，鱉甲60g，豬肉200g，蔥、薑適量。

功效： 抗癌防癌。防治乳腺小葉增生，預防乳腺癌。

做法：
1. 把鱉甲砸成小碎塊備用，豬肉洗淨後切小塊，放入沸水中焯一下，加適量料酒。
2. 用熱水將海帶泡開後洗淨，切絲，薑切成片，蔥切成段。
3. 把焯好的豬肉倒入盛有熱水的砂鍋中，接下來把海帶絲、蔥薑，還有鱉甲都倒進鍋裡，用大火煮15分鐘，換小火再煮1個半小時，之後加入適量的胡椒粉、鹽、味精，攪拌均勻，即可食用。

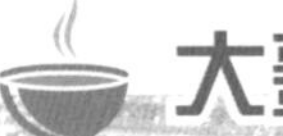

大棗鱉甲湯

材料：鱉甲15g，大棗10枚，食醋5g，白糖適量。

功效：滋陰潤陽，軟堅散結。適合肝硬化初期患者食用。

做法：將鱉甲拍碎，大棗洗淨，兩者共放入鍋中，加水適量，置於小火上慢燉1時，加入白糖、食醋稍燉即成。

購買辨識要點

藥材性狀

藥材	形狀	顏色	氣味	質地
鱉甲	呈橢圓形或卵圓形，背面隆起，長10～15cm，寬9～14cm。外表面具細網狀皺紋及灰黃色或灰白色斑點，中間有一條縱稜，兩側各有左右對稱的橫凹紋8條，外皮脫落後，可見鋸齒狀嵌接縫。內表面中部有突起的脊椎骨，頸骨向內捲曲，兩側各有肋骨8條伸出邊緣	外表面黑褐色或墨綠色，略有光澤。內表面類白色	微腥，味淡	堅硬

真偽鑒別：中藥鱉甲是使用鱉的背甲，以腹甲冒充背甲為偽品。

中醫話鱉之補虛佳品

中國人喜歡食鱉，首先在於鱉的滋味極鮮，豐腴，營養也豐富；其次，鱉還當作一種補虛療疾的佳品。中醫學認為，鱉肉味甘性平，它能「滋陰、補虛、調中」，有兩大藥用價值：一是滋陰清熱，一是消腫散結。適用於「陰虛、癆熱、骨蒸、痞疾、崩漏」等症。鱉因有「軟堅」作用，還是抗癌食品。對於手術、化放療後處於康復期的腫瘤患者，身體是較虛弱的，適當進補甲魚有一定輔助治療作用。常吃鱉對肺結核低熱、月經過多（或淋漓不盡）及肝脾大者也有一定療效。但鱉重在「補陰」，味滋膩，不屬陰虛患者，或胃腸功能較弱者，則不宜多食，補而不當，可能變生他症。鱉吃法雖較多，然補虛宜清燉為好。

吃鱉還要注意選鱉。清代美食家袁枚認為：「甲魚大則老，小則腥」，故應選擇中等大小為好，滋味屬上乘。二是食鱉擇季節，冬季的鱉較肥為最好，春秋季也可，質稍次，而夏季的鱉俗稱「蚊子甲魚」，一般最好不吃。

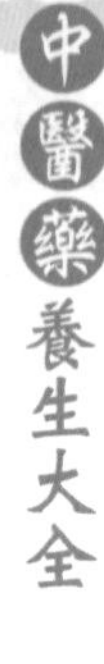

龜甲益腎 補心養血

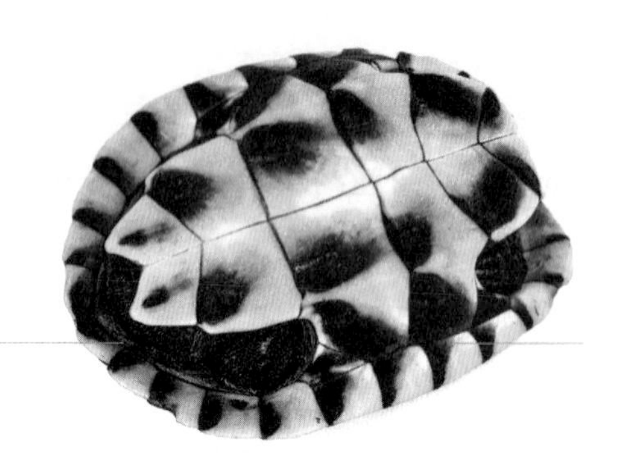

養生要訣

龜甲滋陰能潛陽，益腎健骨血肉情，
養心安神驚悸止，生用制用記分明。

本品為滋陰益腎、養血補心之藥。滋陰可以清熱，能治陰虛發熱、骨蒸勞熱、潮熱盜汗、遺精等症；滋陰可以潛陽，能治陰虛陽亢或熱病傷陰，虛風內動，頭昏目眩、心煩作嘔，甚則痙厥等症；滋陰益腎，可以強骨，能治腰腳痿弱、筋骨不健、小兒囟門不合；養血補心，能治心虛驚悸、失眠健忘。因能補陰養血，又適用於陰虛而有血熱的吐血、衄血、便血、痔瘡下血以及婦女崩漏經多。此外，還可用於陰虛久瘧、久咳、久瀉、久痢等症。龜甲膠，其功效與龜甲同，但滋陰補血、止血作用較龜甲強，用量為3～10g，烊化沖服。

功效主治特點

本品味甘、鹹，性寒，歸肺、肝、腎、心經。

特點	功效	適用症狀
為滋陰益腎、養血補心之佳品	滋陰益腎、清熱、潛陽、強骨，養血補心，滋陰養血止血，止痢	陰虛發熱、骨蒸勞熱、潮熱、盜汗、遺精；陰虛陽亢或熱病傷陰，虛風內動，頭昏、目眩，心煩作嘔；腰腳痿弱；心虛驚悸、失眠、健忘；陰虛內熱，吐血、衄血，便血、痔瘡下血；陰虛久瘧、久咳、久瀉、久痢

用藥注意

用法用量

內服：煎湯，3～8錢；熬膏或入丸、散。

外用：燒灰研末敷。

用藥禁忌

胃弱便溏、脾胃虛弱、消化不良者慎用。

養生食譜

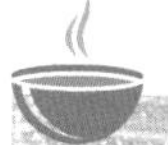

龜甲雞骨核桃湯

材料：龜甲30g，烏雞脛骨2對，核桃10g，食鹽、味精各適量。

功效：益腎氣，填腎精。主治佝僂病。

做法：將龜甲、雞骨打碎，加水適量，文火燉約2小時，再加核桃、食鹽繼續燉至核桃熟爛，入味精調味即可。

龜甲地黃湯

材料：龜甲、生地黃、熟地黃各15g，白薇、地骨皮各10g。

功效：本方以生、熟地黃滋養肝腎之陰，以龜甲滋陰抑陽，以白薇、地骨皮清虛熱。用於陰虛發熱、潮熱骨蒸、盜汗。

做法：所有材料混和煎湯飲。

購買辨識要點

藥材性狀

藥材	形狀	顏色	氣味	質地
龜甲	本品背甲及腹甲由甲橋相連，背甲稍長於腹甲，與腹甲常分離。背甲呈長橢圓形拱狀，長7.5～22cm，寬6～18cm；脊稜3條；頸盾1塊，前窄後寬；椎盾5塊，肋盾兩側對稱，各4塊；緣盾每側11塊；臀盾2塊。腹甲呈板片狀，近長方橢圓形，長6.4～21cm，寬5.5～17cm；盾片12塊，每塊常具紫褐色放射狀紋理，腹盾、胸盾和股盾中縫均長，喉盾、肛盾次之，肱盾中縫最短。內表面除淨殘肉後可見骨板9塊，呈鋸齒狀嵌接；前端鈍圓或平截，後端具三角形缺刻，兩側殘存呈翼狀向斜上方彎曲的甲橋。	表面淡黃棕色至棕黑色，內表面黃白色至灰白色	微腥，味微鹹	堅硬

真偽鑒別

1. 以塊大質乾、無殘肉、板有血跡者為佳。

2. 常見偽品：

緬甸陸龜的腹甲：為長橢圓形板片狀，前端正截形，後端深凹陷，甲板翹起，與正品有較大差別。

花龜的腹甲：外表面黃色、綠黃色或紅棕色，有不規則深色斑紋。

海龜的腹甲：腹甲平坦，前後緣弧形，間喉甲三角形，無甲橋，腹甲有4對下緣甲。

黑芝麻 補精潤腸道

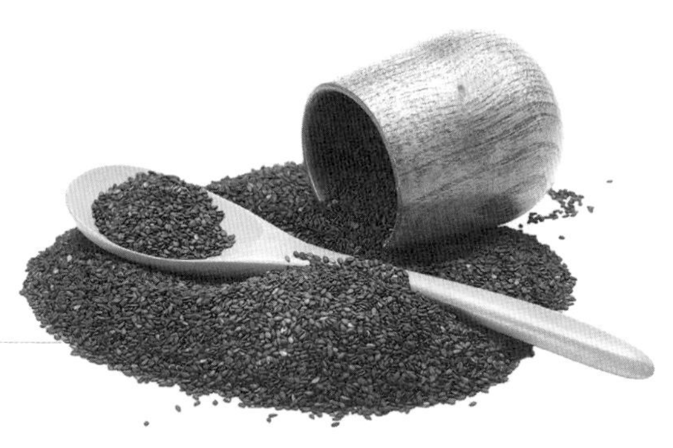

養生要訣

黑芝麻善補精華，善治髮白兩目花，
甘平不燥養精血，潤腸通腸益大家。

黑芝麻功能補益肝腎精血，又可潤燥滑腸。適用於肝腎精血虧虛所致的鬚髮早白、頭暈眼花，以及腸燥便秘等症。

胡麻即芝麻，一名巨勝子，有黑白兩種，入藥以黑色為良，故又名黑芝麻。古人將亞麻科植物亞麻子也稱作胡麻，與黑芝麻古名相同，今商品誤以亞麻子作胡麻用，蘇頌說：亞麻子「甘，微溫，無毒，主治大風瘡癬」，有祛風解毒作用，而無補益功效，所以應該糾正。另有三角胡麻，即茺蔚子的別名，也不可與胡麻混為一物，亦當注意。

功效主治特點

黑芝麻味甘、性平，歸大腸、肝、腎經。

特點	功效	適用症狀
性質平和，既能補肝腎、益精血，又善養血潤燥、潤腸通便	補益精血，潤腸通便	精血虧虛，鬚髮早白、頭暈眼花、腸燥便秘

用藥注意

用法用量

內服：煎湯，9～15g；或入丸、散。

外用：適量，煎水洗浴或搗敷。

用藥禁忌

患有慢性腸炎、便溏腹瀉者忌食。

養生食譜

黑芝麻桑椹糊

材料：黑芝麻60g，桑椹60g，白糖10g，大米30g。

功效：滋陰清熱。有降低血脂之良效，是治療高脂血症的良方。

做法：黑芝麻、桑椹、大米分別洗淨後，同放入罐中搗爛。砂鍋內放清水三碗，煮沸後加入白糖，待糖溶化、水再沸後，徐徐加入搗爛的三味，煮成糊狀服食。香甜可口，除病益身。

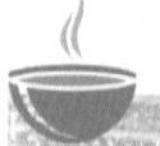

黑芝麻山藥羹

材料：黑芝麻、山藥各50g，白糖10g。

功效：補血補鈣，潤肺益胃，安神益智，生津潤腸。適用於血虛肺燥、津乾便秘等症。

做法：1.將黑芝麻去雜質，洗淨，放入鍋內用小火炒香，研成細粉。

2.山藥放入鍋中烘乾，打成細粉，與黑芝麻粉混勻備用。

3.鍋中加入適量冷水，置旺火上燒沸，將黑芝麻粉和山藥粉緩緩加入沸水鍋內，同時放入白糖，不斷攪拌，煮5分鐘即成。

黑芝麻甜奶粥

材料：粳米100g，鮮牛奶250g，熟黑芝麻30g，白糖10g。

功效：補血補鈣，潤肺益胃，安神益智，生津潤腸。適用於血虛肺燥、津乾便秘等症。

做法：1.粳米洗淨，用冷水浸泡半小時，撈出放入鍋中，加入約1000ml冷水，先用旺火燒沸後，再改用小火慢慢熬煮。

2.粥將成時加入鮮牛奶，上中火燒沸，再加入白糖調勻，最後撒上黑芝麻即可。

黑芝麻紅棗粥

材料：粳米150g，黑芝麻粉20g，紅棗8顆，白糖30g。

功效：養膚、烏髮、補血、明目、補肝腎、祛風、潤腸、生津、通乳。適用於髮白血虛、津乾便秘等症。

做法：1. 黑芝麻下入鍋中，用小火炒香，研成粉末，備用。

2. 粳米淘洗乾淨，用冷水浸泡半小時，撈出，瀝乾水分；紅棗洗淨去核。

3. 鍋中加入約1500ml冷水，放入粳米和紅棗，先用旺火燒沸，再改小火熬煮，待米粥爛熟時，調入黑芝麻粉及白糖，再稍煮片刻，即可。

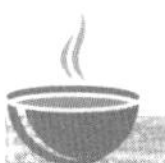

黑芝麻蜂蜜粥

材料：粳米100g，黑芝麻30g，蜂蜜20g。

功效：護肝排毒，補血養心。適用於血虛等症。

做法：1. 黑芝麻下入鍋中，用小火炒香，出鍋後趁熱研成粉末。

2. 粳米淘洗乾淨，用冷水浸泡半小時，撈出，瀝乾水分。

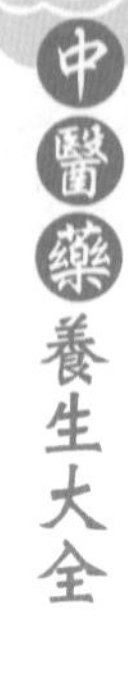

3. 鍋中加入約1500ml冷水，放入粳米，先用旺火燒沸，改小火熬煮至八成熟時，放入黑芝麻粉和蜂蜜，再煮至粳米爛熟，即可。

黑芝麻小米粥

材料：小米150g，黑芝麻粉30g，白糖20g，冷水1000ml。

功效：補血養心，補中養神，可幫助大腦獲得充分休息。

做法：1.小米淘洗乾淨，用冷水浸泡半小時，撈出，瀝乾水分。

2.將小米放入鍋內，加入約1000ml冷水，先用旺火燒沸，然後改用小火熬煮。

3.小米爛熟後加入白糖調味，緩緩下入黑芝麻粉，攪拌均勻即可。

購買辨識要點

藥材性狀

藥材	形狀	顏色	氣味	質地
黑芝麻	呈扁卵圓形，長約3mm，寬約2mm。表面平滑或有網狀皺紋。尖端有棕色點狀種臍	表面黑色	微有氣味，味甘，有油香氣	富油性

佳品鑒別：以籽粒大、飽滿、色黑為佳。

第四節 補陽藥

補陽藥主要用於陽虛症。由於腎為先天之本，腎陽為一身之元陽，對人體臟腑起著溫煦生化的作用，陽虛諸症，往往與腎陽不足有十分密切的關係。腎陽虛，表現為全身功能的衰退。其主要症狀：畏寒肢冷、腰膝酸軟或冷痛、陽痿、早洩、白帶清稀、夜尿增多、脈沉而弱、舌淡苔白等。補陽藥一般具有補腎陽、益精髓、強筋骨等作用，所以適用於上述各症。補陽藥性多溫燥，故陰虛火旺者不宜使用。

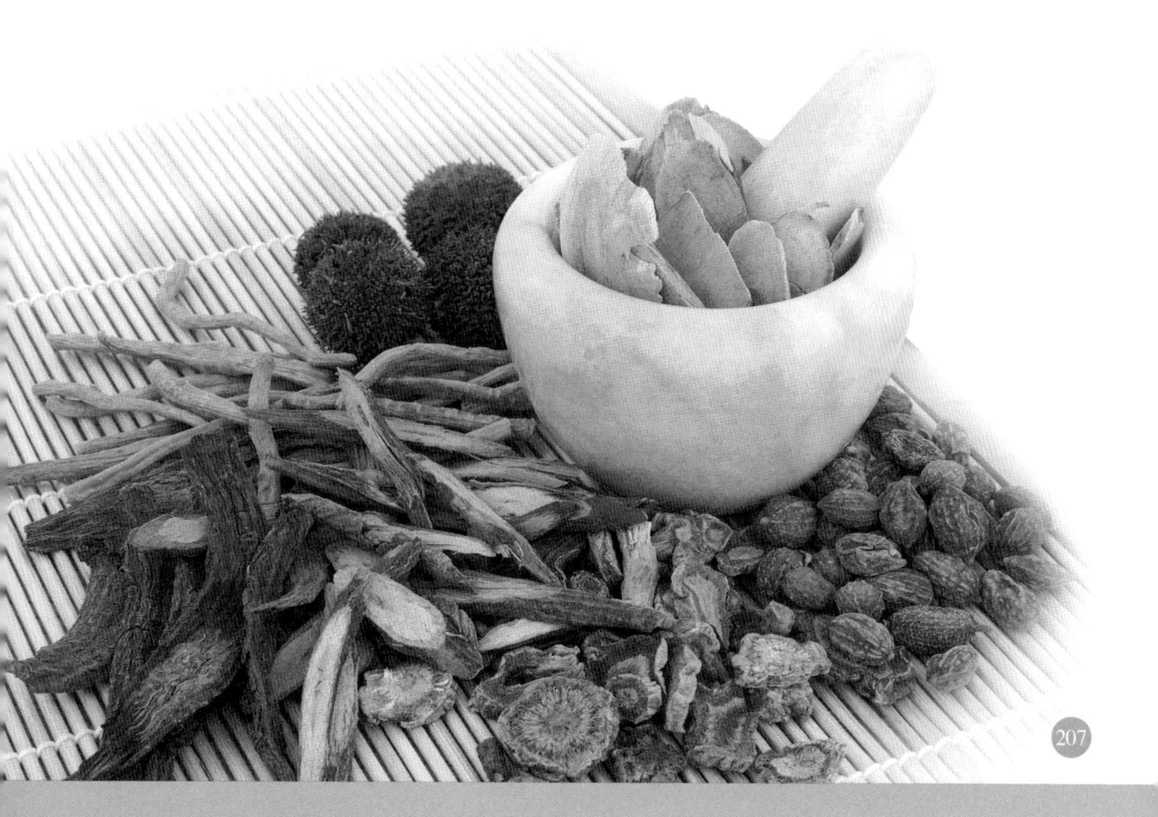

補腎壯陽 鹿茸效驗

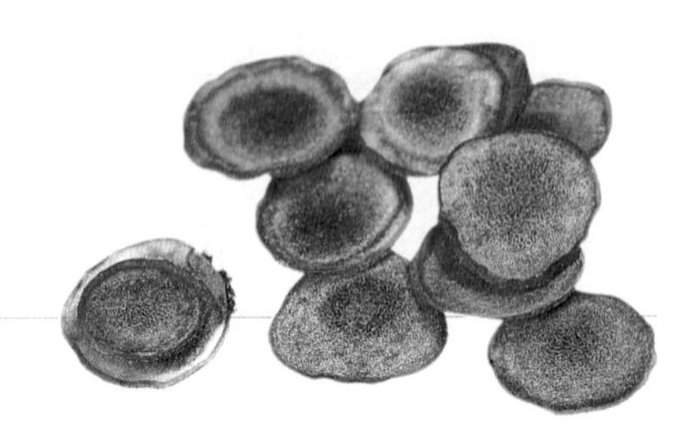

養生要訣

鹿茸甘溫歸肝腎，固精壯陽健筋骨，
腎虛陽痿腰腿痛，遺精心悸目眩暈。

本品為補腎陽、益精血之藥，凡腎陽不足、精血虧虛之症，均可應用，為「血肉有情之品」。「腎藏精主骨，肝藏血主筋」，所以本品又有強筋骨作用，可治筋骨無力，也可用於小兒發育不良。此外，又能調沖任、固帶脈，用治沖任虛寒，帶脈不固，崩漏不止、白帶過多。又治陰疽久潰不斂、膿出清稀者，有溫補內托的功效。

功效主治特點

味甘、鹹，性溫，歸腎、肝經。

特點	功效	適用症狀
既擅補腎陽而溫養督脈，又擅補肝腎、益精血，而強筋健骨，為治元陽不足、精血虧虛之要藥	補腎陽，益精血，強筋骨，調沖任，固帶脈，溫補內托	畏寒肢冷、腰膝冷痛、小便頻數、陽痿早洩、宮冷不孕，陽虛精血虧，頭暈耳聾；精血不足，筋骨無力、小兒發育不良；沖任虛寒，帶脈不固，崩漏不止、白帶過多；陰疽久潰不斂

用藥注意

用法用量

內服：研粉沖服，1～3g；或入丸劑，亦可浸酒服。

用藥禁忌

服用本品宜從小量開始，緩緩增加，不宜驟用大量，以免陽升風動，頭暈目赤，或助火動血，而致鼻衄。凡陰虛陽亢者、血分有熱、胃火盛或肺有痰熱及外感熱病者均禁服。

有以下四種情況不宜服用鹿茸：

1. 有「五心煩熱」症狀，陰虛的人。

2. 小便黃赤，咽喉乾燥或乾痛，不時感到煩渴而具有內熱症狀的人。

3. 經常流鼻血，或女子行經量多，血色鮮紅，舌紅脈細，表現是血熱的人。

4. 正逢傷風感冒，出現頭痛鼻塞、發熱畏寒、咳嗽多痰等外邪正盛的人。

養生食譜

鹿茸黃芪湯

材料：鹿茸30g，黃芪15g，仙茅15g，淫羊藿15g，雞腿1隻。

功效：補腎壯陽，溫經通脈，補血補氣。用於腎陽不足、腰膝酸軟、氣血虧虛、面色萎黃等症。

做法：1.鹿茸、黃芪、仙茅、淫羊藿、雞腿分別用清水洗淨。

2.雞腿放入開水鍋中，焯3分鐘，取出，瀝去水分，備用。

3.將上述材料一起放入鍋內，加適量開水，中火燉2小時後，加入調料調味後即可飲用。

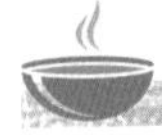

鹿茸酒

材料：鹿茸片10g，懷山藥30g，白酒500ml。

功效：補腎壯陽。用於男子虛勞精衰、精血兩虧、陽痿不舉、腰膝酸痛、畏寒無力、遺尿、滑精、眩暈、婦女宮冷不孕、崩漏帶下等虛寒症狀。

做法：將鹿茸片與山藥同置容器中，加入白酒，密封，浸泡10日後取上層酒液飲用。

購買辨識要點

藥材性狀

藥材	形狀	顏色	氣味	質地
花鹿茸	呈圓柱狀分枝，具一個分枝者習稱「二杠」，主枝習稱「大挺」，長17～20cm，鋸口直徑4～5cm，離鋸口約1cm處分出側枝，習稱「門莊」，長9～15cm，直徑較大挺略細。表面密生紅黃色或棕黃色細茸毛，上端較密，下端較疏；分岔間具一條灰黑色筋脈，皮茸緊貼。鋸口週邊無骨質，中部密佈細孔。二茬茸與頭茬茸相似，但挺長而不圓或下粗上細，下部有縱稜筋	外皮紅棕色或棕色，多光潤，表面密生紅黃色或棕黃色細茸毛，鋸口黃白色。二茬茸皮灰黃色	氣味微腥，味微鹹。二茬茸無腥氣	藥材體輕。二茬茸體較重

藥材	形狀	顏色	氣味	質地
馬鹿茸（東馬鹿茸、西馬鹿茸）	分枝較多，側枝一個者習稱「單門」，兩個者習稱「蓮花」，三個者習稱「三岔」，四個者習稱「四岔」或更多。東馬鹿茸「單門」大挺長25～27cm，直徑約3cm。鋸口面外皮較厚，中部密佈細孔，「蓮花」大挺長可達33cm，下部有稜筋，鋸口面蜂窩狀小孔稍大；「三岔」皮色深，質較老；「四岔」茸毛粗而稀，大挺下部具稜筋及疙瘩，分枝頂端多無毛，習稱「撚頭」。西馬鹿茸，大挺多不圓，頂端圓扁不一，長30～100cm。表面有稜，多抽縮乾癟，分枝較長且彎曲，茸毛粗長。鋸口色較深，常見骨質	東馬鹿茸茸毛灰褐色或灰黃色，鋸口面外皮較厚，灰黑色。西馬鹿茸茸毛粗長，灰色或黑灰色。鋸口色較深	氣腥臭，味鹹	東馬鹿茸鋸口面外皮較厚，中部密佈細孔，質嫩。西馬鹿茸鋸口色較深，常見骨質

真偽鑒別

均以茸形粗壯、飽滿、皮毛完整、質嫩、油潤、無骨稜、無釘者為佳。

附藥：鹿茸血

鹿茸血為鹿科動物梅花鹿或馬鹿採茸時取其血，風乾後呈紫棕色片狀。鹿茸血中富含血紅蛋白、血清白蛋白、血清球蛋白等多種蛋白質及多種氨基酸。

杜仲
補肝腎強筋骨

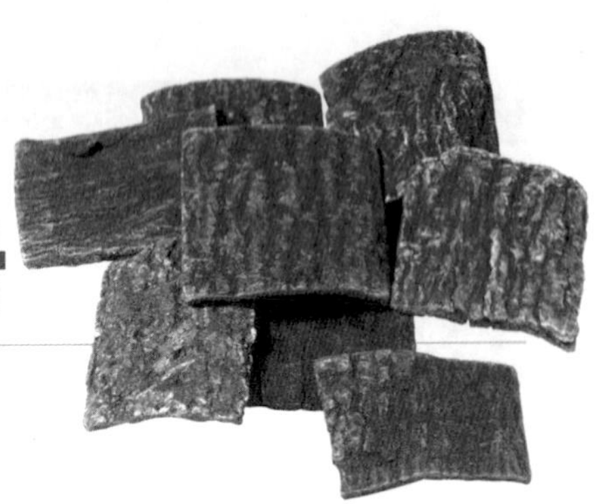

養生要訣

杜仲樹皮斷多絲，肝腎專虛補益之，
強筋健骨止疼痛，安胎降壓亦可資。

本品有補肝腎、強筋骨作用。常用於腎虛腰脊疼痛、足膝痿弱之症；也可用於肝腎虛寒，陰下濕癢、小便餘瀝等症。肝腎不足則胎元不固，本品能補益肝腎，所以又有安胎作用，可治胎動不安或胎漏下血等症。

功效主治特點

本品味甘、微辛，性溫，歸肝、腎經。

特點	功效	適用症狀
擅補肝腎而強筋骨，又擅補肝腎而調沖任	補肝腎，強筋骨，安胎	腎虛腰痛、足膝痿弱；胎動不安、胎漏下血；肝腎虛寒，陰下濕癢、小便餘瀝

用藥注意

用法用量

內服：煎湯，6～15g；或浸酒；或入丸、散。

用藥禁忌

陰虛火旺者慎服。

養生食譜

核桃杜仲燉乳鴿

材料：核桃75g，杜仲30g，乳鴿1隻，生薑3片。

功效：補腦安神，補腎固精，溫肺止咳。用於頭昏眼花、神經衰弱、腎虧腰痛、頭髮早白、病產後體虛等症。

做法：乳鴿宰殺洗淨，核桃、杜仲、生薑洗淨備用。將乳鴿、核桃、杜仲、生薑一起放進燉盅內，加冷開水250ml及少許紹酒，加蓋隔水燉3小時，加入適量食鹽調味，即可食用。

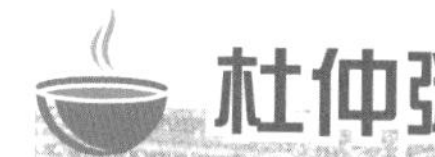

杜仲粥

材料：杜仲10g，大米100g，白糖適量。

功效：補益肝腎，強筋健骨，安胎，降血脂。適用於肝腎虧虛所致的腰膝酸軟、筋骨無力、肢體麻木、腎虛陽痿、小便頻數、胎動不安，或習慣性流產、手足不溫及高脂血症等症。

做法：將杜仲洗淨，放入鍋中，加適量清水，浸泡10分鐘後，水煎半小時後取汁，與大米共煮，待粥熟時下白糖，再煮沸3分鐘即成。

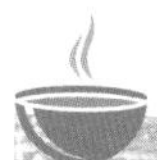

枸杞杜仲羊腎湯

材料：羊腎2個，枸杞子30g，杜仲60g，胡桃肉60g，生地黃60g，生薑1片。

功效：補腎益精，烏鬚髮。適用腎陽不足引起的腰膝酸軟乏力、筋骨無力、頭暈耳鳴、鬚髮早白等症。

做法：1.羊腎切開去白色脂膜後，洗淨切片，下油鍋用薑片略炒。

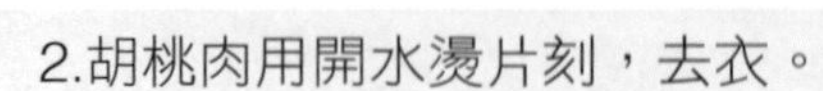

2.胡桃肉用開水燙片刻，去衣。

3.枸杞子、杜仲、生地黃分別用清水洗淨，備用。

4.將上述用料一起放入砂煲中，加適量清水，先用武火煮沸後，改用文火煲3小時，調味後即可食用。

杜仲爆腰花

材料： 豬腎200g，杜仲20g，紹酒1匙。

功效： 補益肝腎，利水。適於腎精不足偏腎陽虛氣化不利而下肢水腫。

做法： 1.炒杜仲加清水煎成濃汁。

2.豬腎剝開，剔去臊腺，切塊加花刀，放碗內，用糖、杜仲汁、紹酒、醬油、鹽拌勻。

3.用豬油起鍋，燒至油紅熱時，放入蔥、薑、花椒、蒜爆香，放入腰花快炒，最後加入醬油、醋、少許糖略加翻炒即可。

杜仲煲鮮貝

材料： 杜仲20g，鮮貝肉200g，西芹190g，荸薺50g，薑5g，蔥10g，鹽5g，植物油50g。

功效： 補腎陽，降血壓。適用於有高血壓而陽虛型患者。

做法： 杜仲打粉；鮮貝肉洗淨，切成薄片；西芹洗淨，切成小段；荸薺洗淨，去皮，中間切成兩半；薑切片，蔥切段。將炒鍋置武火上燒熱，加入植物油，六成熱時，下入薑、蔥爆香，加入鮮貝、杜仲粉、西芹、馬蹄、鹽，加湯300ml，用文火煮20分鐘即成。

購買辨識要點

藥材性狀

藥材	形狀	顏色	氣味	質地
杜仲	呈板片狀或兩邊稍向內卷，大小不一，厚3～7mm。外表面有明顯的皺紋或縱裂槽紋，有的樹皮較薄，未去粗皮，可見明顯的皮孔。內表面光滑	外表面淡棕色或灰褐色，內表面暗紫色，斷面有銀白色橡膠絲	微有氣味，稍有苦味	質地脆，易折斷，斷面有細密、銀白色、富彈性的橡膠絲相連

真偽鑒別

1. 以皮厚而大、粗皮刮淨、內表面色紫、斷面銀白色橡膠絲多者為佳。

2. 常見偽品為衛矛科絲棉木或正木皮的樹皮，與正品的區別為斷面橡膠絲疏而脆，拉之即斷。

巴戟天
祛風濕助陽

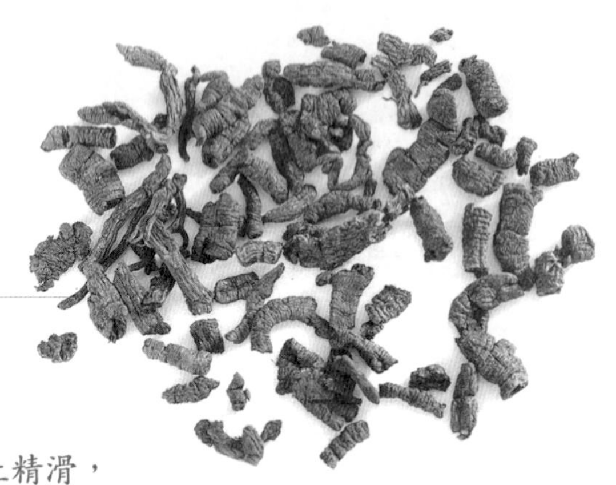

養生要訣

巴戟辛甘補虛損，祛風除濕止精滑，
不孕不育多服用，補腎助陽固根本。

本品功能補腎陽，強筋骨，祛風濕。適用於男子腎陽不足，陽痿、尿頻；女子宮冷不孕、月經不調，下焦虛寒，少腹冷痛；以及腎虛兼有風濕所致腰膝疼痛或軟弱無力等症。

本品作用雖與淫羊藿相近，然辛散壯陽之力不及淫羊藿，而溫燥之性亦較淫羊藿為遜，故多用於婦女宮冷不孕、月經不調、少腹冷痛等症。

功效主治特點

本品味甘、辛，性微溫，歸腎、肝經。

特點	功效	適用症狀
以補腎陽、強筋骨為主，兼可祛風濕	補腎助陽，強筋骨，祛風濕	腎陽不足，陽痿、尿頻，宮冷不孕、月經不調，下焦虛寒，少腹冷痛；腰膝痹痛、軟弱無力

用藥注意

用法用量

內服：煎湯，6～15g；或入丸、散；亦可浸酒或熬膏。

用藥禁忌

陰虛火旺者忌服。

養生食譜

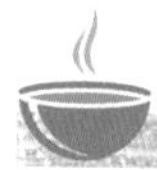

巴戟天燉豬大腸

材料：豬大腸250g，巴戟天50，大蔥5g，味精等各適量。

功效：溫腎助陽，補肝強筋。用治肝腎虧虛、陽痿、滑精、尿多、腰痛膝軟。

做法：1.豬大腸翻洗乾淨，再翻轉還原。

2.巴戟天洗淨後裝入豬大腸內，放在砂鍋中，加入適量蔥（切段）、生薑（切片）和清水。

3.將砂鍋放在火上，先用武火煮沸，再改用文火燉煮，以豬大腸熟爛為度。然後酌加少量味精、食鹽即可。

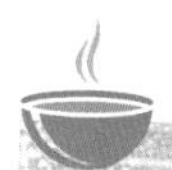

牛膝巴戟酒

材料：牛膝200g，巴戟天200g，白酒500g。

功效：溫腎陽，健筋骨。適用於中老年性關節炎患者食用，症見腰膝冷痛，風濕日久，筋骨痿弱等。

做法：將懷牛膝、巴戟天洗淨後，泡在白酒裡，10天左右即可飲用。

購買辨識要點

藥材性狀

藥材	形狀	顏色	氣味	質地
巴戟天	為扁圓柱形，略彎曲，長短不等，直徑0.5～2cm。表面具縱紋及橫裂紋，有的皮部橫向斷離露出木部。斷面皮部厚，木部直徑1～5mm	表面灰黃色或暗灰色，斷面紫色或淡紫色，木部黃棕色或黃白色	微有氣味，味甘而微澀	堅韌，斷面皮部厚，木部堅硬

真偽鑒別

常見偽品及主要區別：

羊角藤：茜草科植物羊角藤的根及根皮，表面黃色或黃棕色，有的微帶紫色；皮部薄，不易剝離；味淡，微甜。

恩施巴戟：茜草科植物四川虎刺的乾燥根，短圓柱形或圓柱形串珠狀；表面土棕黃色至棕黑褐色；皮部厚、質硬；直徑細小；有的抽去木心，形成一圓形小空洞；質堅脆易斷；無臭，味微甜。

虎刺：茜草科植物虎刺的根，根多彎曲，呈連珠狀，壓扁或不壓扁；膨大部位直徑0.5～1.5cm，表面灰白色，橫向裂紋較少；膨大部位之間為一段帶有表皮的木心，質脆易斷，橫切面圓形；無臭，味甜。

鐵箍散：木蘭科植物鐵箍散的根莖及根，呈圓柱形，細長而彎曲，多有分枝；表面褐色或棕紅色，具環狀裂縫及縱皺紋，有斷痕和疣狀突起；質韌、不易折斷，斷面皮部薄，灰白色，有眾多棕紅色小點，皮部與木部交接處有紫棕色環，木部類白或淡灰棕色；氣香，味微苦辛，嚼之發黏，習稱香巴戟。

小鑽：五味子科植物的根，多彎曲圓柱形，連珠狀，長短不等。

小知識

諾麗的學名就是檄樹，又名海巴戟，諾麗果是茜草科小型開花灌木的成熟果實。這種大小和一個馬鈴薯差不多的綠色多節疤熱帶水果，咬上一口還有一股濃郁的乳酪味道，所以在西方又稱「乳酪果」。諾麗與巴戟天兩者同屬茜草科，同類不同種，中醫中藥叫「巴戟天」，西方叫諾麗。

狗脊
補肝腎強腰膝

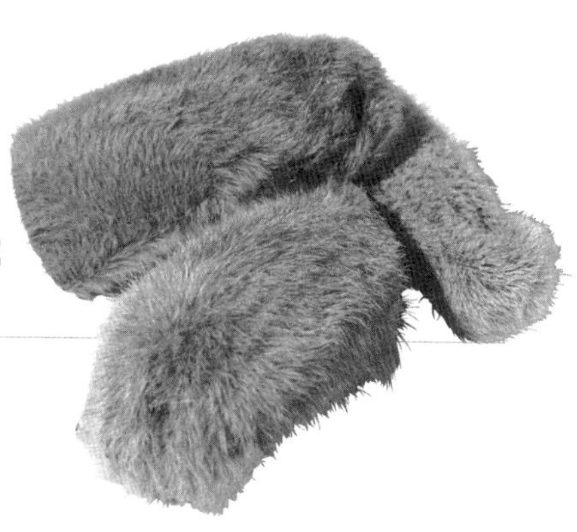

養生要訣

金毛狗脊本根莖，味甘入劑多酒蒸，
補腎強腰治膝疼，性溫固攝止帶遺。

本品功能補肝腎，強腰膝，兼可除風寒濕邪。常用於腰背強痛、俯仰不利、膝痛腳弱、筋骨無力等症，而對肝腎不足兼有風寒濕邪者最為適宜。本品又有溫補固攝作用，治腎氣不固的小便不禁、婦女白帶過多。

本品能補肝腎，強腰膝，兼祛風寒濕邪，且有溫補固攝作用，故與杜仲、續斷比較，同中有異。

功效主治特點

本品味甘、微苦，性溫，歸肝、腎、心、膀胱經。

特點	功效	適用症狀
補肝腎，除風濕，健腰腳，利關節，固腎氣，還具有溫胃之功	補肝腎，強腰膝，祛風濕，溫補固攝	腰背強痛，俯仰不利，膝痛腳軟，筋骨無力；小便不禁，白帶過多

用藥注意

用法用量

內服：煎湯，10～15g；或浸酒。

外用：適量，鮮品搗爛敷。

用藥禁忌

腎虛有熱、小便不利或短澀赤黃、口苦舌乾皆忌之。

養生食譜

狗脊豬脊湯

材料：狗脊10g，豬脊骨1根，雞精、食鹽各適量。

功效：祛寒行濕，溫經通絡。用於寒濕腰痛，症見腰部冷痛，遇陰天疼痛加劇。

做法：豬脊骨洗淨斬成段，金毛狗脊洗淨，與豬脊骨一起放入砂煲中，加適量清水，武火煮沸後，再用文火煲3小時，取出，用雞精、食鹽等調味食用。

狗脊花生鳳爪湯

材料：狗脊20g，鳳爪4對，花生30g，陳皮3g，紅棗4枚。

功效：祛風濕，強腰膝，補血，補脾。用於腎虛、腰痛、足膝軟弱無力、頭暈目眩、面色不華、婦女月經量少。

做法：1.鳳爪用開水燙後，去掉外皮，削掉尖甲，洗淨切斷，在開水中焯一下，然後放入砂鍋內。

2.狗脊先浸泡30分鐘。然後將狗脊、紅棗、花生、陳皮倒入砂鍋中，倒入適量高湯。大火煮開鍋後，用文火煮2個小時，再加精鹽、味精等調味即可。

購買辨識要點

藥材性狀

藥材	形狀	顏色	氣味	質地
狗脊	呈不規則的長塊狀，長10～30cm，直徑2～10cm。表面殘留金黃色絨毛；上面有數個紅棕色的木質葉柄，下面殘存黑色細根。生狗脊片呈不規則長條形或圓形，長5～20cm，直徑2～10cm，厚1.5～5mm；切面較平滑，近邊緣1～4mm處有1條棕黃色隆起的木質部環紋或條紋，邊緣不整齊，偶有金黃色絨毛殘留	狗脊表面深棕色。生狗脊片切面為淺棕色，熟狗脊片呈黑棕色	無氣味，味淡、微澀	堅硬，不易折斷。生狗脊片質脆，易折斷，有粉性。熟狗脊片質地堅硬

真偽鑒別

以肥大、質堅實無空心、外表略有金黃色茸毛者為佳；狗脊片以薄厚均勻、質堅實、不空心者為佳。

骨碎補
補腎療外傷

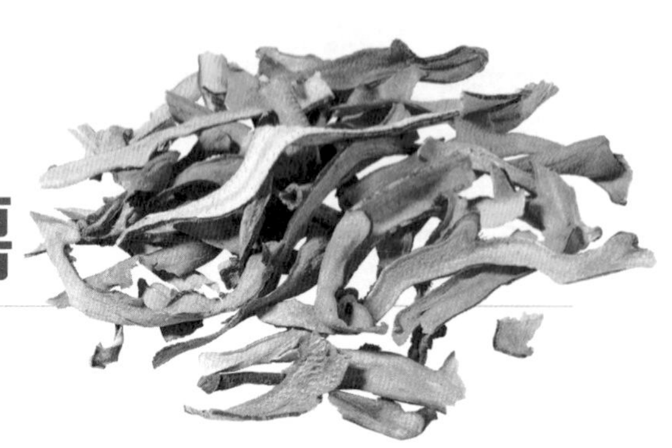

養生要訣

骨碎補是蕨根莖，去毛蒸乾賽猴薑，
溫補腎陽治腰痛，味苦活血續外傷。

本品功能補腎、活血、止血、續傷，並善止疼痛。用治腎虛腰痛、耳鳴、耳聾、牙痛、久瀉，可起補腎、止痛、止瀉的作用；用治跌僕閃挫或金瘡、損傷筋骨，可起活血止血、止痛續傷的功效。

功效主治特點

本品味苦，性溫，歸肝、腎經。

特點	功效	適用症狀
補腎、活血、止血	補腎、活血、止血、續傷、生髮	腎虛腰痛、耳鳴、耳聾、牙痛、久瀉；跌僕閃挫、金瘡、損傷筋骨；斑禿

用藥注意

用法用量

內服：煎湯，10～20g；或入丸、散。

外用：適量，搗爛敷或曬乾研末敷；也可浸酒擦。

用藥禁忌

陰虛內熱及無瘀血者慎服。

養生食譜

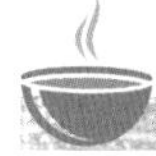

骨碎補粳米粥

材料：骨碎補20g，粳米60g。

功效：益腎健骨，固齒止痛。用於腎虛牙痛等症。

做法：骨碎補水煎，取汁加米煮粥，調味即可。

購買辨識要點

藥材性狀

藥材	形狀	顏色	氣味	質地
骨碎補	呈扁平長條狀，多彎曲，有分枝，長5～15cm，寬1～1.5cm，厚0.2～0.5cm。表面鱗片柔軟如毛，兩側及上表面均具突起或凹下的圓形葉痕，少數有葉柄殘基及鬚根殘留。斷面有維管束環	表面密被深棕色至暗棕色的小鱗片，斷面紅棕色，維管束呈黃色點狀	微有氣味，味淡、微澀	藥材體輕，質地脆，易折斷

真偽鑒別

1. 以條粗大、棕色者為佳。

2. 少數地區使用的水龍骨科植物中華槲蕨的根莖、崖薑的根莖，習稱大骨碎補；還有骨碎補科植物大葉骨碎補的根莖，習稱硬骨碎補；骨碎補科植物海州骨碎補的根莖，以上均非正品。

胡蘆巴
溫腎祛寒濕

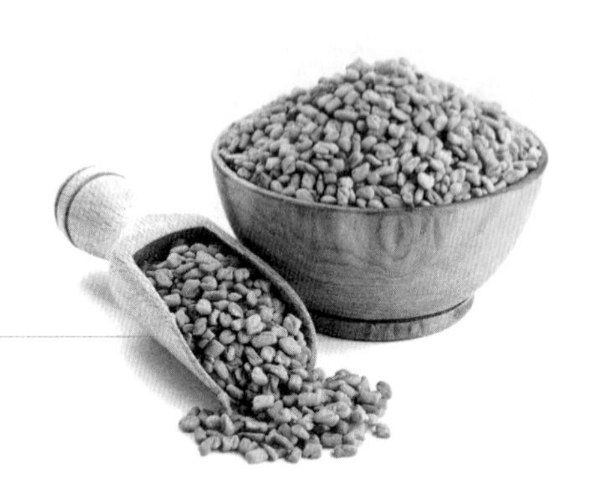

養生要訣

胡蘆巴子溫腎陽，寒疝腹痛可療傷，
寒濕腳氣亦能除，全賴驅寒止痛強。

胡蘆巴有溫腎陽、逐寒濕作用，可治腎陽不足，寒濕氣滯之症，如腎臟虛冷、腹脅脹滿、寒濕腳氣、腿膝冷痛無力，以及寒疝、少腹連睾丸作痛等症。

功效主治特點

本品味苦，性溫，歸肝、腎經。

特點	功效	適用症狀
溫補腎陽，祛寒濕，止痛	溫腎陽，逐寒濕，止痛	腎臟虛冷、腹脅脹滿；寒濕腳氣、腿膝冷痛無力；寒疝腹痛、少腹連睾丸作痛

用藥注意

用法用量

煎服，3～10g；或入丸，散。

用藥禁忌

陰虛火旺者忌用。

養生食譜

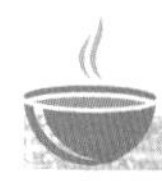

胡蘆巴茶

材料：胡蘆巴30g，補骨脂、菟絲子各20g，紅茶適量。

功效：溫補腎陽，益腎固精。適宜腎陽虧虛、命門火衰所致的遺精、陽痿、小便頻數、遺尿等症。

做法：胡蘆巴、補骨脂、菟絲子分別洗淨，烘乾，共研粗末，放入保溫瓶中，加適量紅茶，倒入1000ml沸水，蓋上瓶塞，燜20分鐘後代茶頻飲。

購買辨識要點

藥材性狀

藥材	形狀	顏色	氣味	質地
胡蘆巴	種子略呈菱形，一端略尖，長3～4mm，寬2～3mm，厚約2mm。兩側各有1條深斜溝，種臍點狀。縱切後可見種皮，胚乳半透明，子葉2片，胚根粗長，彎曲	表面淡黃棕色至淡棕色，子葉淡黃色	微有氣味，味微苦	堅硬，不易破碎，胚乳遇水有黏性

佳品鑒別

胡蘆巴商品以粒大、飽滿、無雜質者為佳。

沙漠人參 推肉蓯蓉

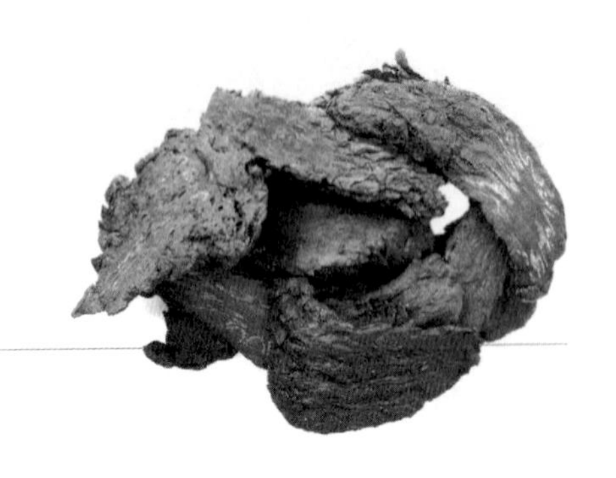

養生要訣

蓯蓉甘溫補腎陽，沙漠人參美名揚，
從容不迫養精血，潤燥通便功滑腸。

肉蓯蓉為滋補藥，因補力緩慢，故名蓯蓉（從容）。因能補腎陽，益精血，且可潤燥滑腸，故可用治腎陽不足、精血虧虛引起的陽痿、不孕、腰膝冷痛、筋骨軟弱等症，並可用於腸燥津枯的大便秘結。

功效主治特點

本品味甘、鹹，性溫，歸腎、大腸經。

特點／功效	適用症狀
為性質溫和的補腎陽、益精血、潤腸通便之良藥	陽痿、不孕、腰膝冷痛或軟弱無力

用藥注意

用法用量

內服：煎湯，10～15g；或入丸、散；或浸酒。

用藥禁忌

陰虛火旺及大便泄瀉者不宜服用，腸胃有實熱之便秘者也不宜應用。

養生食譜

雞肉燉蓯蓉

材料：小公雞1隻，肉蓯蓉30g，料酒、精鹽等各適量。

功效：補腎助陽，益氣。適用於腎陽虧虛所致的陽痿、早洩、遺精、尿頻或遺尿等。

做法：1. 小公雞宰殺洗淨，切塊備用；肉蓯蓉洗淨，濾乾，裝入紗布袋內，紮緊袋口。

2. 將肉蓯蓉與雞塊一起放入砂鍋內，加料酒和水適量，先用武火煮沸，改用文火慢燉，雞肉熟爛後，加入精鹽等調味即可。

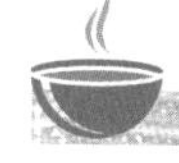

肉蓯蓉羹

材料：肉蓯蓉30g，甘薯50g，羊肉100g，蔥、生薑、精鹽各適量。

功效：溫補肝腎。適用於腎陽虛衰、肝血不足所致的陽痿、腰痛、頭暈目暗、耳鳴等。

做法：肉蓯蓉、甘薯、羊肉洗淨後均切成薄片，一起放入鍋中，加薑片和水適量，先用武火煮沸，再用文火煎煮40分鐘，放入蔥、鹽調味即成。

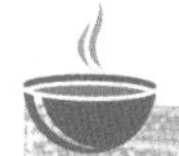

肉蓯蓉羊肉粥

材料：肉蓯蓉30g，羊肉150g，粳米100g，精鹽、味精各適量。

功效：補腎益精。用於腎陽虛所致的陽痿、遺精、滑精等症。

做法：羊肉、肉蓯蓉洗淨切片，與粳米同煮成粥，加精鹽、味精調味即可。

肉蓯蓉歸芍蜜飲

材料：肉蓯蓉15g，柴胡5g，當歸、赤芍、金橘葉、半夏各10g。

功效：調理沖任，活血散結。適於沖任失調所致的乳腺小葉增生。

做法：以上藥材揀去雜質，洗淨，晾乾後切碎，同放入砂鍋，加適量涼水，浸泡15分鐘，用武火煎煮，開鍋後改用文火煮10分鐘，用潔淨紗布過濾，取汁放入容器，待其溫熱時，加入蜂蜜，攪勻即成。

購買辨識要點

藥材性狀

藥材	形狀	顏色	氣味	質地
肉蓯蓉	呈扁圓柱形，稍彎曲，長3～15cm，直徑2～8cm。表面密被覆瓦狀排列的肉質鱗葉，通常鱗葉先端已斷。斷面維管束排列成波狀環紋	表面棕褐色或灰棕色，斷面棕褐色，有淡棕色點狀維管束	微有氣味，味甜、微苦	藥材體重，質地硬，稍微有柔潤性，不易折斷

真偽鑒別

1. 以條粗壯、密生鱗葉、質柔潤者為佳。

2. 有以新疆肉蓯蓉作偽品者，性狀多為紡錘形、扁卵圓形或芋艿狀等不規則形，呈暗紅色，質地無正品的韌性。

仙茅
壯陽力猛有毒

養生要訣

仙茅辛溫壯腎陽，性燥力猛專治寒，
祛寒除濕止痛痹，腰酸膝冷待其散。

仙茅辛熱性猛，能壯腎陽，強筋骨，祛寒濕，暖腰膝，溫脾陽，功能與淫羊藿相似，而藥性燥烈，久服唇焦口燥，有傷陰之弊。

功效主治特點

本品味辛，性熱，歸腎、肝經。

特點	功效	適用症狀
辛熱燥烈，溫補壯陽，補命門火，強筋骨，祛寒濕，溫脾陽而止冷瀉	壯腎陽，強筋骨，祛寒濕，暖腰膝	陽痿精冷、小便不禁、腰膝冷痹

用藥注意

用法用量

內服：煎湯，3～10g；或入丸、散；或浸酒。

外用：適量，搗敷。

用藥禁忌

凡陰虛火旺者忌服。

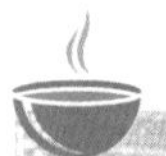

仙茅燉瘦肉

材料： 仙茅15g，豬瘦肉250g，各種調料。

功效： 溫補脾腎，益氣散寒。用於陽痿精冷、筋骨痿軟、腰膝冷痛、陽虛冷瀉。

做法： 仙茅15g搗碎後裝入紗布袋，將口袋紮緊，與豬瘦肉250g切塊後一同入鍋，加生薑片、蔥、料酒、食鹽及適量涼水，武火煮沸後，改用小火慢燉2小時，食用時加味精即成。

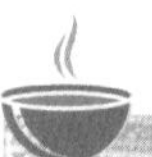

仙茅煲大蝦

材料： 仙茅50g，河蝦仁50g。

功效： 溫補腎陽。治療陽痿、畏寒、小便清長、五更泄瀉等症。

做法： 仙茅洗淨切碎，河蝦仁洗淨。同置鍋中，加黃酒、蔥、薑。急火煮開3分鐘，改用文火煮1小時，調味後即可食用。

牛肉仙茅三子湯

材料： 牛肉300g，仙茅、菟絲子、枸杞子、五味子各20g，生薑2片，紅棗2枚，食鹽適量。

功效： 補腎壯陽。適用於因腎氣虛導致的陽痿、遺精、小便頻數、精神不振等症。

做法： 牛肉洗淨，仙茅、菟絲子、枸杞子、五味子分別用清水漂洗乾淨，並菟絲子用紗布袋裝好，紮上口袋。生薑、紅棗洗淨，與所有材料一起放入砂鍋中，加入適量清水，用中火煲3個小時。

購買辨識要點

藥材性狀

藥材	形狀	顏色	氣味	質地
仙茅	呈圓柱形，略彎曲，長3～10cm，直徑0.4～1.2cm。表面粗糙，有細孔狀的鬚根痕及橫皺紋。斷面不平整	表面棕色至褐色，斷面灰白色至棕褐色，近中心處色較深	氣微香，味微苦、辛	硬而且脆，易折斷

真偽鑒別

1.以條粗壯、表面黑褐者為佳。

2.常見偽品是毛茛科植物芍藥的側根加工品，與正品的區別為：其皮部較窄，木部較寬，紅棕色，具放射狀紋理。另有發現以毒性藥材雪上一支蒿「鐵棒槌」冒充者，外觀與正品近似，但口嘗有持久麻舌感。

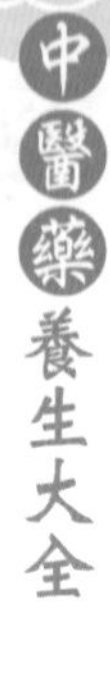

沙苑子 顧肝腎明目

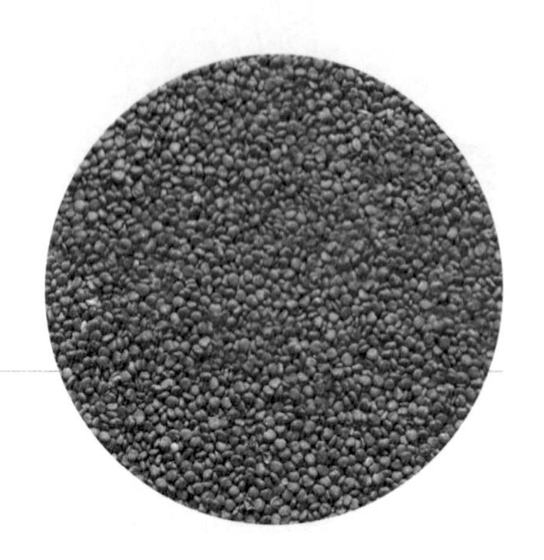

養生要訣

沙苑本是潼蒺藜，性降而補益腎氣，
固精養肝兼明目，泄精虛勞服之宜。

沙苑子溫而不燥，補腎陽，益腎精，且有固精縮尿、補養肝腎、明目作用。適用於腎虛腰痛、滑精、遺尿、尿頻、白帶過多，以及肝陰虧損的目暗不明、頭昏眼花等症。

功效主治特點

本品味甘，性溫，歸肝、腎經。

特點	功效	適用症狀
補腎固精之中，尤長於固澀，兼有補養肝腎、明目作用	補益肝腎，固精縮尿，明目	腎虛腰痛；遺精、滑精、遺尿、尿頻、白帶過多；目暗不明、頭昏眼花

用藥注意

用法用量

內服：煎湯，10～15錢；或入丸、散。

用藥禁忌

相火熾盛，陽強易舉者忌服。

養生食譜

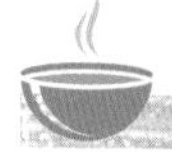

蒺藜菟絲甲魚湯

材料：沙苑子30g，菟絲子30g，鱉肉1000g，薑、鹽各適量。

功效：補腎陽，益精液。用於腎虛精衰，性欲減退、陽痿、遺精、失眠、多夢等症。

做法：1.沙苑子、菟絲子洗淨、濾乾備用。

2.鱉活殺，剖腹留肝、蛋，去腸雜，切成大塊。

3.在熱鍋中放入適量花生油，武火燒熱，放入生薑片，煸出香味後，加鱉肉塊，翻炒5分鐘後，倒入少許冷水，燜炒5分鐘，盛入砂鍋內。

4.將沙苑子、菟絲子裝入紗布袋內，紮緊袋口，放入砂鍋，加冷水適量，用武火煮沸後，改用文火慢燉1小時，放入精鹽調味，喝湯，吃鱉肉。

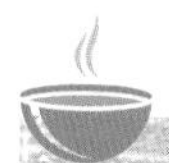

沙苑豬肝湯

材料：鮮豬肝300g，枸杞子10g，沙苑子、乾豆粉各30g，雞蛋1個，上湯200g，料酒、蔥、薑等調料適量。

功效：益腎養血，補肝明目。適用於頭目昏花、視力減退、眼睛迎風流淚、夜盲症等。

做法：1.沙苑子用水200ml水煎煮兩次，每次20分鐘，取其汁，備用。

2.豬肝洗淨，去筋膜切成片；雞蛋打破後，取蛋清與豆粉調成糊狀，與切好的豬肝拌勻；其他原料洗淨待用。

3.上湯加料酒調味後，倒入砂鍋中，放入枸杞子、蔥、薑，猛火燒開後加入調好的豬肝，待水再煮沸後，改文火，加沙苑子藥汁，再煲10分鐘即可。

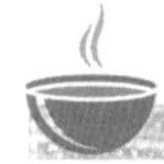

黃芪沙苑子燉魚頭

材料：黃芪10g，沙苑子5g，魚頭1個，生薑等調料各適量。

功效：溫補肝腎，補氣，斂汗。適用於肝腎不足的腰膝酸軟，精血不足、腎陰虛損引起的女性面色晦暗、精神不濟、氣虛自汗等症狀。

做法：將黃芪、沙苑子、魚頭、生薑洗乾淨，魚頭切成兩半，生薑切片。上述材料一起放入砂鍋，加適量清水，武火煮沸後，改用文火燉40分鐘，調味後即可食用。

購買辨識要點

藥材性狀

藥材	形狀	顏色	氣味	質地
沙苑子	略呈腎形而稍扁，長2～2.5mm，寬1.5～2mm，厚約1mm。邊緣一側微凹處具圓形種臍。子葉2片，胚根彎曲，長約1mm	表面光滑，褐綠色或灰褐色，子葉淡黃色	無氣味，味淡，口嚼之有豆腥味	堅硬，不易破碎

真偽鑒別

1. 以粒大飽滿、色褐綠者為佳。

2. 常見偽品有：

豆科植物直立黃芪的乾燥種子：其與沙苑子的主要區別點為表面有黑褐色斑點及細密點狀網紋，嚼之有麻舌感。

紫雲英：腎狀斜長方形，明顯兩側壓扁，表面黃綠色或棕黃色，光滑，一端平截，向下彎成鉤狀，另一端圓或平截。

豬屎豆：腎狀三角形，放大鏡下觀察有暗色花紋。

淫羊藿
壯陽強筋骨

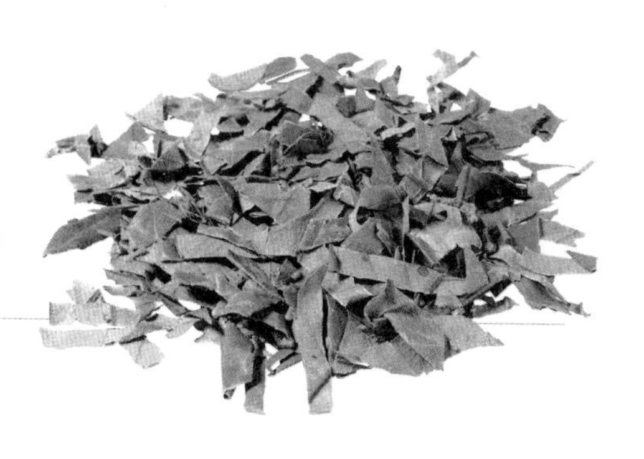

養生要訣

淫羊藿起陰興陽，辛溫散寒甘補專，
堅筋益腎強筋骨，除風濕力增志強。

淫羊藿為補腎壯陽藥，可以強筋骨，又有祛風濕作用，所以適用於腎陽不足引起的陽痿及腰膝無力；也可用於風寒濕痹、疼痛麻木之症。

功效主治特點

味辛、甘，性溫，歸肝、腎經。

特點 / 功效	適用症狀
補腎壯陽，兼強筋骨，祛風濕	陽痿、腰膝無力；風寒濕痹、疼痛麻木

用藥注意

用法用量

內服：煎湯，3～9g，大劑量可用至15g；或浸酒、熬膏，入丸、散。

外用：煎湯含漱。

用藥禁忌

陰虛而相火易動者忌服。

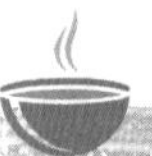

淫羊藿燉豬心

材料：豬心500g，淫羊藿50g，蔥、生薑、食鹽、花椒、白糖、味精、香油、鹵汁各適量。

功效：溫腎補陽，養心安神。用於腎陽虛的陽痿、不孕及尿頻等症。

做法：1.淫羊藿洗淨，切碎，加水800ml，煎煮後取藥液。

2.將豬心剖開後洗淨，與藥液、生薑、蔥、花椒同置砂鍋中，煮至六成熟時撈出豬心，稍涼；將豬心放入鹵汁鍋中，文火煮熟，放涼後切片。

3.將鹵汁、鹽、白糖、味精、香油各適量加熱成濃汁，放入豬心片，拌勻即成。

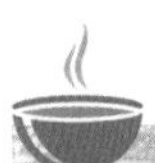

淫羊肉桂粥

材料：淫羊藿30g，粳米50g，肉桂10g。

功效：溫陽化水。用於水濕內停，小便清長。

做法：淫羊藿、肉桂洗淨後，加水煎煮，取藥液，與淘淨的粳米煮成粥。

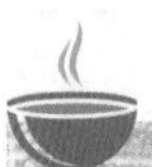

淫羊藿酒

材料：淫羊藿500g，白酒3000ml。

功效：補腎壯陽。用於老人腎陽虛弱，夜尿頻多。

做法：淫羊藿洗淨，曬乾，放入容器內，加白酒後密封保存，20天後即可取酒飲用。

購買辨識要點

藥材性狀

藥材	形狀	顏色	氣味	質地
淫羊藿	三出複葉；小葉片卵圓形，長3～8cm，寬2～6cm；先端微尖，頂生小葉基部心形，兩側小葉偏心形，外側呈耳狀，邊緣具黃色刺毛狀細鋸齒；主脈7～9條，基部有稀疏細長毛，細脈兩面突起，網脈明顯；小葉柄長1～5cm	上表面黃綠色，下表面灰綠色	微有氣味，味道微苦	葉片近似革質

真偽鑒別

1. 以色青綠、無枝梗、葉整齊不碎者為佳。

2. 目前淫羊藿商品涉及同屬15種植物，除上述品種外，部分地區尚用同屬植物寬序淫羊藿、光葉淫羊藿、尖葉淫羊藿、川滇淫羊藿、湖南淫羊藿、黔嶺淫羊藿的地上部分作淫羊藿入藥。它們的主要區別特徵是：葉型（單葉、複葉）；葉片的性狀、長度與寬度的比例；葉背被毛與否，毛茸的性質（柔毛、伏毛、粗硬毛）、分佈位置及其疏密情況等。

益智仁 溫脾縮尿涎

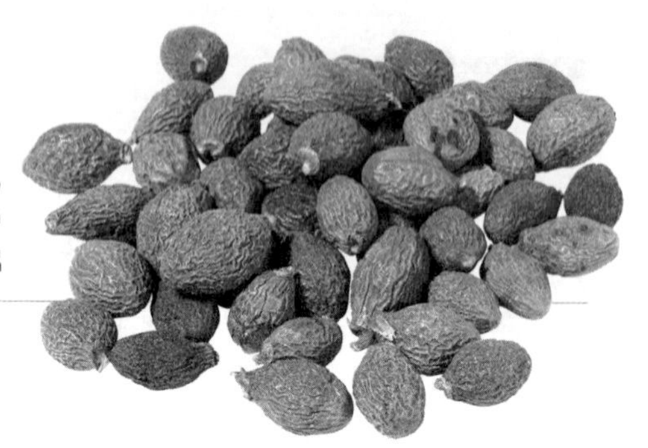

養生要訣

益智紡錘兩端尖，味辛性溫歸脾腎，
補腎溫脾縮尿涎，嘔吐腹瀉口多涎。

益智仁為溫脾藥，兼益心、腎之火，有散寒固澀作用。用於脾胃受寒，腹痛吐瀉、食少、多唾，可以溫中散寒，開胃攝唾；用於腎氣虛寒，遺精、遺尿、尿有餘瀝、夜多小便，又能益火暖腎，固精、縮尿。

益智仁、補骨脂均能溫補脾腎，固精縮尿，但益智仁溫中散寒之力勝於暖腎，故適用於中寒腹痛、吐瀉食少、多唾，以及遺精、尿頻、遺尿等症；補骨脂補腎壯陽之功勝於溫脾，所以適用於陽痿、腰膝冷痛、滑精、遺尿、尿頻，及脾腎陽虛的泄瀉。

功效主治特點

本品味辛，性溫，歸脾、腎經。

特點	功效	適用症狀
擅溫脾腎而兼收澀之性，為溫脾止瀉攝唾、暖腎固精縮尿之常用藥	溫脾暖腎，開胃攝唾，固精縮尿，溫脾止瀉	脾胃受寒，腹痛吐瀉；中氣虛寒，食少、多唾；遺精、遺尿、尿有餘瀝、夜尿增多；脾寒泄瀉

用藥注意

用法用量

內服：煎湯，3～9g；或入丸、散。

用藥禁忌

陰虛火旺或因熱而患遺滑崩帶者忌服。

養生食譜

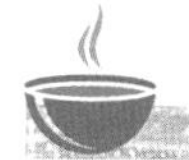

益智仁粥

材料：益智仁50g，白茯苓30g，大米70g。

功效：益脾，暖腎，固氣。適用於小兒遺尿，也可用於小兒多涎等。

做法：益智仁、白茯苓烘乾後，研為粉末。大米洗淨後放入鍋內，加水適量，煮成稀薄粥。待粥將熟時，每次調入藥粉5g，稍煮即可食用。

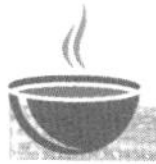

黑豆益智豬肚湯

材料：黑豆20g，益智仁20g，桑螵蛸20g，金櫻子20g，豬肚1個。

功效：補腎助陽。用於小兒腎陽不足型遺尿及神疲乏力、面色蒼白、肢涼怕冷、下肢無力、腰腿酸軟、智力較差、小便清長。

做法：將黑豆、益智仁、桑螵蛸、金櫻子洗淨後用紗布包裹，與豬肚一起燉熟，飲湯食豬肚。

益智豬肚湯

材料： 豬肚1個，瘦肉4兩，茨實、薏苡仁、蓮子、補骨脂、益智仁各30g，紅棗10枚，腐竹1兩，馬蹄（荸薺）10個，紅蘿蔔1條（切塊），花菇10個，鹽等調味料各適量。

功效： 益心腎，補虛損，健脾胃。用於不思飲食、泄瀉日久，心煩口渴、心悸失眠，小便頻數、夜尿增多等症。

做法： 1.豬肚洗淨，放入鍋裡，加適量清水，煮開後撈起，瀝乾水，用刀輕刮內層洗淨。

2.蓮子、腐竹用清水浸泡1小時，與茨實、益智仁、薏苡仁、紅棗、馬蹄、花菇、紅蘿蔔一起放入豬肚內。

3.把豬肚放入鍋內，加清水適量，武火煮沸後，加瘦肉，文火煲2小時後，調味即可。

購買辨識要點

藥材性狀

藥材	形狀	顏色	氣味	質地
益智仁	呈橢圓形，兩端略尖，長1.2～2cm，直徑 1～1.3cm。表面有縱向凹凸不平的突起稜線，頂端有花被殘基，基部殘存果梗。果皮薄，與種子緊貼，種子集結成團，種子呈不規則的扁圓形，略有鈍稜，直徑約3mm	表面棕色或灰棕色，種子表面灰褐色或灰黃色，胚乳白色	有特異香氣，味辛、微有苦味	堅硬

真偽鑒別

以粒大飽滿、氣味香濃者為佳。

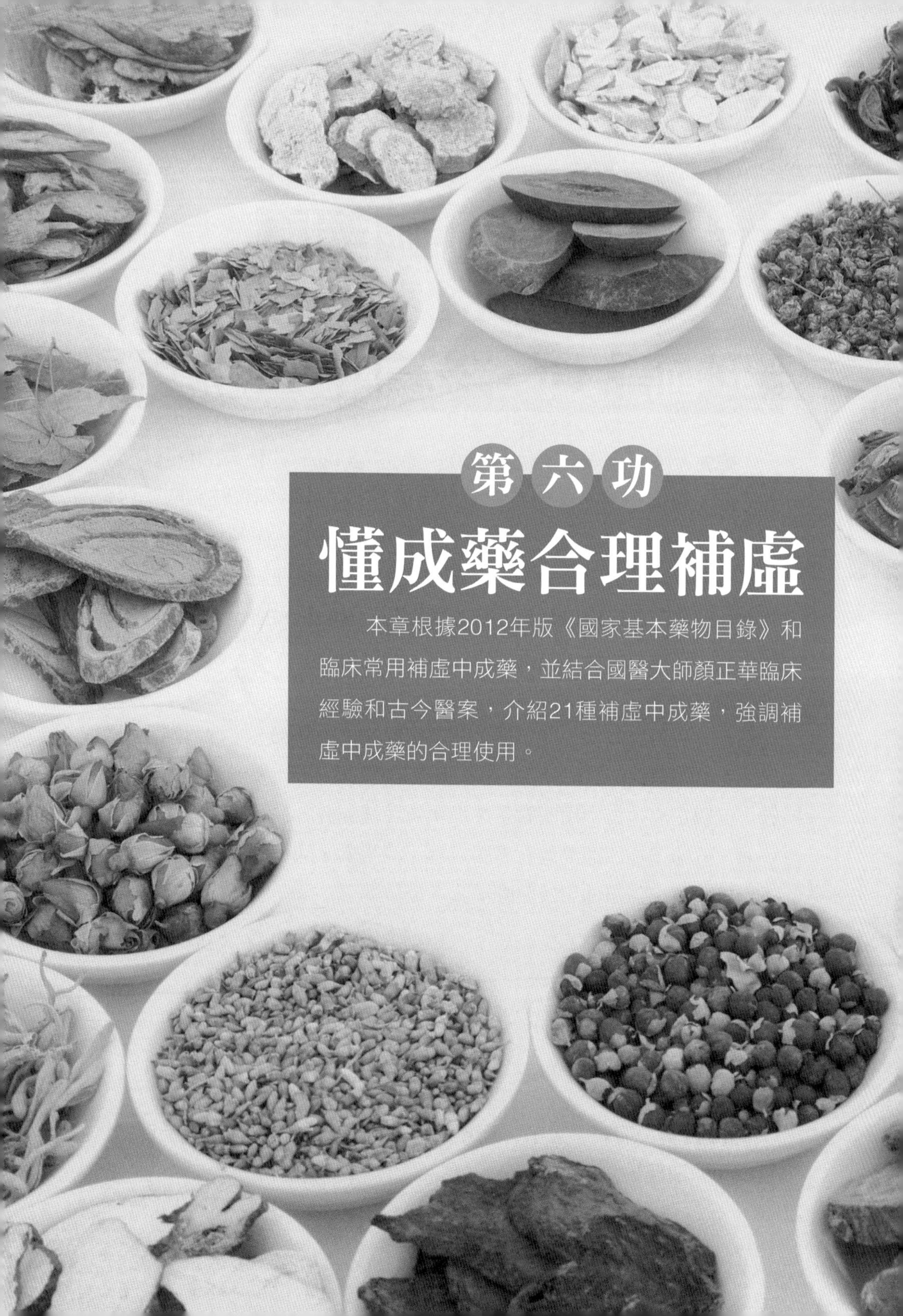

第六功
懂成藥合理補虛

本章根據2012年版《國家基本藥物目錄》和臨床常用補虛中成藥，並結合國醫大師顏正華臨床經驗和古今醫案，介紹21種補虛中成藥，強調補虛中成藥的合理使用。

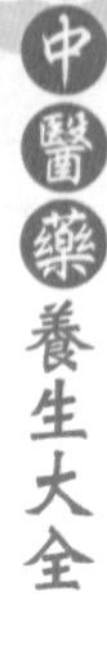

第一節 補氣劑

四君子丸——益氣健脾基礎方

處方：黨參200g，炒白朮200g，茯苓 200g，炙甘草100g。

顏老醫案一：李某患有胃潰瘍10年，2007年時因胃脘滿悶，伴噯氣、納少等病症前來就診。顏老問詢得知大便正常，尿頻，望之舌暗苔白膩，脈弦滑。實屬脾虛氣滯，宜燥濕健脾，益氣理氣補血。用參苓白朮散加陳皮、法半夏以行氣健脾；炒白芍、當歸以和血止痛；烏賊骨制酸止痛；旋覆花降氣，隨後據症加減，四診後病情大為好轉。

顏老醫案二：于某患有慢性結腸炎10年，2007年來就診，症見大便稀溏，每日2～3次，伴口淡，咽部有異物感，耳鳴，早洩，睡眠品質差，舌質淡苔白，舌體略大，脈細小。屬脾腎陽虛所致泄瀉，宜溫補脾腎，澀腸止瀉。方中用四君子湯加生黃芪補氣健脾益胃；補骨脂、煨肉豆蔻、五味子加四陳湯溫腎澀腸止瀉；清半夏、陳皮用於行氣消痰；木香用於止瀉；焦三仙用於健脾消食。療效顯著。

功效主治

益氣健脾。用於脾胃氣虛，胃納不佳，食少便溏。

臨床應用

1. 畏食：症屬脾氣虛。症見食欲減退，胃納呆滯，面色萎白，舌質淡，脈細緩。

2. 小兒消化不良：症屬脾胃氣虛。症見飲食不佳，形體消瘦，面色萎黃，少氣懶言，脈虛無力。

3. 泄瀉：症屬脾胃虛弱。症見大便時溏時瀉，飲食減少，脘悶不舒，面色萎黃，神疲倦怠，舌質淡苔白，脈細弱。

4.便秘：症屬清氣虛，排便無力。症見大便不硬，但難於排出，掙則汗出，短氣倦怠便後疲乏更甚，伴面色萎黃，肢倦懶言。

不良反應：目前尚未檢索到不良反應報導。

用法與用量：丸劑，口服，一次3～6g，一日3次。

合劑，口服，一次15～20ml，一日3次，用時搖勻。

禁忌：尚不明確。

使用注意

1. 陰虛或實熱症者慎用。

2. 服藥期間忌食辛辣、油膩、生冷食物。

顏老經驗談：四君子湯是從《傷寒論》中的「理中丸」脫胎，把原方中秉性燥烈的乾薑去掉，換成了性質平和的茯苓，由驅除大寒變成溫補中氣。方中人參、白朮、茯苓、甘草四味，不熱不燥，從了「君子致中和」的古意。

方中黨參甘平，其功健脾益氣，藥性平和，不燥不膩，為君藥。白朮甘苦性溫，長於健脾燥濕；茯苓甘淡，能滲濕健脾，與白朮相須為用，增強健脾除濕之力，促進脾胃運化功能，助黨參補脾益氣，共為臣藥。炙甘草甘溫，補脾益氣，調和諸藥，為使藥。諸藥合用，共奏健脾益氣之效。

香砂六君丸——益氣健脾兼行氣

處方：木香、砂仁、陳皮、薑半夏、黨參、炒白朮、茯苓、炙甘草。

顏老醫案：曹某患有腸炎、哮喘，來診時大便不成形，日3～4次，伴脘腹脹滿，口渴不多飲，食欲良好，苔薄白膩，脈濡。屬脾虛夾濕泄瀉。以香砂六君丸合香連丸為基礎方加減以益氣健脾，燥濕止瀉。療效顯著。

功效主治

益氣健脾，和胃。用於脾虛氣滯，消化不良，噯氣食少，脘腹脹滿，大便溏瀉。

臨床應用

1. 胃痛：脾胃氣虛，胃氣阻滯所致，症見胃脘不適，疼痛脹悶，勞累或受涼後發作或加重，泛吐清水，神疲乏力，胸悶，噯氣，食少納呆，大便溏瀉，舌淡苔白，脈細弱；急慢性胃炎、胃及十二指腸潰瘍見上述證候者。

2. 痞滿：脾胃氣虛，健運失職，胃氣阻滯，升降失司所致的脘腹脹滿、胸脅脹滿、噯腐吞酸、噁心嘔吐、食少便溏、少氣懶言、舌淡紅、苔白膩、脈細弱；功能性腹脹見上述證候者。

3. 泄瀉：脾虛失運，清濁不分所致，症見大便溏爛，遷延反復，食少，食後胸悶不舒，稍進油膩則大便次數增加，大便中夾未消化食物，面色萎黃，脘腹脹悶，神疲倦怠，舌質淡，苔白脈細；慢性消化不良見上述證候者。

不良反應：尚不明確。

用法與用量：口服，一次6～10g，一日2～3次。

禁忌：尚不明確。

使用注意

1. 陰虛內熱胃痛、濕熱痞滿、泄瀉者慎用。

2. 忌食生冷、油膩、不宜消化及刺激性食物；戒煙酒。

顏老經驗談：四君子氣分之總方也。黨參致沖和之氣，白朮培中宮，茯苓清治節，甘草調五臟，胃氣即治，病安從來。然撥亂反正，又不能無為而治，必舉夫行氣之品以輔之，則補品不至泥而不行，故加陳皮以利肺金之逆氣，半夏以疏脾土之濕氣，而痰飲可除也。加木香以行三焦之滯氣，縮砂以通脾腎之元氣，憤鬱可開也。四君得四輔，而補力倍宣，四輔有四君，而元氣大振，胡須而益彰者乎。

補中益氣丸——益氣健脾能升陽

處方：炙黃芪200g，黨參60g，炙甘草100g，炒白朮60g，當歸60g，升麻60g，柴胡60g，陳皮60g。

顏老醫案：2007年，陳某因飲食未加注意，胃痛加重，伴胃灼熱、反酸、口麻，所以前來請顏老診治。顏老問詢得知該患者患有慢性淺表性胃炎伴糜爛，且此時兩臂酸痛，大便不成形，怕冷，胃脘部發涼，而患者舌紫暗，苔白膩，脈濡。實屬脾虛氣滯導致胃痛，當補中健脾，燥濕理氣。於是給予補中益氣湯以健脾補氣，原方中加入木香、砂仁、佛手等溫中理氣中藥，以瓦楞子制酸止痛。7劑後症狀減輕，中脘脹痛略清，但仍反酸，於是給予黃連、吳茱萸等清肝瀉火，降逆止嘔。

數劑後患者病情好轉，大便次數減少。

古籍醫案：明代名醫薛己對補中益氣湯的應用可謂到了嫺熟的境地，《薛氏醫案》記載：薛己久坐看書後，總覺渾身困乏無力，且夜間難以入眠，足內酸熱，倘若失眠數天，腿內也熱，翻來覆去直到困倦極度才能入眠，薛己認為這是由於勞傷元氣，陰火乘虛下注。當服用補中益氣加麥冬、五味子、酒炒黑黃柏少許。藥效顯著，服用幾副湯藥後，神志便清醒，精力旺盛。

薛己妙用補中益氣湯，收奇效的醫案有不少，下面介紹一個實例。在嘉靖辛丑年（西元1541年）的夏天，薛立齋去屠內翰家裡看病，診完病就多住了兩天，正巧遇一上門的相士算卦，而薛立齋發現相士吐出帶有散血的痰。於是上前詢問才知相士患有此症很久，而每當勞累過度時發作。勞傷肺脾之氣，血所以是散的，而補中益氣湯可對勞傷脾肺之氣的病症有良好的治療效果，於是給予補中益氣湯，方中加入麥冬、五味子生津斂肺，山藥健脾補氣。數日，病症好轉。

某老年婦女，咳嗽，屢請諸醫診治不癒。她初起曾用疏表宣肺，散寒清解；繼用降氣化痰；或健脾，溫中止咳；又用養陰潤燥，斂肺固金，最終都沒有治好咳嗽。她兒子曾拜方老鳴謙為師，情急之下，於是抄用該師的處方，乃補中益氣湯（黨參12g，黃芪12g，白朮9g，陳皮4.5g，當歸6g，炙升麻、蜜柴胡各4.5g，甘草6g，大棗3枚，生薑2片）加麥冬12g，五味子6g，罌粟殼9g，兩劑。當天，煎服一劑，至晚間服第二煎後，夜間竟安然入寐。第二天兩劑服完，馬上就不見咳嗽了。方鳴謙大師云：「老人家久咳氣弱，痰少稀薄，夜間尤甚，每有微汗。此症咳久，肺脾氣虛，陰液耗傷。益氣伍甘寒，少佐斂肺，標本兼顧嘛！」

功效主治

補中益氣，升陽舉陷，可用於脾胃虛弱如飲食減少，體倦肢軟，少氣懶言，面色㿠白；脫肛、子宮脫垂；身熱，自汗，口渴喜熱飲，氣短乏力，舌淡。

臨床應用

1. 泄瀉：症見食後即瀉，完穀不化，食減，消瘦，困倦，脫肛，自汗等。脾胃虛弱，中氣下陷所致大便溏瀉，久瀉不止，水穀不化，稍進油膩等不易消化之物，則大便次數增多，氣短，肢倦乏力，納食減少，脘腹脹悶不舒，面色萎黃，舌淡苔白，脈細弱。補中益氣湯治療氣陷泄瀉早有記載，《醫略六書・雜病症治》治氣陷泄瀉用補中益氣湯加羌活、防風。而現在臨床主要新用於慢性腸炎、慢性結腸炎、術後胃腸功能紊亂見上述癥候者。

2. 脫肛：肛門下墜或脫出，因脾胃虛弱，中氣下陷所致，或勞累、增加腹壓、咳嗽等均可脫出。伴面色蒼白，唇淡，氣短，倦怠乏力，腹脹腹痛，舌淡少苔，脈虛無力。《醫略六書・雜病症治》治久瀉脫肛，用補中益氣湯加粟殼、烏梅、五味子、肉豆蔻。

3. 陰挺：脾胃虛弱，中氣下陷落所致自覺陰道有塊狀物脫出，陰道墜脹；活動或體力勞動時加重，白帶增多，質稀色白，伴精神疲倦，面色蒼白無華，四肢無力，心悸，氣短，小腹下墜，舌淡苔薄白，脈細弱；子宮脫垂見上述表現者。

4. 氣虛自汗：由氣虛衛不固表所致自汗出。症見自汗惡風，汗出常冷，疲乏無力，脈微而緩或虛大。治宜益氣固表，用玉屏風散、補中益氣湯等方。

此外，補中益氣湯還可治療胃下垂、消化性潰瘍、慢性胃炎、上瞼下垂、餐後低血壓、氣虛頭痛、眩暈症、排尿暈厥、多汗症、尿滯留、產後尿滯留、口瘡、氣虛喉喑、蕁麻疹、濕疹、過敏性皮炎等病症。

不良反應：尚未明確。

用法與用量：口服，小蜜丸一次9g，大蜜丸一次1丸，水丸一次6g，一日2～3次。

口服液，口服，一次10ml，一日2～3次。

合劑，口服，一次10～15ml，一日3次。

禁忌：尚未明確。

使用注意

1. 陰虛內熱者慎用。
2. 不宜與感冒藥同時使用。
3. 忌食生冷、油膩、不易消化的食物。

顏老經驗談：本症多由飲食勞倦，損傷脾胃氣虛，清陽下陷所致。本方重用炙黃芪，黃芪甘溫，能健脾益氣，為君藥。黨參、白朮、炙甘草補中益氣，健脾和胃，為臣藥。與黃芪合用，增強補中益氣之力。氣虛日久，營血虧虛，故取當歸養血和血，助黨參、黃芪補氣養血；陳皮理氣和胃，使補而不滯；並以少量升麻、柴胡升陽舉陷，輔助君藥升提下陷之中氣，為佐藥。炙甘草又可調和眾品，兼為使藥。諸藥合用，共奏補中益氣、升陽舉陷之功。

參苓白朮散——益氣健脾兼祛濕

處方：人參100g，茯苓100g，白朮（炒）100g，山藥100g，白扁豆（炒）75g，蓮子50g，薏苡仁（炒）50g，砂仁50g，桔梗50g，甘草100g。

顏老醫案：朱某患有慢性腸炎病史10年，2007年前來就診，患者自述大便不成形，大便次數多，一日2～3次，水果蔬菜稍多食後隨即腹瀉，食欲正常。舌淡苔白，脈細小，便溏、畏寒為脾胃虛寒之症，應當溫補脾胃，益氣止瀉。用參苓白朮散，補中益氣，健脾溫中和胃，滲濕健脾止瀉。

古籍醫案：明代嘉靖年間，福建小溪有位告老還鄉的太常名叫李文察。一年夏天，夫人張氏得病，李文察請遍遠近名醫，皆不見好。萬般無奈之下，只好張榜求醫。榜文剛貼出去，就被一個衣裳襤褸、獨眼跛腳的遊方和尚揭下。和尚給夫人望病後，說：「尊夫人所患乃脾濕虛症，宜補氣健脾化濕。貧僧配製有參苓白朮散金丹。」說完取出一盒，盒內裝著八小條形似四方長枕的藥餅。和尚交代：日服兩次，早晚飯後服下，五日後再來看病。李夫人服下這藥後，果然病就好了八成。第五日，和尚又來看病，給李夫人另開了藥慢慢調養，不久夫人的病就完全好了。

功效主治

補脾胃，益肺氣。用於脾胃虛弱，食少便溏，氣短咳嗽，肢倦乏力，舌淡苔白，脈虛弱。現代主要用於脾胃氣虛夾濕症所致的慢性腹瀉、慢性結腸炎。

臨床應用

1. 泄瀉：脾胃氣虛運化失常所致。症見大便溏瀉，飲食不消，或大便次數增多；或大便稀薄，脘腹脹悶不舒，納食減少；或咳嗽無力，痰白清稀，面色萎黃，肢倦乏力，甚則水腫，舌淡苔白膩，脈濡而弱。現代醫學多用於腸易激綜合症、胃腸功能紊亂、慢性結腸炎、消化不良、放射性直腸炎見上述癥候者。

2. 畏食：脾胃氣虛升降失司所致。症見畏食或拒食，納呆腹脹，面色萎黃，乏力，自汗，精神稍差，肌肉不實或形體羸瘦，大便溏或完穀不化，舌淡苔膩，脈無力。小兒畏食症、消化不良、小兒缺鋅症、神經性畏食見上述癥候者均可使用。

3. 咳嗽：脾肺氣虛夾濕生痰所致。症見咳嗽氣短，痰白量多，咳聲重濁，因痰而嗽，痰出咳平，進甘甜膩食物加重，胸悶脘痞，嘔惡食少，體倦乏力，大便時溏，舌苔白膩，脈濡滑。如小兒肺炎或肺門淋巴結核、支氣管哮喘、肺氣腫、慢性肺心病、老年慢性呼吸道感染見上述癥候者，均可使用。

不良反應：目前尚未檢索到不良反應報導。

用法與用量：口服，一次6～9g，一日2～3次。

禁忌：尚不明確。

使用注意

1. 濕熱內蘊所致泄瀉、畏食、水腫及痰火咳嗽者不宜使用。
2. 宜飯前服用。
3. 服藥期間忌食葷腥油膩、不易消化的食物。
4. 孕婦慎用。
5. 忌惱怒、憂鬱、勞累過度，保持心情舒暢。

顏老經驗談：方中人參甘苦微溫，入脾肺二經，擅補脾肺之氣；

白朮甘溫而性燥，既可益氣補虛，又能健脾燥濕；茯苓甘淡，為利水滲濕、健脾助運之要藥；三藥合用，益氣健脾，共為君藥。山藥甘平，補脾胃而益肺腎；蓮子甘平而澀，既能補益脾胃，又可澀腸止瀉；二藥助人參、白朮以健脾益氣，兼以燥濕止瀉。白扁豆甘平微溫，補脾化濕；薏苡仁甘淡微寒，健脾利濕；二藥助白朮、茯苓以健脾助運，滲濕止瀉，四藥共為臣藥。砂仁芳香辛溫，化濕醒脾，行氣和胃；桔梗辛苦而平，可升提肺氣，宣肺化痰止咳；二藥為佐藥。炙甘草益氣和中，潤肺止咳，調和諸藥，為使藥。諸藥配伍，共奏補脾胃、益肺氣之功。

參芪片——益氣健脾力量強

藥物組成：黨參、黃芪。

顏老醫案：金某，女，37歲，2006年前來就診，就診時胃痛已止，大便稀，每日2行，晨起口苦，舌淡紅、苔少、邊有齒痕，脈弦細。顏老給予黨參、黃芪健脾和胃，補脾益氣。參芪片可用於脾氣虛所致的體弱、四肢無力。

功效主治

補脾益氣。用於脾氣虛所致的體弱、四肢無力。

臨床應用

脾胃氣虛症。由飲食勞倦所傷，脾胃運化失司，日久脾胃氣虛所致，症見身體虛弱，倦怠，四肢無力，易疲勞，飲食減少；慢性胃炎、慢性疲勞綜合症見上述癥候者。此外，本品可輔助治療甲狀腺功能亢進所見白血球減少症等。

不良反應：尚不明確。

用法與用量：片劑，口服，一次4片，一日3次。

糖漿劑，口服，一次15ml，一日2次。

禁忌：尚不明確。

使用注意

1. 陰虛或實熱症者慎用。
2. 感冒者慎用。
3. 服藥期間宜食清淡易消化的食物。

顏老經驗談：黨參性味甘平，入肺脾經，有補氣益肺、養血生津作用。黃芪性味甘平，入肺、脾經，有補氣益中、固表止汗作用。黃芪為補氣諸藥之首，能益元氣，壯脾胃，療虛損，抗衰老。兩藥合用，具有健脾益氣的作用，氣虛體弱、四肢無力者最宜。

刺五加片——益氣健脾兼安神

處方：刺五加浸膏150g。

古籍醫案：《本草綱目》中稱刺五加，以五葉交加者良，故名五加，又名五花。五加治風濕，壯筋骨，其功良深，寧得一把五加，不用金玉滿車，有「文章作酒，能成其味，以金買草，不言其貴」之說，對五加作了很高的讚譽。李時珍用其療治風濕痿痹，壯筋骨；《名醫別錄》中用刺五加治療男子陽痿、陰囊下潮濕、小便餘瀝不盡，女人陰部瘙癢及腰脊痛、兩腳疼痹等。《本草再新》中用刺五加化痰除濕，養腎益精，去風消水，理腳氣腰痛，治瘡疥諸毒。

功效主治

益氣健脾，補腎安神。本方主要用於脾腎陽虛，體虛乏力，食欲減退，腰膝酸痛，失眠多夢。

臨床應用

不寐多因脾腎陽虛，心神失養所致，症見失眠多夢，頭暈，形寒肢冷，氣短，納差，面色無華，經血量多而色淡，舌質淡，苔薄白，脈沉遲；神經衰弱見上述癥候者。

不良反應：目前尚未檢索到不良反應報導。

用法與用量：片劑，口服，一次2～3片，一日2次。

膠囊劑，口服。一次2～3粒，一日3次。

禁忌：尚不明確。

使用注意

1. 陰虛內熱及邪實壯者慎用。
2. 睡前不宜飲用咖啡、濃茶等興奮性飲片。

顏老經驗談：刺五加可用於脾腎陽虛、體虛乏力、食欲減退、腰膝酸痛、失眠多夢、小兒行遲等症。此外，秋天裡很多中老年人會出現體倦乏力的情況，有些人患上了神經衰弱，失眠多夢且記憶力差。中醫專家指出，中老年人在秋天不妨服用些刺五加，對治療神經衰弱很有好處。

黃芪顆粒——益氣健脾還補肺

處方：黃芪1000g。

古籍醫案：《舊唐書・方技傳》記載唐朝許胤宗在南陳新蔡王手下做官時，柳太后突然患腦卒中說不出話來，請遍名醫治療都沒有效果。柳太后因為口噤不能服藥，眼見病情一天比一天加重，眾醫束手無策，新蔡王更是心急如焚。而精通醫藥的許胤宗不但不著急，反而提出用熱湯氣薰蒸法為太后治病。於是用黃芪、防風兩味藥煮湯數十斛，放到柳太后床下，藥汁彌漫，煙霧繚繞，柳太后當天晚上就能說話。以後經過一段時間的調理，太后便康復如同以前一樣了。

柳太后猝患腦卒中，是因年老體弱、氣血失調的結果。而黃芪性溫，善補氣升陽，固表行滯，防風性微溫，善散風勝濕止痛。李杲說黃芪得防風其功愈大。兩者相伍，既能補氣固表而健體，又能散風行滯而調氣血，恰中病理。再加上熱蒸氣既能溫通經絡，促進氣血運行，又能潤肌膚，開毛竅，促進藥物成分的吸收，故能在較短時間內收效。

功效主治

補血養氣，固本止汗，利尿，托毒排膿，生肌。用於氣短心悸、氣虛血虧、表虛自汗、四肢乏力、體虛水腫、久瀉、脫肛、瘡口久不癒合。

臨床應用

用於肺衛不固、氣血兩虛症的上呼吸道感染及感冒、病毒性心肌炎、病毒性肝炎、慢性腎炎、小兒哮喘、變應性鼻炎及慢性鼻炎、癌症患者晚期免疫低下。有補氣固表、利尿、托毒排膿、生肌等功效。黃芪是傳統瘡藥，有生肌的作用，尤其適用於「久敗瘡」，即潰瘍久不癒合的化膿性感染，表現為膿水清稀，創面平塌。

不良反應：尚不明確。

用法與用量：開水沖服，一次4g（一袋），一日2次。

禁忌：尚不明確。

使用注意

1. 忌辛辣、生冷、油膩的食物。

2. 感冒發熱患者不宜服用。

3. 該藥品宜飯前服用。

4. 高血壓、心臟病、肝病、腎病等慢性病患者應在醫師指導下服用。

5. 服藥2周症狀無緩解，應去醫院就診。

6. 兒童、孕婦應在醫師指導下服用。

顏老經驗談：黃芪對辨症為氣虛、氣血兩虛、氣陰兩虛和陽氣虛弱者及大多數疾病都能使用。氣陰兩虛者宜與養陰藥同用。對大病後、手術後、大出血後身體虛弱，有許多不舒服的症狀，需要調理的人，一般都可以使用黃芪。

對那些免疫功能低下和內臟功能減退的患者，症見乏力，貧血，畏冷，大便溏薄，水腫，蛋白尿，容易感冒，反復感染，使用免疫抑制劑衝擊治療，尤其是免疫缺陷病、腫瘤及其手術後，使用人參、黃芪、黨參、白朮、靈芝等是最常用的補氣藥，並以參、芪作用最佳。

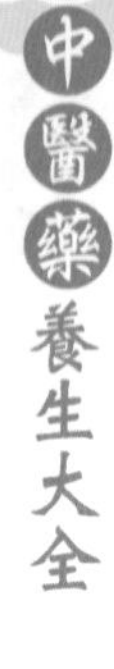

第二節 補血劑

四物合劑——養血活血基礎方

處方：當歸250g，川芎250g，白芍250g，熟地黃250g。

顏老醫案：王某，女，2007年2月前來就診。既往有月經不調十餘年，平素月經週期50日左右，小便黃，大便可，脈沉弦，舌苔薄白。顏老辨症為血虛挾瘀所致的經遲。用四物合劑加減以補血活血，利水通經，以當歸、熟地黃、白芍來補血，川芎加入丹參、紅花、茺蔚子、赤芍來活血化瘀，輔以澤蘭活血通經，疏肝和脾，柏子仁養心安神，香附疏肝理氣。7劑後，療效顯著。

功效主治

養血調經。用於血虛所致的面色萎黃、頭暈眼花、心悸氣短、月經不調。

臨床應用

本品是補血的常用製劑，也是調經的基本藥，臨床上多用於血虛、血行不暢的病症，特別是婦女月經不調、痛經、經閉、胎前產後尤為多用，以唇甲無華、舌淡、脈細為主要症狀。

不良反應：尚不明確

用法與用量：口服，一次10～15ml，一日3次。

禁忌：尚不明確。

使用注意

1. 忌食不易消化的食物。

2. 感冒發熱患者不宜服用。

3. 有高血壓、心臟病、肝病、糖尿病、腎病等慢性病嚴重者應在醫師指導下服用。

4. 平素月經正常，突然出現月經過少，或經期錯後，或陰道不規則出血者應去醫院就診。

5. 兒童、孕婦、哺乳期婦女應在醫師指導下服用。

6. 頭暈、心悸氣短嚴重者應去醫院就診。

7. 服藥4周症狀無緩解，應去醫院就診。

顏老經驗談：方症為血虛以及血行艱澀、停滯所致。方中熟地黃味厚滋膩，為滋陰補血之要藥，用為君藥。當歸甘溫質潤，補血養肝，和血調經，既可助熟地黃補血之力，又可行經隧脈道之滯，為臣藥。白芍酸甘質柔，養血斂陰，與熟地、當歸相須則滋陰養血之功益著，並可緩攣急而止腹痛；川芎辛散溫通，上行頭目，下行血海，中開鬱結，旁通絡脈，與當歸相配伍則暢達血脈之力益彰，兩者同為佐藥。四物相配，補中有通，滋陰不膩，溫而不燥，陰陽調和，使營血恢復。

當歸補血口服液——補氣生血代表方

處方：當歸132g，黃芪330g。

顏老醫案：劉某，女，33歲，2007年3月前來就診。月經量少3月，最近因工作緊張而誘發，伴心慌，頭昏，睡眠差，不耐疲勞，月經前後不定期。舌紅苔薄白，脈弦細。顏老辨症為氣血不足所致的月經失調，用當歸補血湯加減來補氣養血，健脾安神。當歸補血活血行氣，黃

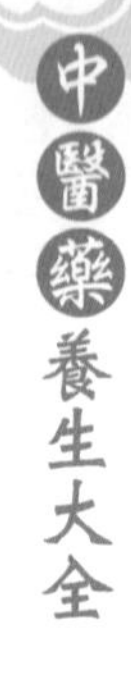

芪補氣行滯、益衛固表，加入黨參補中益氣、養血生津，白朮補氣健脾，茯苓健脾寧心，酸棗仁、遠志安神益智，龍骨鎮驚安神，丹參活血祛瘀，大棗補中益氣，甘草補脾益氣。7劑後，療效顯著。

功效主治

補氣生血。氣血兩虛症。

臨床應用

1. 氣血兩虛症：多因久病不癒，耗傷氣血；或脾胃虛弱，氣血化源不足所致，症見氣短乏力，四肢倦怠，面色萎黃或蒼白，頭暈目眩，失眠，健忘，舌淡苔薄，脈細弱；貧血見上述癥候者。

2. 眩暈：此為氣血虧虛，不能榮養清竅所致，症見心悸，氣短，面色無華，神疲乏力，納呆食少，舌質淡，脈細弱；各類貧血見上述癥候者。

3. 心悸：此由氣血虧虛，心神失養所致，症見心悸，氣短，面色無華，神疲乏力，納呆食少，舌質淡，脈細弱；神經衰弱見上述癥候者。

4. 失眠：此由氣血耗傷，心失所養，心神不安所致，症見多夢易醒，健忘，神疲，食少，四肢倦怠，面色少華，舌質淡，脈細弱；神經衰弱見上述癥候者。

不良反應：目前尚未檢索到不良反應報導。

用法與用量：口服液，口服，一次10ml，一日2次。丸劑，口服，一次1丸，一日2次。

禁忌：尚不明確。

使用注意

1. 陰虛火旺者慎用。

2. 感冒者慎用。

3. 用於治療失眠時，睡前不宜喝茶和咖啡。

4. 服藥期間宜食清淡易消化食物，忌食辛辣、油膩、生冷食物。

顏老經驗談：當歸補血湯是一首金元時代李東垣所創造的益氣補血方劑，由黃芪和當歸兩味藥以5：1比例組成的，具有益氣生血功效，多用於治勞倦內傷，氣血虛，陽浮於外之虛熱症。方中重用黃芪，大補脾肺之氣，以資氣血生化之源，為君藥；配伍當歸甘辛而溫，養血和營，為臣藥。如此則陽生陰長，氣旺血生。法「有形之血不能自生，生於無形之氣」之理。

歸脾丸——氣血雙補安心脾

處方：黨參80g，炒白朮160g，炙黃芪80g，炙甘草40g，茯苓160g，制遠志160g，炒酸棗仁80g，龍眼肉160g，當歸160g，木香40g，大棗（去核）40g。

顏老醫案一（治療心律失常）：劉某，患陣發心悸氣短2年多，各種檢查除期前收縮外均無異常，閉經1年。在外院檢查效果不明顯。症見活動後心悸，睡眠差，多夢，舌淡苔白有齒痕，脈細緩。由於氣血不足導致心悸，當益氣補血，健脾養心。舌齒痕、脈細緩為心脾氣血不足之象，方用歸脾湯加減，加入香附、木香理氣醒脾，以防益氣補血藥滋膩滯氣。給予此方7劑，後續用此方加溫通心陽藥桂枝，患者心悸發作次數減少。

顏老醫案二：劉某因心慌頭暈於2007年1月來診。患者訴說平素工作緊張，睡眠品質差，易疲勞，月經量少，月經先後不定期。舌紅苔薄白，脈細弦。屬心血不足，因而心悸。以歸脾湯加減，補血養心，益氣安神。加龍骨牡蠣重鎮安神，丹參清心，合益母草活血，香附理氣，共奏補血養心、益氣安神之功。服用7劑，睡眠品質轉好，心悸減輕。

顏老醫案三（治療眩暈）：王某，家族有高血壓病史，來診時頭暈，口乾喜飲，下肢腫，心悸，動則汗出，疲倦腿軟，多夢，尿頻，大便偏乾，1～2日1次，月經提前1周，脈沉細，苔薄白。因精氣不足而眩暈，肝腎精虧，腎陽虛憊而出現腿軟多夢尿頻；心氣血不足不能溫攝濡養，故動輒出汗，心悸。治當健脾補腎，養心安神。當用歸脾湯加減，加入薏苡仁、澤瀉利水滲濕；何首烏滋養陰血補腎；丹參清熱涼血；益母草活血化瘀。諸藥共奏補腎健脾、養心血涼心而安神。歸脾湯與補中益氣湯同用參、芪、朮、草以益氣補脾。前者以補氣藥配伍養心安神藥，意在心脾雙補，恢復二臟生血、統血之職，主治心脾氣血兩虛之心悸怔忡、健忘失眠、體倦食少，以及脾不統血之便血、崩漏等。後者是補氣藥配伍升陽舉陷藥，意在補氣升提，複脾胃升清降濁之能，主治脾胃氣虛、氣陷之少氣懶言、發熱及臟器下垂等。

古籍醫案：1. 心悸怔忡《南雅堂醫案》：用心過度，陰血必受損耗，怔忡健忘，皆心血不足之故，生血者心，統血者脾，當握要以圖之，歸脾湯。

《續名醫類案》：馬元儀治一人患心悸症，肢體倦怠，或以陰虛治之不效。診其脈浮虛無力，蓋得之焦勞思慮傷心也。心之下脾位，脾受心病，鬱而生涎，精液不生，清陽不布，故四肢無氣以動而倦怠也。法宜大補心脾，乃與歸脾湯20劑，即以此方作丸，服之痊癒。

2. 心痛《南雅堂醫案》：診得脈細小，右寸澀，心下悸，痛甚喜按，得食少癒，大小便俱見清利，系虛痛之候，用歸脾湯加石菖蒲治之。

《脈訣匯辨》：邑宰章生公，南都應試，時八月初五，心脾痛甚，食飲皆廢。診其兩寸，澀而無力，與大劑歸脾湯加人參3錢、官桂2

錢，煎服之。不逾時痛減，續進1劑，痛竟止。

功效主治

益氣健脾，養血安神。用於因心脾兩虛，氣短心悸，失眠多夢，頭暈頭昏，肢倦乏力，食欲減退，崩漏便血。

臨床應用

1. 心脾兩虛症：因思慮過度，勞傷心脾，氣血兩虛而致氣短懶言、失眠多夢、健忘、頭暈頭昏、肢倦乏力、精神疲憊、食欲減退、大便溏薄、舌淡苔白、脈細弱；慢性疲勞綜合症見上述證候者。

2. 心悸：因心脾兩虛，心失所養而致心慌不安、失眠健忘、神疲食少、面色萎黃、舌淡苔白、脈細弱。

3. 失眠：因心脾兩虛，心神失養所致的失眠多夢、健忘、納呆食少、肢倦乏力、精神萎靡、舌淡苔白、脈細弱；神經衰弱見上述證候者。

4. 眩暈：多因氣血虛弱，腦失所養而致頭暈頭昏、心悸少寐、神疲乏力、食少納呆、面色萎黃、舌淡苔白、脈細弱；貧血見上述證候者。

5. 崩漏：多因脾虛氣弱不能統血而致婦女經血非時而下，淋瀝不斷，甚或血流如湧，色淡質清，神疲體倦，面色萎黃，舌淡苔白，脈細弱；功能性子宮出血見上述證候者。

6. 便血：多因脾虛氣弱不能統血，血溢腸內而致便血，血色紫暗，甚至色黑，肢體倦怠，食欲減退，面色萎黃，舌淡苔白，脈細弱；胃十二指腸潰瘍出血見上述證候者。

不良反應：目前尚未檢索到不良反應報導。

用法與用量：縮丸，口服，一次8～10丸，一日3次。

丸劑，用溫開水或生薑湯送服，水蜜丸一次6g，小蜜丸一次9g，大蜜丸一次1丸，一日3次。

合劑，口服，一次10～20ml，一日3次，用時搖勻。

禁忌：尚不明確。

使用注意

1. 陰虛火旺者慎用。

2. 忌食辛辣、生冷、油膩的食物。

顏老經驗談：方中黃芪甘微溫，補脾益氣；龍眼肉甘溫，既能補脾氣，又能養心血，共為君藥。黨參、白朮甘溫補氣，與黃芪相配，加強補脾益氣之功；當歸甘辛微溫，滋養營血，與龍眼肉相伍，增強補血養血之效，共為臣藥。茯苓、酸棗仁、遠志寧心安神；木香理氣醒脾，與補氣養血藥配伍，使之補不礙胃，補而不滯，共為佐藥。炙甘草、大棗補氣健脾，調和諸藥，為使藥。諸藥合用，共奏益氣健脾、養血安神之效。

複方阿膠漿——補氣養血力量強

處方：阿膠、紅參、熟地黃、黨參、山楂。

古籍醫案：阿膠既可單用，又可與他藥配伍。如唐代的甄權所著《藥性論》云：阿膠「主堅筋骨，益氣止痢」。約652年，唐代孫思邈《千金要方》中記載單用阿膠15g水煮溫服，治療淋閟。又載用阿膠15g，配以鹿茸3g，烏賊骨、當歸各9g，蒲黃5g，研細末，空腹用酒送服3g，日服3次，治女性漏下不止。《千金翼方》說：「阿膠味甘，微溫，無毒，主心腹內崩勞極。」驢皮膠始於《千金・食治》。當時牛皮、驢皮和馬皮等皆用於加工阿膠，但驢皮膠已被醫家所單獨認識。

《千金翼方》中還記載用炒阿膠9g，配以蒲黃6g，生地黃12g，水煎，分2次服，治吐血不止。《千金・食治》又謂「治大風」。此時，既取其作補益藥餌的食治，又常取其止血以治療出血諸症。宋代《聖惠方》載治大衄，口耳皆出血不止，用阿膠15g（搗碎炒黃），蒲黃30g，煎至六分，不計時間溫服。《仁齋直指方》亦載膠蜜湯，取炒阿膠9g，連根蔥白3寸，蜜2匙，新水煎，去蔥，入阿膠，蜜溶開，食煎溫服。亦治老人、虛人大便秘澀之症。

功效主治

補氣養血，用於氣血兩虛、頭暈目眩、心悸失眠、食欲減退及白血球減少症和貧血。

臨床應用

1. 氣血兩虛症：因素體虛弱，或思慮過度，或久病不癒，氣血兩虛以致面色萎黃，食欲減退，唇甲淡白，氣短懶言，神疲乏力，舌淡苔薄，脈細無力；白血球減少症和貧血見上述癥候者。

2. 眩暈：因氣血兩虛，不能上營於腦所致的頭暈目眩、疲乏無力、面色不華、舌淡苔薄、脈細無力；貧血見上述癥候者。

3. 心悸：系由氣血兩虛，心神失養所致的失眠、倦怠無力、食欲減退、舌質淡、脈細弱；貧血見上述癥候者。

4.失眠：系由氣血兩虛，心神失養所致的失眠、肢倦乏力、面色萎黃、食少納呆、舌質淡、脈細弱；神經衰弱、貧血見上述癥候者。

不良反應：尚不明確。

用法與用量：口服，一次20ml，一日3次。

禁忌：尚不明確。

使用注意

1. 感冒者慎用。

2. 服藥期間忌食生冷、油膩的食物。

顏老經驗談：複方阿膠漿主要原料之一為阿膠，阿膠乃由驢皮熬製而成，有效補充皮膚膠原蛋白，讓皮膚高彈性，白裡透紅。根據中醫美容理論，女人氣血旺，才能以內養外，複方阿膠漿補氣養血，真正從內從根本做起，改善膚色從而達到美容養顏的功效。

維血寧顆粒——補血還能涼止血

處方：虎杖、白芍（炒）、仙鶴草、地黃、雞血藤、熟地黃、墨旱蓮、太子參。

顏老醫案：李某1995年6月前來就診。經行半月不止，色紅，量多，有塊，小腹不脹不痛。納佳，口乾，大便五日未行，小便正常。舌尖紅，苔中部白厚，脈沉細。經診，腎陰不足，血熱妄行導致經行半月不止，色紅、量多、有塊，顏老以維血寧加減，以虎杖、白芍、仙鶴草、雞血藤、熟地黃、墨旱蓮加入阿膠、白茅根以滋陰涼血止血，又以貫眾炭、蒲黃炭、棕櫚炭、蓮房炭、血餘炭收斂止血，並配三七和牡丹皮化瘀止血。5劑後即收崩漏停止之效。

功效主治

補血活血，清熱涼血。用於血小板、白血球減少症，並可作一般性貧血的補血健身劑。

臨床應用

出血症：由陰虛虧虛，血熱傷及脈絡而致的皮膚出血、咯血、吐血、尿血、便血、崩漏，伴心煩、身熱、神熱、神疲，舌紅，苔少，脈細；血小板減少症見上述癥候者。

不良反應：尚不明確

用法與用量：口服，一次10ml，一日2次。

禁忌：尚不明確。

使用注意

1. 體實有熱者慎用。
2. 感冒者慎用。
3. 忌食辛辣、油膩的食物。

顏老經驗談：方中的白芍、墨旱蓮、太子參等珍貴藥材，具有活血祛瘀、消熱解毒、柔肝止痛、保肝利膽等突出功效。精選的珍貴活血補血藥材雞血藤，具有公認的補血、生血作用。兩種傳統藥材——熟地黃、地黃，可增加人體免疫功能。

維血寧顆粒在治療血小板減少症時，方中熟地黃、地黃是增加人體免疫功能的兩味藥材，其提取物質β-谷固醇、葡萄糖、氨基酸能夠補充人體能量，增加人體免疫功能。雞血藤其提取物含有雞血藤醇，是一種很好的補血、生血物質。諸藥配合更是相得益彰，有效提升血小板數量，且治療效果相當明顯。

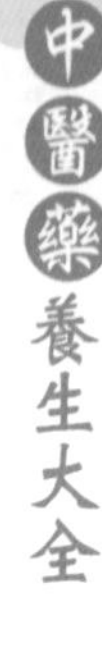

養血飲口服液——補氣養血常用方

處方：當歸、黃芪、鹿角膠、阿膠、大棗。

顏老醫案（治療貧血）：卓某，1992年1月前來就診，曾患有多囊腎、多囊肝。現由於血虛氣虧導致貧血、乏力、心悸、失眠、多夢，腎虛潮熱導致腰酸痛，每天下午潮熱，又體瘦面黃，月經量多，每次帶經7天，納可，二便調。舌紅，苔薄白，脈弦細，尺無力。方用養血飲口服液加減，加入白芍、黨參養血益氣，茯苓、陳皮補氣健脾，杜仲、川續斷、白薇滋腎強腰兼退虛熱，甘草調和諸藥。7劑後，感覺良好，按原方又進28劑，檢查貧血大為好轉，潮熱已除，納食增，乏力減。

功效主治

補氣養血。用於氣血兩虧的體虛羸弱、崩漏下血、血小板減少及貧血，對放療和化療後引起的白血球減少症有一定的治療作用。

臨床應用

1. 氣血兩虧症：因稟賦不足，或久虛未複，或積勞成疾，或久病失養，氣血虧虛而致體虛羸弱，神疲倦怠，面色萎黃，氣短懶言，食少納差；血小板減少、貧血及放療後白細胞減少症見上述癥候者。

2. 崩漏：由素體虛弱，或勞倦思慮，飲食不節，損傷脾氣，血失統攝，沖任不固，不能制約經血而致經血非時而下，或淋瀝日久不盡，血色淡，質清稀，面色蒼白，神疲氣短，小腹空墜；功能性子宮出血見上述癥候者。

不良反應：尚不明確。

用法與用量：口服，一次10ml，一日2次。

禁忌：尚不明確。

使用注意

1. 體實有熱者慎用。

2. 感冒者慎用。

3. 忌食辛辣、油膩、生冷食物。

顏老經驗談：方中黃芪補氣健脾升陽，益氣生血攝血；當歸補血活血，補而不滯，共為君藥。鹿角膠補肝腎，益精血，固沖任，止崩漏；阿膠補血滋陰止血，共為臣藥。大棗補氣養血，調和諸藥，共為佐使藥。諸藥相合，共奏益氣養血之功。

第三節 補陰劑

六味地黃丸——滋陰補腎第一方

處方：熟地黃160g，酒萸肉80g，牡丹皮60g，山藥80g，茯苓60g，澤瀉60g。

顏老醫案：王某，51歲。頭暈5年，近半年來眩暈加重，血壓低，有時候貧血、耳鳴，口乾欲飲，眠尚可，飲食正常，大便成形。月經推遲，舌淡紅中苔微黃膩，脈細。頭暈、耳鳴因肝陽上亢，清竅被擾，和肝腎陰虧，陰不涵陽。本病症屬肝腎精虧，宜滋補肝腎，平肝息風。以六味地黃丸加減，加枸杞子滋補肝腎之精，炒白芍滋陰養血，白菊花平抑肝陽，白蒺藜疏肝平肝，天麻平肝息風，合歡皮養心安神。7劑後患者症狀明顯得到改善。

古籍醫案：

1.《古今醫案按》卷七．髮脫眉落：立齋治一儒者，因飲食勞役及惱怒，髮脫落。薛以為勞傷精血，陰火上炎所致，用補中益氣加麥冬、五味子，及六味地黃丸加五味子，眉髮頓生如故。

2.《古今醫案按》卷九．帶下：立齋治一婦人，頭暈吐痰，胸滿氣喘，得食稍緩，苦於白帶，二十餘年矣，諸藥不應。薛曰：此氣虛而有痰飲也，飲癒帶始癒。遂用六味地黃丸，不月而驗。

3.《古今醫案按》卷十．外科：封君袁陽涇，左乳內結一核，月餘赤腫，此足三陰虛兼怒氣所致。用八味加柴、梔、丹皮，四劑，赤腫漸退，內核漸消。又用清肝解鬱湯而癒。時當仲秋，兩目連劄，肝脈微弦，此肝經火盛而風動也。更加龍膽草五分，並六味地黃丸而癒。若用清熱敗毒，化痰行氣，鮮不誤者。

4.《名醫類案》卷四．腫脹：一人，年三十餘，病水腫，面光如胞，腹大如箕，腳腫如槌，飲食減少。汪診之，脈浮緩而濡，兩尺尤弱，曰：此得之酒色，宜補腎水。家人駭曰：水勢如此，視者不曰通利，剛曰滲泄。先生乃欲補之，水不益劇耶？曰：經云水極似土，正此病也。水極者，本病也，似土者，虛象也，今用通利滲泄而治其虛象，則下鄉亡陰，滲泄耗腎，是愈傷其本病而增土濕之勢矣。豈知坑害，承乃制之旨乎？遂令空腹服六味地黃丸，再以四物湯加黃柏、木通、厚樸、陳皮、參、朮，煎服十餘貼，腫遂減半，三十帖而癒。

5.《名醫類案》卷七．耳：少宰李蒲汀，耳如蟬鳴，服四物湯，耳鳴益甚，此元氣虧損之症。五更，服六味地黃丸，食前服補中益氣，頓癒。此症若血虛而有火，用八珍加山梔、柴胡，氣虛而有火，用四君加山梔、柴胡，若因怒就聾或鳴，實用小柴胡加芎、歸、山梔，虛用補中益氣加山梔。午前甚，用四物加白朮、茯苓，久須用補中益氣，午後甚，用地黃丸。

6.《名醫類案》卷八．血症：一人形瘦而蒼，年逾二十，忽病咳嗽咯血，兼吐黑痰。醫用參朮之劑，病癒甚。診之，兩手寸關浮軟，兩尺獨洪而滑，此腎虛火旺而然也。遂以四物湯加黃柏、知母、白朮、陳皮、麥冬之類，治之月餘，尺脈稍乾，腎熱亦減。依前方再加人參一錢，兼服枳朮九，加人參、山梔，以助其脾，六味地黃丸加黃柏，以滋其腎，半年而癒。

7.《壽世保元》卷六．牙齒：一男子口臭，牙齦赤爛，腿腳痿軟。或用黃柏等藥，益甚，時或口鹹，此為腎經虛熱。餘用六味地黃丸而痊。

8.《壽世保元》卷六．結核：一男子素善怒，忽項微腫，漸大如升。用清痰理氣，而大熱作渴，小便頻濁。余謂腎水虧損用六味地黃丸，補中益氣而癒。亦有項脅等處，大如升斗，或破如菌瘤，不問大小，俱治以前法，必多服，以癒為度。

功效主治

滋補肝腎。用於肝腎陰虛症：腰膝酸軟，頭暈目眩耳鳴，骨蒸潮熱，盜汗遺精，消渴，舌紅少苔，脈沉細數。

臨床應用

1. 眩暈：因先天腎陰不充，或久病傷腎，或房勞精耗，以致腦髓空虛，而見頭暈目眩，視物昏花，神疲乏力，腰膝腿軟，耳鳴；高血壓見上述癥候者。

2. 耳鳴：因年老腎中精氣不足，房事不節，以致腎陰虧虛，耳竅失養，而見耳鳴，眩暈，腰膝酸軟；神經性耳聾見上述癥候者。

3. 發熱：因素體陰虛，或久病傷陰，或誤用、過用溫燥藥物等，導致陰精虧虛，陰衰則陽盛，水不制火，而見午後潮熱，骨蒸勞熱，夜間發熱，手足心熱，煩躁，口燥咽乾，腰膝酸軟。

4. 盜汗：因煩勞過度，邪熱傷陰，虛火內生，陰津被擾，不能內藏而外泄，症見寐中汗出，醒後自止，五心煩熱，顴紅，口渴咽乾。

5. 遺精：因恣情縱欲，房室勞傷，或稟賦不足，或手淫過度，腎精不藏所致，症見遺精，頭暈，耳鳴，腰膝酸軟；性功能障礙見上述癥候者。

6. 消渴：因素體陰虛，或熱病傷陰，或勞欲過度，陰虛燥熱所致，症見口渴多飲，口乾舌燥，尿頻量多，渾濁如膏脂，形體消瘦；2型糖尿病見上述癥候者。

不良反應：目前尚未檢索到不良反應報導。

用法與用量：丸劑，口服，水蜜丸一次6g，小蜜丸一次9g，大蜜丸一次1丸，一日2次，濃縮丸，口服，一次8丸，一日3次。
膠囊劑，口服，一次1～2粒。
顆粒劑，開水沖服，一次5g，一日2次。
口服液，口服，一次10ml，一日2次；兒童酌減或遵醫囑。
片劑，口服，一次8片，一日2次。
軟膠囊，口服，一次3粒，一日2次。

禁忌：尚不明確。

使用注意

1. 體實及陽虛者慎用。
2. 感冒者慎用。
3. 脾虛、氣滯、食少納呆者慎用。
4. 服藥期間忌食辛辣油膩食物。

顏老經驗談：六味地黃丸原名地黃圓，最早記載於宋代錢乙《小兒藥症直訣・卷下》，系將東漢醫聖張仲景《金匱要略》中的腎氣丸減去附子、桂枝這兩種溫補藥變成了現在的六味地黃丸。經歷代醫家臨床反復驗證，滋陰補腎功效顯著，是中醫補腎的經典方，被譽為滋陰補腎第一方。自問世以來由於組方獨特，構思奇妙，療效確定，引起了後世醫家的普遍關注。他們以各自的臨床實踐經驗為基礎，對六味地黃丸的組方進行了不同的加減化裁。

隨著對六味地黃丸的廣泛使用，又發現了六味地黃丸的許多新功用，有人提出六味地黃丸對於增強免疫力、抗輻射、抑制腫瘤、調節血糖代謝、保肝等都有較好的效果。但是藥物雖好也不可濫用，六味地黃丸，性屬甘溫，偏于補陰，主治腎陰虛。由於配方中陰柔的藥多一些，所以吃後有時候會妨礙消化功能，因此脾胃功能弱、消化不良者慎用。另外，腎陽虛的患者也不要用六味地黃丸。自行服用兩周後如果效果不明顯，最好請教一下中醫師，通過辨症論治，再行選藥。

六味地黃丸的組方獨具特色，具有三補三瀉的特點。方中重用熟地黃滋陰補腎為主藥，以山茱萸補養肝腎，山藥補脾固腎澀精為輔藥，此為三補。佐以澤瀉、茯苓淡滲利濕，牡丹皮清瀉肝腎虛火，此為三泄。各藥合用，滋補不留邪，降泄不傷正，相輔相成，通補開合。六味地黃丸有廣泛的臨床應用，體現了中醫異病同治的治療原則。六味地黃丸雖然作用廣泛，但它作為一種非處方藥品並非包治百病，我們還是應辨症使用，避免濫用濫服造成不良反應。

左歸丸——真陰不足常用方

處方：熟地黃200g，菟絲子100g，牛膝75g，龜甲膠100g，鹿角膠100g，山藥100g，山茱萸100g，枸杞子100g。

古籍醫案：本方系從《小兒藥症直訣》地黃丸加減衍化而成。方中熟地黃、山藥、山茱萸補益肝腎陰血；龜甲膠、鹿角膠均為血肉有情之品，兩味合用，峻補精血，調合陰陽；複配菟絲子、枸杞子、牛膝補肝腎，強腰膝，健筋骨。合用具有滋陰補腎、益精養血之功。《續名醫類案》卷十二・吐血：王監司外家，吐血已久，仍進苦寒，脈芤帶數，不思飲食，大便微溏，此涼劑太過，陰陽兩損也。人參、蓮肉、山藥、麥冬、五味子、白芍，兼左歸丸而癒。

功效主治

滋腎補陰，益精填髓。用於真陰不足症：頭目眩暈，腰酸腿軟，舌光少苔，脈細。

臨床應用

1. 腰痛：系由肝腎不足所致。症見腰膝酸軟，盜汗，乏力，耳鳴，健忘，神疲口燥，舌紅少苔，脈細數。

2. 遺精：系由肝腎不足，精關不固所致。症見神疲乏力，腰酸腿軟，遺精，早洩，舌淡苔薄，脈細數。

本方常用於老年癡呆、更年期綜合症等。

不良反應：目前尚未檢索到不良反應報導。

用法與用量：口服，一次9g，一日2次。

禁忌：尚不明確。

使用注意

1. 腎陽虧虛、命門火衰、陽虛腰痛者慎用。
2. 外感寒濕、跌撲外傷、氣滯血瘀所致腰痛者慎用。
3. 治療期間不宜食用辛辣、油膩食物。
4. 孕婦慎用。

顏老經驗談：本方為治療真陰不足症的常用方。臨床應用以頭目眩暈、腰酸腿軟、舌光少苔、脈細為辨症要點。左歸丸是張介賓由六味地黃丸化裁而成。他認為：「補陰不利水，利水不補陰，而補陰之法不宜滲」（《景嶽全書·新方八陣》），故去「三瀉」（澤瀉、茯苓、牡丹皮），加入枸杞子、龜甲膠、牛膝加強滋補腎陰之力；又加入鹿角膠、菟絲子溫潤之品補陽益陰，陽中求陰，即張介賓所謂：「善補陰者，必于陽中求陰，則陰得陽升而泉源不竭」（《景嶽全書·新方八略》）之義。本方純補無瀉、陽中求陰是其配伍特點。本方主治真陰不足，精髓虧損之症。腎藏精，主骨生髓，腎陰虧損，精髓不充，封藏失職，故頭暈目眩、腰酸腿軟、遺精滑泄；陰虛則陽亢，迫津外泄，故自汗盜汗；陰虛則津不上承，故口燥舌乾、舌紅少苔；脈細為真陰不足之象。治宜壯水之主，培補真陰。

知柏地黃丸——六味地黃加知柏

處方：知母40g，黃柏40g，熟地黃160g，山茱萸（制）80g，牡丹皮60g，山藥80g，茯苓60g，澤瀉60g。

顏老醫案：張某，男，1992年5月前來就診。左腎萎縮積水，尿血，病因未查清，刻下每日尿血至少一次，尿中有血塊，並伴口苦，腕脹食後加重，大便不爽。舌質暗紅，舌邊苔膩，脈弦細數。三診後又尿血，每次量甚少，牙痛，咽痛，口乾，舌脈同前。顏老治以清熱涼，化瘀止血，兼以利濕。用知柏地黃丸加減，用知母、黃柏加上生地黃、生地榆、生蒲黃、白茅根、全瓜蔞、炒梔子以清熱瀉火，涼血止血，三七、仙鶴草、血餘炭以化瘀止血。7劑後，效果顯著，牙痛、咽痛、尿血均已。

現代醫案：邱某，男，57歲。素有高血壓史，經常頭昏目眩，近幾天眩暈加重，形體消瘦，耳鳴腰酸，健忘心煩，少寐口乾，食少無力，手足心熱，小便黃，舌質紅，苔黃稍膩，脈細數。診斷症屬腎精不足，陰虛內熱，用知柏地黃丸治以補腎滋陰清熱，效著。

功效主治

滋陰降火。用於肝腎陰虛，虛火上炎症：潮熱盜汗，口乾咽痛，耳鳴遺精，小便短赤。

臨床應用

1. 發熱：因素體陰虛，或熱病日久，耗傷陰液，或誤用、過用溫燥藥物等，導致陰精虧虛，陰衰則陽盛，水不制火而見午後潮熱，骨蒸勞熱，夜間發熱，手足心熱，煩躁。

2. 盜汗：因煩勞過度，或亡血失精，或邪熱耗陰，以致陰津虧虛，虛火內生，陰津被擾，不能自藏而外泄，症見寐中汗出，醒後自止，五心煩熱或潮熱，兩顴色紅，口渴，咽乾。

3. 慢喉痹：因素體陰虛或熱傷津液，虛火上炎，熏灼咽喉所致，症見咽乾不適，灼熱，隱痛，咽癢乾咳，有異物感，腰膝酸軟，五心煩熱；慢性咽炎見上述證候者。

4. 耳鳴：因年老腎中精氣不足，或房事不節，腎陰虧耗，耳竅失養所致，症見耳鳴，眩暈，腰膝酸軟；神經性耳聾見上述證候者。

5. 遺精：因房事過度，恣情縱欲，或妄想不遂，擾動精室而致，症見遺精，頭暈，耳鳴腰膝酸軟，精神萎靡；性功能障礙見上述證候者。

此外，還可治療口腔潰瘍、婦女更年期綜合症、經間出血、慢性前列腺炎、女童單純性早發育等。

不良反應：目前尚未檢索到不良反應報導。

用法與用量：丸劑，口服，水蜜丸一次6g，小蜜丸一次9g，大蜜丸一次1丸，一日2次。

口服液，口服，一次10ml，一日2次。

禁忌：尚不明確。

使用注意

1. 氣虛發熱及實熱者慎用。
2. 感冒者慎用。

3. 脾虛便溏、氣滯中滿者慎用。

4. 服藥期間忌食辛辣、油膩食物。

顏老經驗談：知柏地黃丸是一種常用中成藥，處方源於明·張景岳《景嶽全書》，原名為滋陰八味丸，是由六味地黃丸加知母、黃柏而成，加強了滋腎陰清相火的作用。傳統應用於陰虛火旺、潮熱盜汗、口乾咽痛、耳鳴遺精、小便短赤等症。近年來經中醫辨症後靈活使用，對慢性咽炎、急性尿路感染等症也有較好療效。

本方症乃因腎水不足，虛火熾盛所致。方中熟地黃滋補腎陰，填精益髓，故重用為君藥。山茱萸酸善補益肝腎，收斂固澀；山藥甘補澀斂性平，既養陰益氣，補脾肺腎，又固澀；知母苦甘而寒，善清熱瀉火，滋陰；黃柏苦寒清泄，善瀉腎經虛火，退虛熱骨蒸。四藥相合，既助君藥滋補腎陰，又能清降相火，還有固攝封藏之用，共為臣藥。澤瀉甘淡滲利性寒，善泄相火，滲利濕濁；茯苓甘補淡滲性平，善健脾，滲利水濕；牡丹皮辛散苦泄微寒，善清瀉肝火，退虛熱。三藥合用，能清降相火，以助知、柏之力；又健脾，滲利濕濁，使邪有出路，補而不滯，故共為佐藥。全方配伍，補中有瀉，共奏滋陰降火之功，故善治陰虛火旺所致的潮熱盜汗、口乾咽痛、耳鳴遺精、小便短赤。

麥味地黃丸——六味地黃加麥味

處方：麥冬60g，五味子40g，熟地黃160g，酒萸肉80g，牡丹皮60g，山藥80 g，茯苓60g，澤瀉60g。

現代醫案：患者，男，27歲。低熱、心煩、乏力1個月。病前胃痛伴黑便，用西藥治療胃痛、黑便消失。近1個月來心煩心悸，頭暈頭痛，失眠，脘腹脹悶，乏力氣短，消瘦，午後低熱。脈象左右皆浮大無根，右關尤顯，舌質紅無苔，乾燥少津液。診斷症系脾胃陰虛，陰不斂陽。擬麥味地黃丸加減。服藥5劑低熱乏力明顯減輕，繼服15劑後諸恙皆平。

古籍醫案：《醉花窗醫案》．陰虛內熱，傷脾唾血：婁丙卿考試報捷，當了庶常一職。一日他的僕從端藥給他服用，細問方知患有唾血的毛病很久。他說得此疾病數年，到處尋醫不下幾百次，竟未能治癒。這藥乃是昨天一醫士賜方，以為肺金受火傷，仍未奏效，但自覺病非旦夕病，故藥亦無旦夕效也。瞭解到這裡，我就給他診視，六脈沉細而數，脾部尤甚，而肺部卻浮短而澀，不是病脈之象。細細分析認為所患為陰虧生內熱，兼思慮傷脾，脾不統血，故午後有時發熱，水泛為痰，或夢遺失精，怔忡驚悸。丙卿說所言極是，而所服湯藥皆救肺飲也，君病在脾腎兩經，與肺並無關係，若是肺病，應喘咳。他不喘咳，卻以紫菀、馬兜鈴涼之，久而肺寒氣弱，則成瘵矣。此時夏令，宜常服麥味地黃丸，令金水相生，水升火降，血亦當少止。秋後服用人參歸脾丸，病情就會好轉。丙卿於是買麥味丸服之，五日後，熱退神清，唾少，繼以歸脾丸，至仲秋時，則血全止而無病矣。

功效主治

滋腎養肺。用於肺腎陰虧、潮熱盜汗、咽乾咳血、眩暈耳鳴、腰膝酸軟、消渴等症。

臨床應用

1. 肺癆：用於肺腎虧虛，陰虛火旺，肺絡受損引起的咳嗽痰少、虛喘、失眠、顴紅少汗、舌紅少苔、脈細數。症見乾咳帶血，午後潮熱，陰虛內熱，盜汗，全身乏力，舌紅少苔或無苔，脈沉細而快。

2. 消渴病（糖尿病）：肺腎陰虧，陰虛燥熱所致，症見口渴舌燥多飲，多食易饑，小便頻繁，身體消瘦，脈細而快，舌紅少苔。

不良反應：目前尚未檢索到不良反應報導。

用法與用量：丸劑，口服，水蜜丸一次6g，小蜜丸一次9g，大蜜丸一次1丸，一日2次。

口服液，口服，一次10ml，一日2次。

禁忌：尚不明確。

使用注意

1. 感冒患者慎用。
2. 服藥期間忌食辛辣食物。

顏老經驗談：麥味地黃丸屬於補益劑，滋腎養肺。本方源於宋．錢乙《小兒藥症直訣》「六味地黃丸」加減。麥味地黃丸，以六味地黃丸為基礎，加麥冬、五味子兩味藥，共奏滋腎養肺之功。主要用於治療肺腎陰虛所致的潮熱盜汗、咽乾咳血、眩暈耳鳴等症，對於因咳久傷陰，或消耗性疾病（如肺結核）所致的咽乾、口渴、咳喘、痰中帶血等病症療效更佳。

第四節 補陽劑

桂附地黃丸——六味地黃加桂附

處方：肉桂20g，附子（制）20g，熟地黃160g，酒萸肉80g，牡丹皮60g，山藥80g，茯苓60g，澤瀉60g。

現代醫案：患者，男，45歲，每日夜尿2～3次，神稍差，身困重，納差，伴一側臀大肌處酸痛，直立行走時才有，陰雨天加重，舌淡稍胖邊有齒痕，脈弱。辨症為腎陽虛挾風濕，用桂附地黃丸加減，7劑後，療效顯著。

古籍醫案：《丁甘仁醫案》卷二·泄瀉案：裴左五更泄瀉，延經數月，瀉後糞門墜脹，納穀衰少，形瘦色萎，舌無苔，脈濡細。命火式微，不能生土，脾乏健運，清氣下陷。擬補中益氣，合四神加減，益氣扶土，而助少火。

功效主治

溫補腎陽。用於腎陽不足，腰膝酸冷，小便不利或反多，痰飲喘咳，共奏溫補腎陽之功。

臨床應用

1. 腰痛：由腎陽虧虛，腰府失養所致，症見腰膝酸軟，畏寒怕冷，四肢欠溫，少氣乏力，夜尿頻多，舌淡，脈沉細；腰肌勞損見上述癥候者。

2. 水腫：由腎陽衰弱，不能溫化水濕所致，症見面浮身腫，腰以下尤甚，按之凹陷不起，心悸，氣促，畏寒神疲，腰部酸軟，小便不利，舌淡，脈沉細。

3. 喘咳：由腎陽不足，攝納無權所致，症見喘促日久，氣息短促，呼多吸少，動則喘甚，氣不得續，咳嗽時輕時重，常因咳甚而尿出，面青，肢冷，或尿後餘瀝，脈微細或沉弱；慢性支氣管炎見上述癥候者。

4. 消渴：由腎陽不足，氣化不利所致，症見小便頻數，腰膝酸軟，四肢欠溫，畏寒怕冷，神倦乏力，耳輪乾枯，舌淡苔白，脈沉細；2型糖尿病見上述癥候者。

不良反應：尚不明確。

用法與用量：丸劑，口服，一次9g，一日1～2次。

片劑，口服，一次4片，一日2次。

禁忌：尚不明確。

使用注意

1. 肺熱津傷、胃熱熾盛、陰虛內熱消渴者慎用。
2. 治療期間宜節制房事。
3. 本品藥性溫熱，中病即可，不可過量服用。
4. 孕婦慎用。
5. 本品含附子有毒，不可過量、久量。
6. 服藥期間忌食生冷、油膩的食物。

顏老經驗談：本方源於漢《金匱要略》之「腎氣丸」。桂附地黃丸是傳統中藥，具有溫補腎陽、行水化氣等功效。能治腎陽不足肢體水腫、小便不利、夜尿增多等症。因其在藥方中比六味地黃丸多了肉桂、附子（制）兩味藥材，故稱桂附，主要用於壯陽，改善性功能，治療早洩，是中藥傳統良方。

該品所治病症為腎陽虛症，是由於腎中陽氣不足所致，故治療上以溫補腎陽為主。全方以六味地黃丸為基礎滋補肝腎之陰，又配以肉桂、附子溫補腎中陽氣，以達到「益火之源，以消陰翳」的目的。諸藥配合，既補腎陰，又補腎陽，陰陽互生，陰中求陽，正如張景嶽所言「善補陽者，必於陰中求陽，則陽得陰助而生化無窮。」對於腎陽虧虛所致之疾患極為適宜。

濟生腎氣丸——桂附地黃加牛車

處方：熟地黃160g，山茱萸（制）80g，牡丹皮80g，山藥80g，茯苓120g，澤瀉60g，肉桂20g，附子（制）20g，牛膝40g，車前子40g。

現代醫案：

1.《臨證指南醫案》卷九・產後：某女，產後腫脹不癒，顯系下虛，肝腎氣不收攝，形寒痞悶，食少痰多，脈細肉消，治從陰分、非分和攻消者。濟生腎氣丸沉香汁沖開水送，接服金匱腎氣丸。

2. 李可《急危重症疑難病經驗專輯》泌尿系統疾患七則・五、勞淋：喬某，26歲，1977年8月5日初診。3年前患急性尿路感染，初病服呋喃妥因，輸紅黴素可解，復發再用則無效。曾求治中醫，服藥200劑以上，皆初服見效，繼服則反增重。患者存方厚厚一疊，檢視，以八正、導赤居多，甚則連翹敗毒、涼膈增液複方。愈服，症愈纏綿，正氣日見疲憊。近半年來，月事衍期，食少化艱，腹脹泛酸，面色萎黃欠華，身瘦寒熱交作，脈反浮細無力。縱觀見症，已屬久損不復之勞淋。苦寒攻下過劑，大損中陽。脾胃乃後天之本，為人身氣化升降之中樞。胃陽一傷，三焦氣化便爾乖亂。致濕熱蘊聚下焦，無由化解；近日複感風寒，畏寒，尿道灼痛，而胃中酸腐，自當宣肺散寒以行上焦氣化，加肉桂溫化中下以救誤，以豬苓湯養陰利尿，通淋散引諸藥直達膀胱竅道：麻黃10g，杏仁12g，桔梗10g，阿膠29g（化入），滑石18g，茯苓30g，豬苓、澤瀉各10g，肉桂10g，川牛膝30g，乳香3g，甘草梢3g，3劑。

8月8日二診，上藥服2劑，痛減，仍感灼熱，3劑後諸症均退。因過服苦寒致傷中下之陽，為擬濟生腎氣丸1料，囑禁絕房事3個月，慎飲食，勿過勞。若因感冒引發，則服上方，若因虛火引動則服豬苓湯，畢竟青年，內傷漸復面癒，隔年生一子。

3.《遯園醫案》遯園醫案卷上：周某，年約30，患水腫已半年，醫藥遍試，日劇。延診時，頭面、四肢、腰腹、胸背皆腫如瓜形，僵臥床席，不能轉側，皮膚脹痛異常，即被褥亦不能勝受，氣喘，小便不利，脈沉而微。診畢，就室，呼主人曰：古人言水腫死症，見一即危，如缺盆平、掌無紋、臍突、足底平皆是，今皆兼之，況皮膚痛不可支，有立刻破裂之勢，須防外潰，喘滿又恐內脫，雖有妙方，必無幸矣。即辭不舉方。主人及病者皆曰：疾不可療，命也，但願得尊方入口，死亦甘休。余聞而憐之，即疏濟生腎氣丸而去。越數日，來告曰：藥完二劑，小溲如泉，腫消大半矣。可否再服？囑其更進二劑，病如失。嗣以六君、八味丸湯並進而痊。甚矣，病機之難以常理測也。

4.《遯園醫案》遯園醫案卷下：周某之妻，年20餘，患後陰熱痛而腫，繼連前陰亦然，小溲短熱，行動維艱。其夫請方，余疑其為淫毒也，卻之。他醫以發散及寒涼清利進，益劇，馴至咽喉亦腫痛，水穀難入，複再三懇求。診之，脈沉微，舌苔白而滑。曰：經言「腎開竅於二陰」，腎陽不潛，浮游之火蔓延上下，故見此症。以濟生腎氣丸與之，一劑咽痛止，二劑腫痛減半，三劑頓癒。

功效主治

溫腎化氣，利水消腫。治療由腎陽不足，水濕內停所致的腎虛水腫、腰膝困重、小便不利、痰飲咳喘。

臨床應用

1. 水腫：由腎陽衰弱，氣化不利所致，症見面浮身腫，腰以下尤甚，按之凹陷不起，心悸，氣促，畏寒神疲，腰部酸脹，小便不利，舌淡，脈沉細；慢性腎炎見上述癥候者。

2. 腰痛：由腎陽虧虛，腰府失養所致，症見腰膝酸軟，畏寒，四肢欠溫，少氣乏力，夜尿頻多，舌淡，脈沉細；腰肌勞損見上述癥候者。

3. 喘症：由腎陽不足，攝納無權所致，症見喘促日久，氣息短促，呼多吸少，動則喘甚，氣不得續，咳嗽時輕時重，常因咳甚而尿出，或尿後餘瀝，面青肢冷。脈微細或沉弱；慢性氣管炎見上述癥候者。

不良反應：有文獻報導，約5.7%的患者服藥後可出現噁心等消化道不適症狀，經減量後症狀消失。

用法與用量：口服，水蜜丸一次6g，小蜜丸一次9g，大蜜丸一次1丸，一日2～3次。

禁忌：尚不明確。

使用注意：

1. 濕熱壅盛、風水犯溢水腫者慎用。
2. 孕婦慎用。
3. 本品含附子有毒，不可過量、久用。
4. 服藥期間飲食宜清淡，宜低鹽飲食。
5. 本品含鉀量高，與保鉀利尿藥合用時應防止高鉀血症；避免與磺胺類藥物同用。

顏老經驗談：濟生腎氣丸是嚴用和的方劑，溫補腎陽，化氣行水，用於腎虛水腫、腰膝酸軟、小便不利、畏寒肢冷。腎氣丸名加濟生。車前、牛膝合之成。（熟地四兩，茯苓三兩，山藥、山茱、丹皮、澤瀉、肉桂、車前子、牛膝各一兩，附子五錢。蜜丸。空心米湯送下）膚膨腹腫痰如壅。氣化水自行。

張景嶽曰：地黃山藥丹皮，以養陰中之真水。山茱桂附，以化陰中之陽氣。茯苓澤瀉車前牛膝，以利陰中之滯。能使氣化於精，即所以治肺也；補火生土，即所以治脾也；壯水利竅，即所以治腎也。水腫，乃肺脾腎三臟之病，此方所以治其本。

右歸丸——真陽不足代表方

處方：熟地黃240g，炮附片60g，肉桂60g，山藥120g，酒萸肉90g，菟絲子120g，鹿角膠120g，枸杞子120g，當歸90g，鹽杜仲120g。

現代醫案：《三十年臨症經驗集·內科類·頑固腹痛》溫肝治：張某於30開外時，曾患輕度十二指腸球部潰瘍。1985年起常有胸悶歎息、腰酸腹脹。1986年3月間，上腹及左右少腹隱隱作痛，有明顯壓痛及輕度叩擊痛。初起時作時止，繼則持續不解，且痛勢遞增，並伴神疲乏力、腰酸肢軟、大便失序（或日行一二次，或日行三四次，無有規律。所下之糞或如蛋花，或如發酵之物，或如泡沫），多方檢查，病源難明。中西醫藥日啜不離，其效遝然。不得已，四處求醫問藥。漸見形消面黑，兩眶四周青黃不澤，呈現明顯慢性病容。同年6月25日來診。余診其脈左弦細而勁，右弦大而軟，舌淡潤，苔薄膩，餘症一如上述。此症乃肝腎精血虧損，肝木失其所養，寒邪乘虛留滯於肝經。治法當益肝腎，散寒滯，兼扶脾土。為疏一方：當歸9g，赤芍9g，肉桂3g（後下），川楝子9g，延胡索9g，青皮6g，茴香3g，木香3g，菟絲子9g，補中益氣丸30g（包）。

服三劑後腹即不痛，唯短氣乏力依然，改以左、右歸丸調本扶元，諸症穩定，半年後至12月間腹痛又作，而大便如常。診得左脈細而軟，右脈弦細帶澀，因思羅謙甫《衛生寶鑒》之「治疝當歸四逆湯」方，恰與此症相當，遂以此方加菟絲子。組方：肉桂3g，淡附片3g，小茴香3g，柴胡4.5g，炒白芍9g，澤瀉9g，當歸9g，延胡索9g，川楝子9g，茯苓9g，菟絲子9g。上方共服23劑，偶與補中益氣湯及逍遙散（改湯）間服，竟得腹痛冰釋。至今十有餘年，從未復發。

功效主治

溫補腎陽，填精止遺。主治腎陽不足引起的命門火衰、神疲氣怯、畏寒肢冷、陽痿遺精、不能生育、腰膝酸軟、小便自遺、肢節痹痛、周身水腫；或火不能生土，脾胃虛寒，飲食少進，或嘔惡腹脹，或翻胃噎膈，或臍腹多痛，或大便不實，瀉痢頻作。

臨床應用

1. 腰痛：系由腎陽虧虛，腎精不足，腰腑不得溫煦濡養所致，症見腰膝酸痛，下肢痿軟，畏寒怕冷，四肢欠溫，少氣乏力，夜尿頻多，舌淡，脈沉細；慢性腰肌勞損見上述癥候者。

2. 陽痿：系由命門火衰，腎陽不足所致。症見陽事不舉，精薄清冷，頭暈，耳鳴，面色蒼白，精神萎靡，腰膝酸軟，畏寒肢冷，舌淡苔白，脈沉細。

3. 遺精：由腎陽虧虛，精關不固所致，症見夢遺日久，或滑精，或餘瀝不盡，形寒肢冷，舌淡嫩有齒痕，苔白滑，脈沉細。

4. 泄瀉：系由命門火衰，脾失溫煦所致，症見黎明前臍腹作痛，腸鳴即瀉，形寒肢冷，腰膝酸軟，舌淡苔白，脈沉細；慢性結腸炎見上述癥候者。

不良反應：尚不明確。

用法與用量：口服，小蜜丸一次9g，大蜜丸一次1丸，一日3次。

禁忌：尚不明確。

使用注意

1. 陰虛火旺、心腎不交、濕熱下注而擾動精室者慎用。
2. 濕熱下注所致陽痿者慎用。
3. 暑濕、濕熱、食滯傷胃和肝氣乘脾所致泄瀉者慎用。
4. 服藥期間忌食生冷飲食，慎房事。
5. 方中含肉桂、附子大溫大熱之品，不宜過量服用。
6. 孕婦慎用。

顏老經驗談：左歸丸和右歸丸到底有什麼區別呢？右歸丸（《景嶽全書》），張氏認為其左者為腎，右者為命門，左腎屬水主陰，右腎屬火主陽，故左歸是滋陰補腎，使陰精得歸其原，右歸是溫陽補腎，使元陽得歸其原。

本方系從《金匱要略》腎氣丸加減衍化而來，所治之症屬腎陽不足，命門火衰，或火不生土所致。正如《景嶽全書》所說：「善補陽者，必於陰中求陽」之意。故方中除用桂、附外，還增入鹿角膠、菟絲子、杜仲，以加強溫陽補腎之功；還配伍當歸、枸杞子，配合熟地黃、山藥、山茱萸以增益滋陰養血之效。但右歸丸並不適用腎陽虛症狀明顯的患者。腎陽虛臨床表現為手腳發涼，汗冷或房事不力，陽痿早洩。房事頻繁或手淫過度易導致腎陽虛，患者感覺腰膝酸軟，畏寒怕冷。

四神丸——五更溏瀉代表方

藥物組成：肉豆蔻（煨）200g，補骨脂（鹽炒）400g，五味子（醋制）200g，吳茱萸（制）100g，大棗（去核）200g。

顏老醫案：于某患有慢性結腸炎10年，症見大便稀溏，每日2～3次，伴口淡，咽部有異物感，耳鳴，早洩，睡眠品質差，舌質淡苔白，舌體略大，脈細小。屬脾氣不健，腎氣不足，以四君子湯配以黃芪用於補氣健脾益胃，補骨脂、肉豆蔻、五味子取法四神湯溫腎澀腸止瀉，清半夏、陳皮用於行氣消痰，木香用於止瀉，焦三仙用於健脾消食。

古籍醫案：

1.《外科樞要》卷三・論瘡（十）：一男子腿患癰，服克伐之藥，虧損元氣，不能成膿。余為托里而潰，大補而斂，但大便結燥，用十全大補湯加麥門、五味而潤，月餘仍結，自服潤腸丸，而瀉不止。余用補中益氣湯，送四神丸，數服而癒。

2.《保嬰撮要》卷五・滯頤：一小兒11歲，滯頤兼噯氣下氣，時常停食，服消導清熱之劑，大便不實，小腹重墜，此脾氣下陷也，用六君、升麻、柴胡，飲食漸進，大便漸實，又用四神丸而癒。

3.《壽世保元》卷八・吐瀉：一小兒久瀉兼脫肛。小腹重墜，四肢水腫，面色痿黃，時或兼青，諸藥到口即嘔吐。審乳母憂鬱傷脾，大便不實。先用補中益氣湯，後用五味異功散及四神丸調治其母。不兩月而子母俱痊。

4.《古今醫案按》卷五・吞酸吐酸：立齋治一儒者。面色萎黃，胸膈不利，吞酸噯腐，頻服理氣化痰之藥，大便不實，食少體倦。此脾胃虛寒也。用六君加炮薑、木香，漸癒，兼用四神丸而元氣復。

5.《濟陰綱目》卷之十四/產後門・下・泄瀉：一婦人五月患痢，

日夜無度，小腹墜痛，發熱惡寒，用六君子湯送香連丸，二服漸癒，仍以前湯送四神丸，四服痊癒，至七月終，怠惰嗜臥，四肢不收，體重節痛，口舌乾燥，飲食無味，大便不實，小便頻數，淒慘不樂，此肺與脾胃俱虛，而陽氣虛寒不伸也，用升陽益胃湯而痊。

功效主治

溫腎散寒，澀腸止瀉。用於腎陽不足所致的泄瀉，症見腸鳴腹脹，五更溏瀉，食少不化，久泄不止，面黃肢冷。

臨床運用

泄瀉：腎陽不足傷及脾陽所致，症見腸鳴，腹脹，五更溏瀉，久瀉不止，食少不化，面黃，肢冷；慢性結腸炎、過敏性結腸炎見上述癥候者。

不良反應：尚不明確。

用法與用量：丸劑，口服，一次9g，一日1～2次。

片劑，口服，一次4片，一日2次。

禁忌：尚不明確。

使用注意

1. 濕熱痢疾、濕熱泄瀉者不宜使用。

2. 忌食生冷、油膩食物。

顏老經驗談：腎泄，又稱五更泄、雞鳴瀉，多由命門火衰，火不暖土，脾失健運所致。《素問·金匱真言論》說：「雞鳴至平旦，天之陰，陰中之陽也，故人亦應之。」五更正是陰氣極盛，陽氣萌發之際，命門火衰者應於此時，因陰寒內盛，命門之火不能上溫脾土，脾陽不升而水穀下趨，故令五更泄瀉。正如《醫方集解》所云：「久瀉皆由腎命火衰，不能專責脾胃」；脾失健運，故不思飲食，食不消化；脾腎陽虛，陰寒凝聚，則腹痛、腰酸肢冷。《素問・生氣通天論》曰：「陽氣者，精則養神」，脾腎陽虛，陽氣不能化精微以養神，以致神疲乏力。治宜溫腎暖脾，固澀止瀉。方中重用補骨脂辛苦性溫，補命門之火以溫養脾土，《本草綱目》謂其「治腎泄」，故為君藥。臣以肉豆蔻溫中澀腸，與補骨脂相伍，既可增溫腎暖脾之力，又能澀腸止瀉。吳茱萸溫脾暖胃以散陰寒；五味子酸溫，固腎澀腸，合吳茱萸以助君、臣藥溫澀止瀉之力，為佐藥。用法中薑、棗同煮，棗肉為丸，意在溫補脾胃，鼓舞運化。諸藥合用，俾火旺土強，腎泄自癒。方名「四神」，正如《絳雪園古方選注》所說：「四種之藥，治腎泄有神功也。」

本方由《普濟本事方》的二神丸與五味子散兩方組合而成。二神丸（肉豆蔻、補骨脂）主治「脾腎虛弱，全不進食」；五味子散（五味子、吳茱萸）專治「腎泄」。兩方相合，則溫補脾腎、固澀止瀉之功益佳。原方肉豆蔻、補骨脂、五味子、吳茱萸均未標劑量，後世方書多參照《症治準繩》卷六之四神丸而補。

《醫方集解》記載本方服法宜在「臨睡時淡鹽湯或白開水送下」，頗為有理，正如汪昂所云：「若平旦服之，至夜藥力已盡，不能敵一夜之陰寒故也。」故應囑患者於臨睡時服藥，更為奏效。

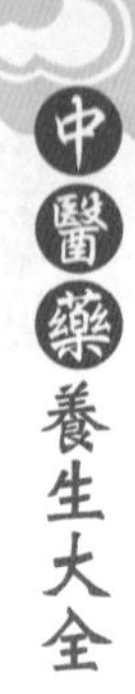

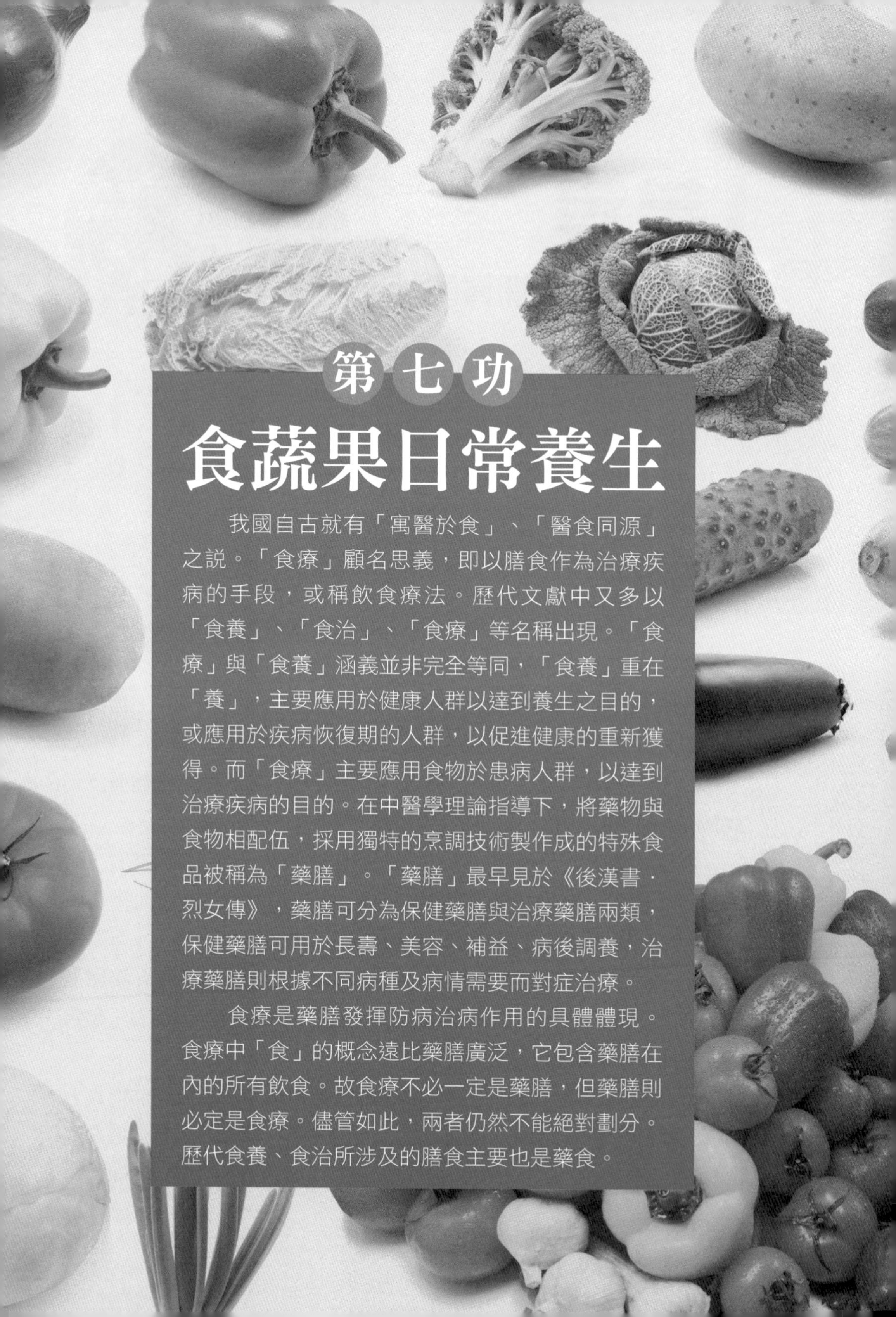

第七功

食蔬果日常養生

我國自古就有「寓醫於食」、「醫食同源」之說。「食療」顧名思義，即以膳食作為治療疾病的手段，或稱飲食療法。歷代文獻中又多以「食養」、「食治」、「食療」等名稱出現。「食療」與「食養」涵義並非完全等同，「食養」重在「養」，主要應用於健康人群以達到養生之目的，或應用於疾病恢復期的人群，以促進健康的重新獲得。而「食療」主要應用食物於患病人群，以達到治療疾病的目的。在中醫學理論指導下，將藥物與食物相配伍，採用獨特的烹調技術製作成的特殊食品被稱為「藥膳」。「藥膳」最早見於《後漢書．烈女傳》，藥膳可分為保健藥膳與治療藥膳兩類，保健藥膳可用於長壽、美容、補益、病後調養，治療藥膳則根據不同病種及病情需要而對症治療。

食療是藥膳發揮防病治病作用的具體體現。食療中「食」的概念遠比藥膳廣泛，它包含藥膳在內的所有飲食。故食療不必一定是藥膳，但藥膳則必定是食療。儘管如此，兩者仍然不能絕對劃分。歷代食養、食治所涉及的膳食主要也是藥食。

芫荽

氣香透疹，開胃醒脾

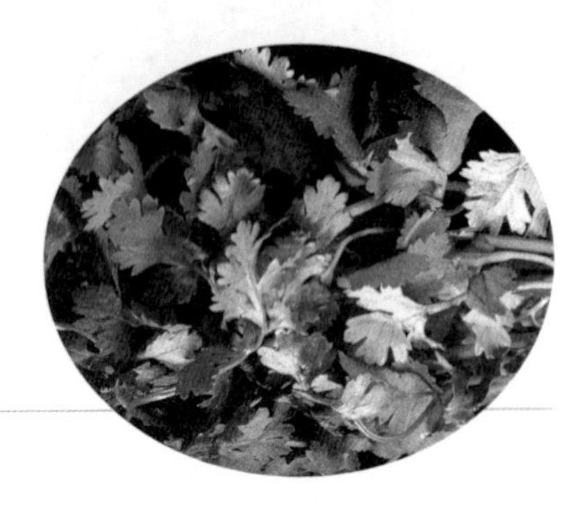

芫荽菜為傘形科植物胡荽的全草，又稱香菜、香荽、胡菜等。原產於地中海沿岸及中亞地區，因漢代張騫出使西域始得種歸，故名胡荽；其莖柔葉細而氣味芳香可口，民間俗稱香菜。形狀似芹，葉小且嫩，莖纖細，味鬱香，是湯飲的佳佐。

食療功效

芫荽菜味辛，性溫，歸肺、脾、肝經。芳香走竄，內通心脾，外達四肢，可以避一切不正之氣，為溫中健胃養生之佳品。日常食用，有發表透疹、消食開胃、止痛解毒等功效，可用來輔助治療麻疹、痘疹透發不暢、風寒感冒、風寒頭痛、胃弱食滯等症狀。

1. 解表透疹：芫荽的特殊香味能刺激汗腺分泌，促進機體發汗，故為解表透疹之要藥，煎湯內服或熏洗均可。

2. 活血化瘀：芫荽含有豐富的維生素C和鉀離子，可擴張血管，增加冠脈血流量，降低血壓和膽固醇，改善血液循環，促進淤血消散，對預防動脈粥樣硬化和其他心腦血管疾病有一定效果。

3. 補虛：芫荽富含的胡蘿蔔素，能有效保護眼、呼吸道、泌尿道及胃腸道黏膜，防止細菌和病毒感染，從而提高機體的免疫能力，起到「扶正補虛」的功效。

4. 開胃醒脾：芫荽中含有甘露糖醇、芳樟醇等多種揮發油物質，可增加唾液分泌，加快腸胃蠕動，具有開胃醒脾、調和中焦、促進食欲的作用。同時，在某些菜肴中加放一些芫荽，還能有祛腥膻、增味道的獨特效果。

5.清肝明目：芫荽富含多種維生素，維生素A、維生素C可調節視網膜感光物質合成，緩解眼疲勞，預防乾眼病和夜盲症發生，對於肝火上炎、目赤腫痛者，有清肝明目之功效。

藥膳應用

1. 解表透疹

芫荽鮮湯：芫荽150g，風栗（乾板栗）150g。分別將芫荽、風栗洗淨，然後切碎，入鍋煎煮即可。此湯具有透發痘疹的功效，適用於小兒水痘之症。或取芫荽製成芫荽菜酒擦皮膚，或水煎，趁熱熏鼻，或蘸湯擦面及頸部，可加速疹痘發出，如疹已出者則應停止使用。

2.活血化瘀

鮮芫荽菜葛根湯：鮮芫荽菜10g，加葛根10g水煎服，早晚各1次，每次服50ml，服10天為一療程，對治療高血壓有輔助療效。

3.發散風寒

芫荽菜米湯：芫荽30g，飴糖15g，加米湯半碗，糖蒸溶化後服，適用於鼻塞、流清涕、頭痛、身軟乏力之風寒感冒者。

4.開胃醒脾

芫荽菜粥：橘皮、生薑各6g，共入粳米粥內，再加芫荽20g，製成粥，可增強散寒止痛、健胃消食的功效，常用於治風寒頭痛、胃弱食滯等症。

5.明目

胡蘿蔔芫荽菜粥：糯米100g，胡蘿蔔100g，芫荽10g，調料各適量。胡蘿蔔洗淨，去皮，切成細絲。芫荽洗淨，剁成細末；糯米淘洗乾淨，用冷水浸泡3小時，撈出，瀝乾水分；鍋中加入1200ml冷水，放入糯米，先用旺火燒沸，攪拌幾下，再加入胡蘿蔔絲，改用小火熬煮成粥。粥內放入鹽、味精、豬油、芫荽末，攪拌均勻，再稍煮片刻即可。可以養肝明目，用於雙目乾澀、目生翳障、視物昏花。

使用注意

1. 芫荽性溫，凡患口臭、狐臭、嚴重齲齒、胃潰瘍、生瘡者應少食用。麻疹已透，或雖未透出而熱毒壅滯，非風寒外束者，癌症患者，慢性皮膚病及眼病患者忌服。

2. 芫荽以發散為能，凡服用滋補藥如熟地黃、阿膠、人參時，不宜服用芫荽，以免其辛散之性，降低藥物的補益作用。

3 .腐爛、發黃的芫荽不要食用，因為這樣的芫荽已沒了辛味，有效成分的含量降低，藥效減弱，甚至可能產生毒素。

柿子

清熱潤肺，生津解毒

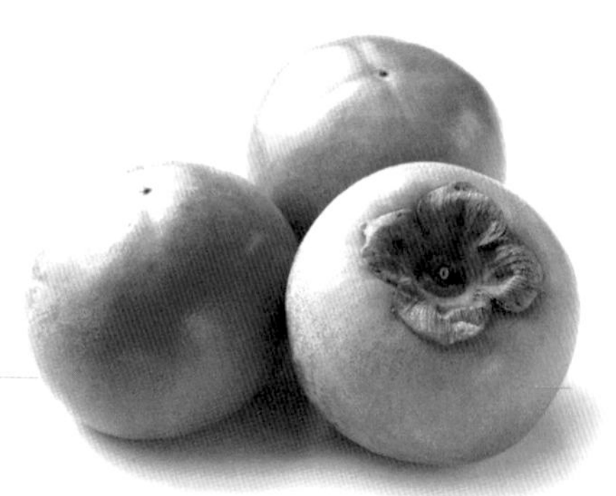

柿子是柿科植物柿的果實，也稱為半果、猴果、猴棗、紅柿、香柿、毛柿等，由於富含胡蘿蔔素、維生素C、鉀及鹼性礦物質，能增加毛細血管的彈性，降低血中膽固醇，柿子是高血壓、動脈硬化等患者的「福果」。

食療功效

柿子味甘、澀，性涼，歸肺、脾、胃、大腸經，具有清熱、潤肺、生津、解毒的功效，適用於咳嗽、吐血、熱渴、口瘡、熱痢、便血等症。

1. 清熱潤肺：據《本草經疏》記載：「鼻者肺之竅也，耳者腎之竅也，二臟有火上炎，則外竅閉而不通，得柿甘寒之氣，俾火熱下行，竅自清利矣。肺與大腸為表裡，濕熱傷血分，則為腸澼不足，甘能益血，寒能除熱，臟氣清而腑病亦除也。」說明柿子有清熱潤肺的功效，適應於陰虛內熱、口乾舌燥、煩渴等症。

2. 解毒：柿歸大腸經，含有纖維素等物質能清除大腸毒素，適應於痔瘡出血、大便秘結等症。

3. 止血：柿味甘澀，具有澀腸潤肺止血的功效，適用於吐血、咯血、血淋、腸風、痢疾、痔漏等症。「潤腸防痔多吃柿」，痔瘡患者可經常吃柿餅。

藥膳應用

1. 清熱潤肺

柿霜：《醫學衷中參西錄》載：「柿霜入肺，而甘涼滑潤，其甘也，能益肺氣；其涼也，能清肺熱；其滑也，能滋肺燥。」取成熟的柿子，削去外皮，日曬夜露，約經1個月後，放置席圈內，再經1個月左右，即成柿餅，其上生有白色粉霜，用帚刷下，即為柿霜。將柿霜放入鍋內加熱熔化，至成飴狀，倒入特別的模型中，曬成七成乾，用刀鏟下，再晾至足乾即成柿霜餅，平日應放陰涼乾燥處防止潮濕。它內含甘露醇等，味甘，性涼，具有清熱、潤燥、化痰等功效，適用於肺熱燥咳、咽乾喉痛、口舌生瘡、吐血、咯血、消渴等症。外敷可治癰瘡。

2. 利尿解毒

燈芯柿餅湯：柿子拌上麵粉，烙成柿子麵餅即為柿餅。柿餅兩枚，燈芯6g，同煮湯，加白糖調味食用，有清熱止血、利尿通淋作用，適用於尿道炎、膀胱炎、小便黃赤短少、排尿不暢、尿道刺痛、血尿等症。

3. 止血

柿餅粥：柿餅3枚去蒂切小塊，大米100g，同煮粥，用冰糖或白糖調味食用。治乾咳咯血、久痢便血、小便帶血。

使用注意

1. 柿子含鞣質，易與鐵質結合，從而妨礙人體對食物中鐵質的吸收，所以貧血患者應少吃為好。

2. 糖尿病患者勿食，柿子中因含較多糖類，且大多是簡單的雙糖和單糖（蔗糖、果糖、葡萄糖即屬此類），因此吃後很易被吸收，使血糖升高，對糖尿病患者，尤其是血糖控制不佳者更是有害。

3. 患有慢性胃炎、排空延緩、消化不良等胃動力功能低下者，胃大部切除術後，不宜食柿子。

4. 不要與含高蛋白的蟹、魚、蝦等食品一起吃。中醫學中，螃蟹與柿子都屬寒性，故不能同食。從現代醫學的角度來看，含高蛋白的蟹、魚、蝦在鞣酸的作用下，很易凝固成塊，即胃柿石。

5. 不要空腹吃柿子，柿子宜在飯後吃。

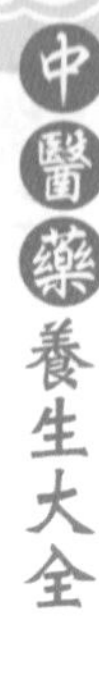

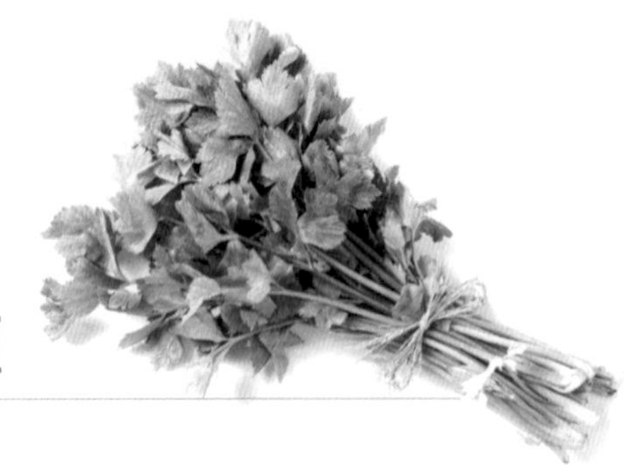

芹菜

清腸利便，平肝除煩

芹菜為傘形科植物旱芹的全草，由於富含對人體健康有益的胡蘿蔔素及多種維生素，是一種具有一定保健作用和藥用價值的蔬菜。

食療功效

芹菜性涼，味甘、辛，入肺、胃、肝經。有平肝降壓、利水消腫、清腸利便、清熱除煩、涼血止血等功效。可輔助治療高血壓、頭痛、頭暈、暴熱煩渴、黃疸、水腫、小便熱澀不利、月經不調、赤白帶下、瘰鬁、痄腮等症。

1. 平肝降壓：由於富含與血壓升高呈負相關的鉀、鎂、鈣等營養元素，同時含有大量芹菜素，有降壓和影響中樞神經的作用，是輔助治療高血壓及其併發症的首選食品，對於肝陽上亢、肝火上炎引起的血管硬化、神經衰弱亦有輔助治療作用。

2. 利水消腫、清腸利便：芹菜含有利尿有效成分，可消除體內鈉滯留，利尿消腫。作為高纖維食物，它還可加快糞便在腸內的運轉時間，減少致癌物與結腸黏膜的接觸，經常食用可保持大便通暢，促進機體清除毒素。

3. 清熱除煩：富含的芹菜素能對抗可卡因引起的神經興奮，對人體能有安神作用，有利於安定情緒，消除煩躁。

4. 養血補虛：芹菜中鐵含量高，是缺鐵性貧血患者的佳蔬，多食、久食能避免皮膚蒼白、乾燥，面色無華，而且可使目光有神、頭髮黑亮。

藥膳應用

1. 平肝降壓

芹菜粥：芹菜120g（洗淨，切碎），粳米半斤熬粥。有清肝熱、降血壓的作用，用於高血壓、肝火頭痛、眩暈目赤。或用鮮芹菜500g，搗取汁，開水沖服，每日1劑，也有降壓作用。

2. 利水消腫，清腸利便

涼拌芹菜：先將芹菜120g洗淨，切段，放入沸水鍋內焯熟，撈出過涼後，控乾水分，放入碗內，加精鹽、味精、薑絲、蒜末、米醋、香油拌勻即可；黃豆、大米洗淨，放入芹菜湯中煮粥，熟後即成，食用時配伍涼拌芹菜。有利水消腫之功，用於小便不利、大便乾結。

3.清熱除煩

芹菜車前湯：芹菜15g，大麥芽25g，車前子10g，加水煎湯服。對小兒發熱、內有濕熱者較為適宜。

4.養血補虛

芹菜月季花湯：芹菜300g，紅棗50g，月季花10g，冰糖少許。將以上三味，洗淨後共煎成湯，加冰糖後即可飲用。可活血養血，用於頭痛且有血瘀者。

使用注意

1. 芹菜性涼質滑，又有降壓之功，故脾胃虛寒、腸滑不固，血壓偏低者不宜食之。

2. 芹菜抑制精子生成，婚育期男士應少食用。

番茄

健胃消食，生津止渴

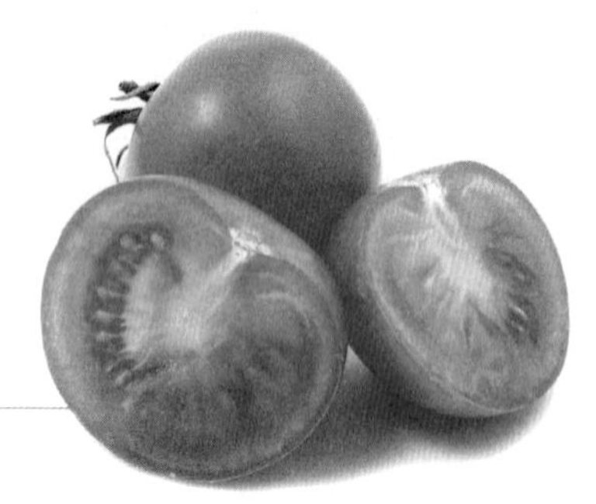

番茄為茄科植物番茄的果實，又名西紅柿、洋柿子，是全世界栽培最為普遍的果菜之一，含有豐富的維生素A、B、C，及鐵、鈣、鎂等多種礦物質，被稱為神奇的菜中之果。

食療功效

番茄味甘、酸，性微寒，歸肝、胃、肺經。具有健脾益胃、清肝降壓的功效，可輔助治療胃炎、高血壓等症。

1. 健胃消食，生津止渴，潤腸通便：所含蘋果酸、枸櫞酸等有機酸，能促使胃液分泌，促進脂肪及蛋白質的消化。增加胃酸濃度，調整胃腸功能，有助胃腸疾病的康復。所含果酸及纖維素，有助消化、潤腸通便作用，可防治便秘。

2. 清熱解毒，生津止渴：番茄性涼，味甘酸，有清熱生津、養陰涼血的功效，對發熱煩渴、口乾舌燥、牙齦出血、胃熱口苦、虛火上升有較好治療效果。

3. 降脂降壓，利尿排鈉：所含維生素C、蘆丁、番茄紅素及果酸，可降低血膽固醇，預防動脈粥樣硬化及冠心病。另含有大量的鉀及鹼性礦物質，能促進血中鈉鹽的排出，有降壓、利尿、消腫作用，對高血壓、腎臟病有良好的輔助治療作用。

藥膳應用

1. 益胃：

在飯前飯後吃番茄可增加食欲，增加胃酸濃度，調整胃腸功能，有助胃腸疾病的康復。常吃有助消化、潤腸通便，可防治便秘。

2. 降壓：

番茄炒絲瓜：以番茄為主，加絲瓜、木耳炒後稍燜，對高血壓、動脈硬化等有較好作用。

3. 解暑：

夏季吃番茄，有解暑止渴作用。

4. 補血：

優酪乳可促進番茄中鐵的吸收，因此，把番茄和優酪乳搭配在一起榨汁，是提高體內鐵元素吸收的良好來源，可有效補血。

5. 美容：

番茄可治雀斑，有美容護膚的作用。將番茄切開，擦雀斑處，能逐漸減少雀斑。

使用注意

1. 烹調時不要久煮。因番茄紅素遇光、熱和氧氣容易分解，失去保健作用，因此，烹調時應避免長時間高溫加熱。

2. 燒煮時稍加些醋，就能破壞其中的有害物質番茄鹼。

3. 不宜吃未成熟的青色番茄，因含有毒的龍葵鹼。食用未成熟的青色番茄會感到苦澀，多吃了，可導致中毒，出現頭暈、噁心、周身不適、嘔吐及全身疲乏等症狀，嚴重的還會有生命危險。

4. 胃酸過多者少吃。

香蕉

清熱潤肺，滑腸解毒

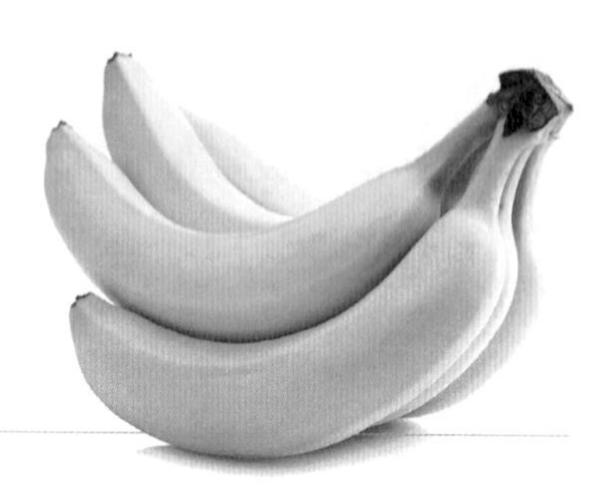

香蕉為芭蕉科植物甘蕉的果實，也稱為蕉子、蕉果，是人們喜愛的水果之一，又稱為「快樂水果」。

食療功效

香蕉味甘，性寒，歸肺、脾經，具有清熱、潤肺、滑腸、解毒等功效，可輔助治療熱病煩渴、肺燥咳嗽、便秘、痔瘡等症。

1. 清熱：香蕉性寒，最適合燥熱人士享用。痔瘡出血者、因燥熱而致胎動不安者，都可生吃蕉肉。

2. 降壓：香蕉含有相當多的鉀和鎂，所含的鉀能防止血壓上升及肌肉痙攣，而鎂則具有消除疲勞的效果，因此特別受運動員的喜愛。多吃香蕉可降低血壓，預防高血壓和心血管疾病。

3. 滑腸解毒：香蕉內含豐富的可溶性纖維，也就是果膠，可幫助消化，調整腸胃功能，促進腸胃蠕動，因此可用香蕉治療便秘，清除腸內毒素。

4. 鎮靜安神：香蕉包含的蛋白質中帶有氨基酸，具有安撫神經的效果，因此在睡前吃點香蕉，可有鎮靜作用。

藥膳應用

1. 清熱、潤肺、滑腸

香蕉粥：新鮮香蕉250g，冰糖、粳米各100g。先將香蕉去皮，切成丁狀；粳米淘洗乾淨，以清水浸泡2小時後撈出瀝乾；將鍋放火上，倒入1000ml清水，加入粳米，用旺火煮沸，再加入香蕉丁、冰糖，改用小火熬30分鐘即成。該粥具有養胃止渴、滑腸通便、潤肺止咳之功效。適宜於津傷煩渴、腸燥便秘、痔瘡出血、咳嗽日久及習慣性便秘、高血壓、動脈硬化等患者食用。

2.降壓

香蕉煎餅：把適量麵粉、水、發酵粉、冰糖、香蕉泥拌勻，攪成麵糊放置15分鐘，平底鍋抹少許油燒熱，攤入麵糊，煎至兩面熟透即可。高血壓、動脈硬化症患者食用有較好的輔助治療作用。

使用注意

1.香蕉含鉀高，患有急慢性腎炎、腎功能不全者，不適合多吃。

2.香蕉糖分高，糖尿病患者不適合多吃。

3.不宜空腹吃。

蘋果

益胃生津，除煩醒酒

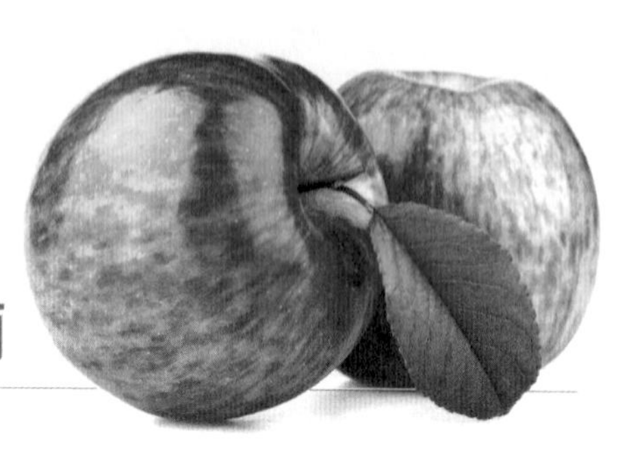

蘋果為薔薇科植物蘋果的果實，又稱為柰、柰子、滔婆、超凡子、天然子。蘋果酸甜可口，營養豐富，是老幼皆宜的水果之一，有科學家和醫師把蘋果稱為「全方位的健康水果」或稱為「全科醫生」。

食療功效

蘋果味甘、酸，性涼，入胃、肺經，具有益胃、生津、除煩、醒酒的功效，可輔助治療津少口渴、脾虛泄瀉、食後腹脹、飲酒過度等症。

1. 益胃：蘋果中富含粗纖維，可促進腸胃蠕動，協助人體順利排出廢物，減少有害物質對皮膚的危害。

2. 生津潤肺：在空氣污染的環境中，多吃蘋果可改善呼吸系統和肺功能，保護肺部免受污染和煙塵的影響。

3. 除煩提神：蘋果特有的香味可緩解壓力過大造成的不良情緒，還有提神醒腦的功效。

4. 解毒：蘋果中的膠質和微量元素鉻能保持血糖穩定，能有效降低膽固醇；蘋果中含的多酚及黃酮類天然化學抗氧化物質，可減少肺癌危險，預防鉛中毒。

5. 護膚養顏：蘋果中含有大量的鎂、硫、鐵、銅、碘、錳、鋅等微量元素，可使皮膚細膩、潤滑、紅潤有光澤。

藥膳應用

1. 益胃生津

玉容丹：鮮蘋果1000g，切碎搗爛，絞汁，熬成稠膏，加蜂蜜適量混勻。每次1匙，溫開水送服。本品長於益胃生津，可用於胃陰不足，咽乾口渴等症。

2. 健脾胃，助消化

蘋果山藥散：蘋果乾50g，山藥30g，共研為細末，每次15g，加白糖適量，用溫開水送服。本方以蘋果與山藥配伍，能益脾胃，助消化，止腹瀉。用於消化不良，少食腹瀉，或久瀉而脾陰不足者。

3. 潤肺

蘋果蒸蛋：選擇底部較平的蘋果一個，用小刀取出果蒂，掏出果核和部分果肉，做成蘋果盅，然後取新鮮雞蛋一個，敲碎，倒入蘋果盅裡，加適量冰糖，再用果蒂蓋上，放進蒸籠內蒸，水開後再蒸20分鐘即可。取出趁熱吃掉。該方對哮喘有一定輔助治療作用。

4. 瘦身美容

蘋果綠茶飲：蘋果打成汁，加進1小匙綠茶粉，早晚各喝1次，連蘋果渣一起喝。有減肥養顏的功效。

使用注意

1. 不要在飯後吃水果，以免影響正常的進食及消化。
2. 蘋果富含糖類和鉀鹽，腎炎及糖尿病患者不宜多食。

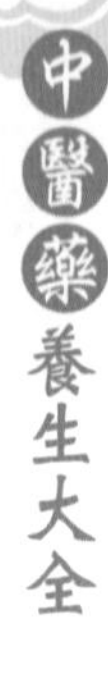

梨

清肺化痰，生津止渴

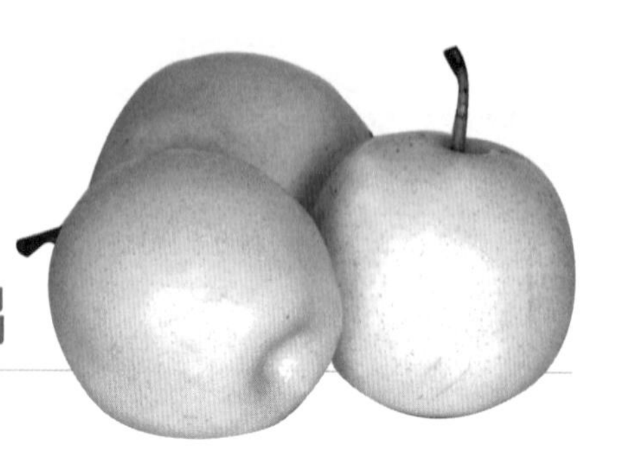

梨為薔薇科植物白梨、沙梨、秋子梨等的果實，又稱為快果、果宗、玉乳，因其鮮嫩多汁，酸甜適口，又有「天然礦泉水」、「百果之宗」之稱。

食療功效

梨味甘、微酸，性涼，歸肺、胃、心、肝經。有清肺化痰、生津止渴的功效，適用於輔助治療肺燥咳嗽、熱病煩躁、津少口乾、消渴、目赤、瘡瘍、燙火傷等症。

1. 清肺化痰：《本草經疏》：「梨，能潤肺消痰，降火除熱，故蘇恭主熱嗽止渴，貼湯火傷；大明主賊風心煩，氣喘熱狂；孟詵主胸中痞塞熱結等，誠不可闕者也。」故陰虛肺燥、口乾患者常吃有益。梨含有大量的水分和豐富的維生素C，多吃梨可改善呼吸系統和肺功能，保護肺部免受空氣中灰塵和煙塵的影響。

2. 生津止渴：梨含有大量水分，並含有維生素C及維生素B、礦物質等成分，能生津止渴。教師、播音員及歌唱演員如常吃梨，可保護嗓子，預防喉癌、肺癌和鼻咽癌。

藥膳應用

1. 潤肺化痰

冰糖蒸梨：冰糖蒸梨是傳統的食療補品，可滋陰潤肺，止咳祛痰，對嗓子具有良好的潤澤保護作用。

2. 生津止渴

生食：民間對其有「生者清六腑之熱，熟者滋五腑之陰」的說法，因此，生吃梨能明顯解除上呼吸道感染患者所出現的咽喉乾、癢、痛，音啞，及便秘尿赤等症狀。

梨汁養生方：將梨榨成梨汁，或加膨大海、冬瓜子、冰糖少許，煮飲，對體質火旺、喉炎乾澀、聲音不揚者，具有滋潤喉頭、補充津液的功效。

使用注意

1. 梨性偏寒助濕，多吃會傷脾胃，故脾胃虛寒、畏冷食者應少吃。
2. 梨含有糖量高，糖尿病者慎食。
3. 梨含果酸較多，胃酸多者不可多食。
4. 血虛、畏寒、腹瀉、手腳發涼的患者不可多吃，且最好煮熟再吃，以防濕寒症狀加重。
5. 梨含果酸多，不宜與鹼性藥同用。
6. 梨不應與螃蟹同吃，以防引起腹瀉。

甘蔗

清熱解毒，生津止渴

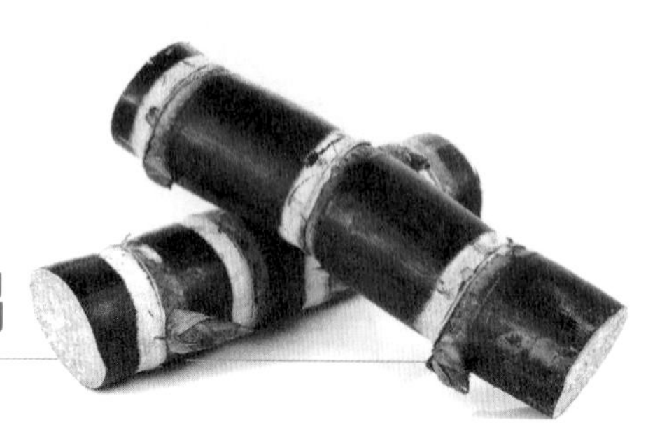

甘蔗為禾本科植物甘蔗的莖稈，又名薯蔗、乾蔗、大芭芒、竿蔗，是能清、能潤，甘涼滋養的食療佳品，民間有「秋日甘蔗賽過參」的說法。

食療功效

甘蔗味甘、性寒，歸肺、胃經。具有清熱解毒、生津止渴、和胃止嘔、滋陰潤燥等功效，適用於輔助治療口乾舌燥、津液不足、小便不利、大便燥結、反胃嘔吐、呃逆、高熱煩渴等症。

甘蔗中含有豐富的糖分、水分，還含有對人體新陳代謝非常有益的各種維生素、脂肪、蛋白質、有機酸、鈣、鐵等物質，不僅能給食物增添甜味，還可提供人體所需的營養和熱量。

藥膳應用

1. 清熱解毒

甘蔗萊菔湯：甘蔗200g，鮮蘿蔔150g。切碎，加水煮至蘿蔔爛熟，去渣取汁，隨量服用。具有清熱除煩、解酒毒和化食下氣之效，用於酒食過度、煩熱面赤、嘔逆少食。

2. 生津止渴，和胃

甘蔗生薑汁：甘蔗100g，薑汁10g，甘蔗取汁，備用。將甘蔗汁、生薑汁混合，隔水燙溫。有生津止渴、清熱和胃、止嘔之功，可用於妊娠胃虛嘔吐者。

3. 滋陰潤燥

甘蔗牛奶：甘蔗汁50ml，牛奶150ml，兩者一起混勻即可。甘蔗汁性寒味甘，可滋陰潤燥，清熱解毒，改善懷孕後期胎火大、口乾、便秘等症狀，亦可美白皮膚。

使用注意

甘蔗性寒，脾胃虛寒、胃腹寒疼者不宜食用。

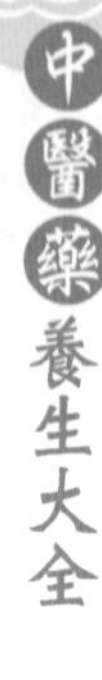

石榴

生津止渴，澀腸止血

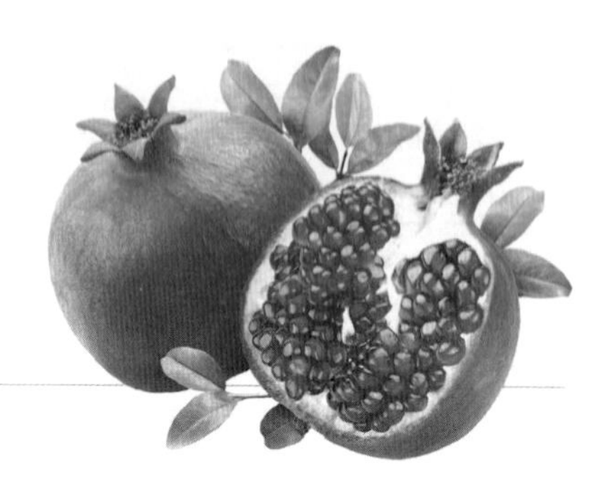

石榴為石榴科植物石榴的果實，也稱為安石榴、海榴。人們借石榴多籽，來祝願子孫繁衍，家族興旺昌盛，石榴樹是富貴、吉祥、繁榮的象徵。

食療功效

石榴味酸，性溫，入肝、胃經。具有止渴、澀腸、止血功效，可輔助治療津傷燥渴、滑瀉、久痢、崩漏、帶下等症。

1. 澀腸：石榴味酸，含有生物鹼、熊果酸等，有明顯的收斂作用，能澀腸止血，加之其具有良好的抑菌作用，所以是治療痢疾、泄瀉、便血及遺精、脫肛等病症的佳品。

2. 驅蟲殺蟲：石榴皮及石榴樹根皮均含有石榴皮鹼，對人體的寄生蟲有麻醉作用，是驅蟲殺蟲的要藥，尤其對絛蟲的殺滅作用更強，可用於治療蟲積腹痛、疥癬等。且石榴皮中含有多種生物鹼，抑菌試驗證實，石榴的醇浸出物及果皮水煎劑，具有抗菌作用，其對金黃色葡萄球菌、溶血性鏈球菌、霍亂弧菌、志賀菌等有明顯的抑制作用，石榴皮煎劑還能抑制流感病毒。

3. 止血：石榴花性味酸澀而平，若曬乾研末，具有良好的止血作用，亦能止赤白帶下。石榴皮煅炭存性也有良好的止血作用。（編按：將藥物放火內煅烤至外表焦黑中心焦黃即為煅炭存性。）

藥膳應用

1. 澀腸止瀉

水煎石榴皮：石榴皮15g，水煎後加紅糖或白糖飲服，每日服2次，飯前服用。可用於腹瀉的輔助治療。

2. 殺蟲

石榴皮、檳榔各等份，研細末，每次服10g（小兒酌減），每日服2次，連服兩天。有驅蛔蟲、絛蟲的作用。

3. 止血

石榴煅炭存性研細末，加紅糖適量調勻，每次服9g，開水沖服，每日服3次。可用於治療便血。

4. 明目

石榴花泡水洗眼，能明目。

使用注意

1. 不適宜便秘者、尿道炎患者、糖尿病者、實熱積滯者食用。
2. 石榴不可與番茄、螃蟹、西瓜、馬鈴薯同食。
3. 若與馬鈴薯同食，可用韭菜水解毒。

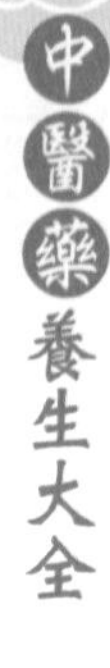

桃

生津潤腸，活血消積

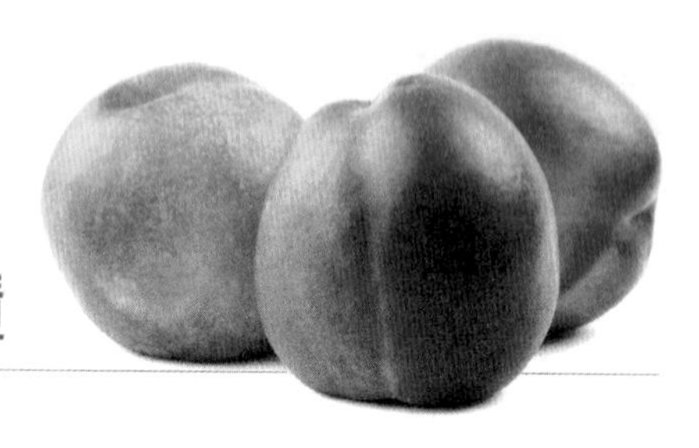

桃為薔薇科植物桃或山桃的果實，也稱為桃實。桃果味道鮮美，營養豐富，自古以來就被視為福壽吉祥的象徵，有「仙桃」、「壽果」的美稱。

食療功效

桃味甘、酸，性溫，歸肺、大腸經，具有生津潤腸、活血消積、豐肌美膚的功效，可輔助治療津少口渴、腸燥便秘、閉經、癥瘕積聚等症。

1. 生津潤腸：桃子富含膠質物，這類物質到大腸中能吸收大量的水分，有預防便秘的效果。

2. 生津潤肺：桃的果肉中富含蛋白質、脂肪、糖、鈣、磷、鐵和維生素B、維生素C及大量水分，有養陰生津、補氣潤肺的保健作用。經常服食對慢性支氣管炎、支氣管擴張症、肺纖維化、肺不張、矽沉著病、肺結核等出現的乾咳、咯血、慢性發熱、盜汗等症非常有利。

3. 活血化瘀：桃仁有活血化淤、潤腸通便的作用，可用於閉經、跌打損傷等的輔助治療。

4. 豐肌美膚：現代醫學研究發現，桃子含有較高的糖分，可改善皮膚彈性，使皮膚紅潤。對於瘦弱者，常吃桃子有強壯身體、豐肌美膚的作用。身體瘦弱、陽虛腎虧者，可用鮮桃數個，同米煮粥食，常服食有豐肌悅色的作用。

藥膳應用

1. 生津潤腸肺

生桃肉：將桃子去毛吃肉，不僅味道鮮美，且能生津潤腸肺。對便秘、慢性支氣管炎、支氣管擴張症、肺纖維化、肺不張、矽沉著病、肺結核等患者有益。

2. 活血化瘀，止咳

桃仁粥：桃仁二兩，和粳米同煮粥，空腹食之，有潤腸化瘀、止咳的作用。

3. 補益氣血

生桃肉：將桃子去毛吃肉，有補益氣血、養陰生津的作用，可用於大病之後、氣血虧虛、面黃肌瘦、心悸氣短者。

使用注意

1. 平時內熱偏盛、易生瘡癤的人不宜多吃。

2. 最好不要給嬰幼兒餵食桃子，因為桃子中含有大量的大分子物質，嬰幼兒腸胃消化能力差，無法消化這些物質，容易造成過敏反應。

3. 多病體虛的患者及胃腸功能太弱的患者不宜食用，因為它會增加腸胃的負擔。

杏

潤肺定喘，潤腸通便

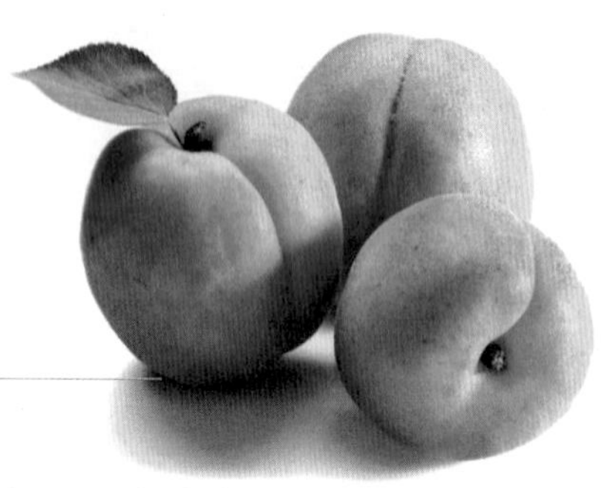

杏子為薔薇科植物杏或山杏的果實，又名杏實。杏子營養豐富，含蛋白質23%～27%，粗脂肪50%～60%，糖類10%，還含有磷、鐵、鉀、鈣等無機鹽類及多種維生素，可補充人體營養需要，提高機體抗病能力，堪稱滋補佳品。

食療功效

《本草圖經》記載杏味酸、甘，性溫，歸肺、心、大腸經，能潤肺定喘，生津止渴，潤腸通便，主治風寒肺病、津傷口渴等症。

1. 潤肺定喘：既善降肺氣，又可宣肺而達到止咳平喘功效，富含的苦杏仁苷具有較強的鎮咳化痰作用，可用於治療各種急慢性咳嗽。

2. 生津止渴：杏富含枸櫞酸、蘋果酸等，具有生津止渴作用，故可用於治療咽乾煩渴之症。

3. 潤腸通便：杏子中含有杏仁油，能促進胃腸蠕動，減少糞便與腸道的磨擦，可用於治療大便秘結。

此外，杏子中維生素C、兒茶酚、黃酮類及苦杏仁苷等在人體內具有直接或間接的抑制癌細胞作用，能防癌抗癌。

藥膳應用

1. 清肺潤燥

杏子雪梨盅：杏子2枚洗淨剝去皮並搗爛，雪梨1個洗淨，削去皮，並將梨上開蓋，挖去核呈盅形備用；將搗爛的杏子放入梨盅內，隔水蒸20分鐘至爛熟後食用。此盅具有潤肺止咳功效，適用於燥熱咳嗽之病症。

2. 宣肺化痰

杏子大棗湯：杏子、大棗各5枚，生薑3片，洗淨放入鍋中，加清水200ml，大火燒沸，再以小火煮20分鐘，趁溫服食。此湯適宜於肺寒咳嗽、痰多稀薄的患者食用。

3. 生津潤燥

杏子豆腐：將100g杏子洗後，剝去外皮，切碎備用；大米淘淨，與杏子加水磨成漿，再以紗布過濾取汁；將豆腐洗淨，放入鍋內，加水100ml，上籠蒸20分鐘取出，用紗布濾去雜質；將豆腐、杏子漿放入鍋中，煮沸後晾涼即成杏子豆腐，切小塊裝盤；將冰糖、蜂蜜，加水適量熬成汁，淋於杏仁豆腐之上即可食用。此品適用於唇乾口渴、肺虛久咳、乾咳少痰、大便乾結及慢性氣管炎、老年性便秘、產後便秘等病症。常人食之，可強身健體。

使用注意

1. 杏子甘甜性溫，易致熱生瘡，平素有內熱者不宜食用。

2. 現代研究發現，苦杏仁有小毒，加熱後可分解成有毒物質氫氰酸，服用過量可引起中毒，故不可多食。

李

清熱生津，消積通便

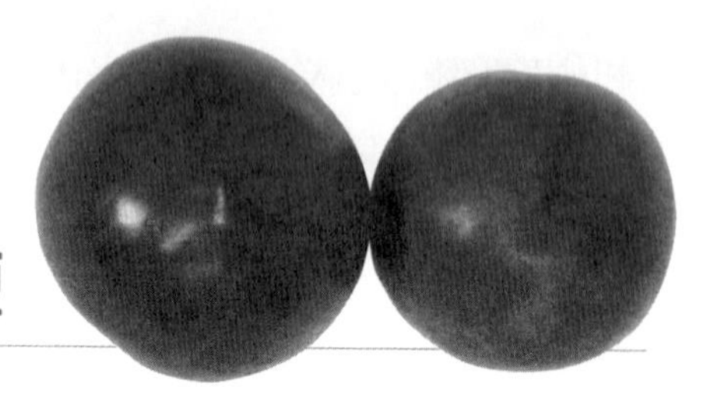

李子為薔薇科植物李的果實，又稱李實、嘉慶子、山李子、嘉應子。既可鮮食，也可以製成罐頭、果脯，全年食用，是深受人們喜愛的傳統水果之一。

食療功效

李子味甘、酸，性平，歸肝、脾、腎經，有清熱、生津、消積的功效，可輔助治療虛勞骨蒸、消渴、食積等症。

1. 清熱生津：李子含糖、微量蛋白質、脂肪、胡蘿蔔素、維生素B_1、維生素B_2、維生素C、煙酸、鈣、磷、鐵，門冬醯胺、谷氨醯胺、絲氨酸、甘氨酸、脯氨酸、蘇氨酸、丙氨酸等成分，虛勞骨蒸、消渴患者常吃李子有益。

2. 消積：李子能促進胃酸和胃消化酶分泌，有增加腸胃蠕動的作用，因而食李能促進消化，增加食欲，是胃酸缺乏、食後飽脹、大便秘結者的食療佳品。同時李子核仁中含苦杏仁苷和大量的脂肪油，有顯著的利水降壓作用，並可加快腸道蠕動，促進乾燥大便排出。

藥膳應用

1. 清熱生津

鮮李汁：李子100～120g，去核搗碎，絞取汁液，加蜂蜜少許服。本品既能清肝經虛熱，又能養胃陰、生津液。用於胃陰不足。此外，也可用於氣陰不足者對夏令炎熱的不適應症。

2. 消積

新鮮李子：李子味酸，食李能促進消化，增加食欲，消除食積。對胃酸缺乏、食後飽脹、腸胃積滯患者極為有利。

3. 清肝利水

鮮李肉：李子為酸入肝經，現代研究表明其含多種氨基酸，如谷氨醯胺、絲氨酸、氨基酸、脯氨酸等，生食有利於治療肝硬化腹水。

4. 美容養顏

駐色酒：鮮李子250g，絞取汁液，和米酒250ml兌勻，夏初服用，每次1小杯，可使婦女容顏美麗。

使用注意

1. 李子含高量果酸，多食傷脾胃，過量食用易引起胃痛、潰瘍病，急、慢性胃腸炎患者忌食。

2. 多食易生痰濕，傷脾胃，又損齒，故脾虛痰濕及小兒不宜多吃。

3.《飲食需知》：「李子同蜜及雀肉、雞肉、雞蛋、鴨肉、鴨蛋食，損五臟；勿同麋鹿肉食。」

蓮子

養心安神，益腎固精

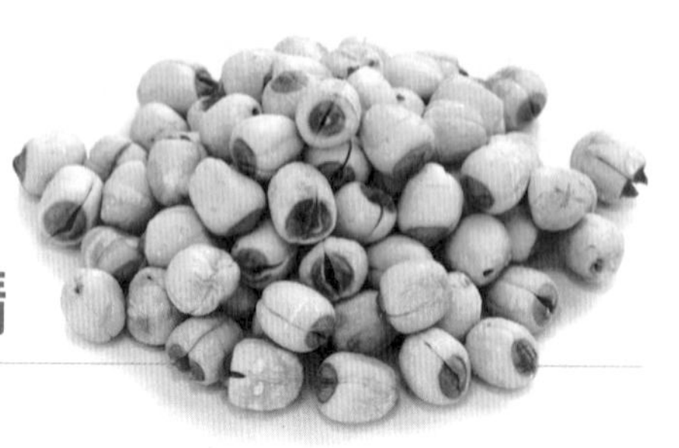

蓮子是睡蓮科水生草本植物蓮的種子，又稱蓮實、蓮米、蓮肉。蓮子善於補五臟不足，通利十二經脈氣血，使氣血暢而不腐，《神農本草經》早有記載：「蓮子主補中、養神、益氣力。」

食療功效

蓮子鮮者甘、澀，平；乾者甘、澀，溫。歸心、脾、腎、胃、肝、膀胱經。有補脾止瀉、養心安神、益腎固精的功效，適用於輔助治療脾虛久瀉、心神不寧、驚悸、失眠、婦人崩漏帶下、男子腎虛遺精。

1. 補脾止瀉：蓮子有收斂固澀之功，故可用於脾虛泄瀉。

2. 養心安神：蓮子中所含的棉籽糖是老少皆宜的滋補品，尚可安神定志，對於久病、產後或老年體虛者，更是常用營養佳品。

3. 益腎固精：蓮子鹼有平抑性欲的作用，對於青年人夢多、遺精頻繁或滑精者，服食蓮子有良好的澀精止遺作用。

藥膳應用

1. 補脾止瀉

脾益胃散：蓮子肉、芡實、扁豆、薏苡仁、山藥、白朮、茯苓各120g，人參15g，共炒研末，食用時加適量白糖，每次20g，以溫開水沖調服。此方藥性平和，能滋養補益，健運脾胃，止瀉。用於脾胃虛弱，飲食不化，大便稀溏等症。

2.養心安神

蓮子粳米粥：蓮子30g研末，先用粳米100g煮粥後，再加入蓮子末，攪勻服食，可補中強志，益耳目；或用蓮子30g，加瘦肉30g，燉食；或用蓮子30g，百合30g，加冰糖適量，燉水飲，中老年人特別是腦力勞動者常吃，可養心安神，增強記憶力，提高工作效率。

3.益腎固精

蓮子粥：蓮子20g發脹後，在水中用刷把擦去表層，抽去蓮心沖洗乾淨後放入鍋內，加清水在火上煮爛熟，備用。粳米100g同煮，淘洗乾淨，放入鍋中加清水煮成薄粥，粥熟後摻入蓮子，熟後加冰糖或白糖再稍燉即可食用。蓮子粥有收斂固澀、止遺之功，可用於夢遺滑精、婦人崩漏帶下等症。

使用注意

1. 蓮子澀腸止瀉，年老體虛者、大便燥結者忌食蓮子。

2. 蓮子是收澀傷陰之品，虛寒體質者吃蓮子易引起腹瀉，因此不宜多吃。

3. 蓮子不宜與柿子、柿餅同食，以防加重便秘。

橙

生津止渴，開胃下氣

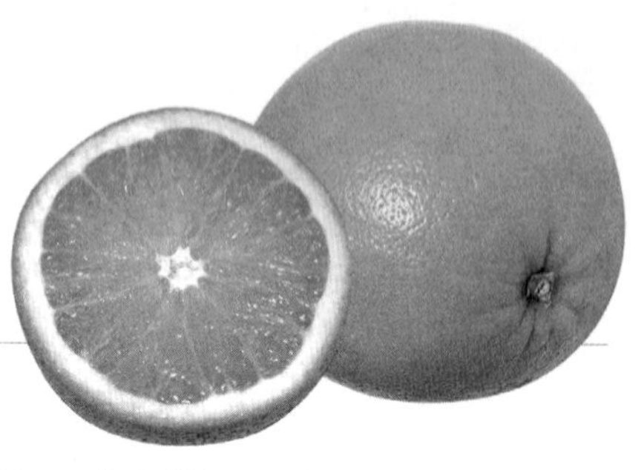

橙是芸香科柑橘屬植物橙樹的果實，亦稱柳橙、柳丁、甜橙、黃果。果肉酸甜適度，汁多富有香氣，含有非常豐富的維生素C。

食療功效

橙味酸，性涼，歸肺、肝、胃經，具有生津止渴、開胃下氣、防治便秘的功效，可輔助治療噁心嘔吐、胸悶腹脹、醉酒等症。

1. 開胃：橙顏色鮮豔，酸甜可口，有開胃的作用。果皮中胡蘿蔔素、揮發油含量較多，可作為健胃劑、芳香調味劑。

2. 降脂降壓：橙中富含的維生素C及維生素P，能增加機體抵抗力，增加毛細血管的彈性，降低血中膽固醇。高脂血症、高血壓、動脈硬化者常食橙有益。

3. 防治便秘：橙所含纖維素和果膠物質可促進腸道蠕動，有利於清腸通便，排除體內有害物質，防治便秘。

4. 止咳化痰：橙皮性味甘苦而溫，是治療感冒咳嗽的良藥。橙皮還含一定量的橙皮油，對慢性支氣管炎有效。

藥膳應用

1. 開胃降脂降壓

橙皮飲：將清洗乾淨的新鮮橙皮30g放入1公升水中，煮開15分鐘即得橙皮飲。橙皮飲略帶苦味，其含有的橙皮苷成分能軟化血管，降低血脂，日常飲用可預防心血管系統疾病。

2. 生津止渴

鹽味橙汁：運動後飲用新鮮榨好的橙汁，含量豐富的果糖能迅速補充體力，而大量的水分更能解渴提神。特別提醒，橙汁榨好後需立即飲用，否則空氣中的氧會使其維生素C的含量迅速降低；加點鹽飲用，效果更佳。

3. 化痰止咳

橙子冰糖飲：柳橙裡放適量冰糖蒸熟，吃肉喝汁能化痰止咳。

使用注意

1. 橙忌與檳榔同食。

2. 飯前或空腹時不宜大量食用，否則橙所含的有機酸會刺激胃黏膜，對胃不利。

3. 吃橙前後1小時內不要喝牛奶，因為牛奶中的蛋白質遇到果酸會凝固，影響消化吸收。

4. 橙味美但不要吃得過多，吃完橙子應及時刷牙漱口，以免損傷牙齒。

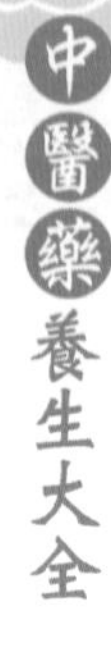

柑

清熱生津，醒酒利尿

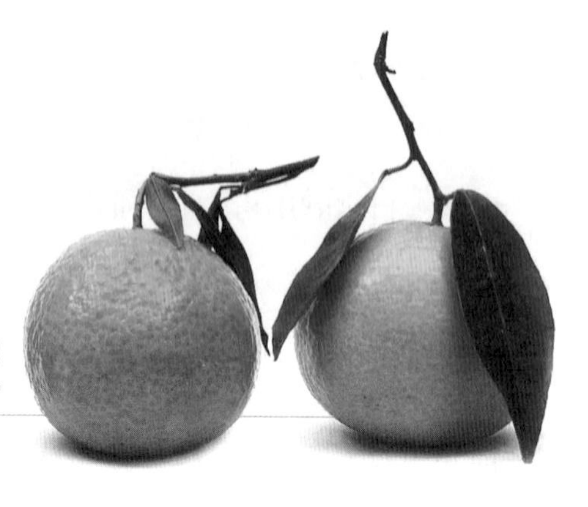

柑為芸香科植物柑桔屬，是甌柑、女蕉柑、栟柑、廣柑等多種柑類的果實，又稱為金實、柑子、桶柑、蜜桶柑。柑味道酸甜，多汁，是人們常食的水果之一。

食療功效

柑味酸，性涼，歸胃、大腸經。具有清熱生津、醒酒利尿的功效，可輔助治療胸膈煩熱、口渴欲飲、醉酒、小便不利等症。

1. 清熱生津：崔禹錫《食經》：「食之下氣，主胸熱煩滿。」柑果味甘酸而性涼，含有大量的維生素、有機酸等，能清胃熱，利咽喉，止乾渴，是胸膈煩熱、口乾欲飲、咽喉疼痛者的食療佳品。

2. 醒酒利尿：《開寶本草》：「利腸胃中熱毒，止暴渴，利小便」。《醫林纂要》：「除煩，醒酒。」現代研究表明柑含有大量的鉀及鹼性礦物質，能促進血中鈉鹽的排出，有利尿、消腫作用，對高血壓、腎臟病有良好的輔助治療作用。

3. 降脂降壓：柑中含有非常豐富的維生素C，能增加毛細血管的彈性，降低血中膽固醇，高脂血症、高血壓、動脈硬化者常食柑有益。

4. 祛痰平喘，消食順氣：柑皮中與橘皮一樣含有橙皮苷、川陳皮素和揮發油等。揮發油的主要成分為檸檬烯、蒎烯等，具有化痰、止咳、平喘等功能。

藥膳應用

1. 清熱

桂花銀耳柑羹：蜜柑250g，銀耳30g，冰糖150g，濕澱粉適量，糖桂花少許。將蜜柑洗淨去皮；銀耳用溫水浸泡軟後，摘去根蒂，洗淨，放入碗內，加少量清水，上籠蒸約1小時取出；鍋放火上，將蒸好的銀耳連湯倒入，然後加入冰糖煮沸，撇去浮沫，再放入蜜柑複煮沸，用濕澱粉勾芡，再放糖桂花，出鍋裝碗即成。此羹具有醒酒生津、潤肺止咳的功效。適用於飲酒過度、腸胃積熱、小便不利、口乾煩渴、陰虛久咳患者食之。無病者食之亦可強身健體。

2. 利水

柑皮飲：柑皮與冬瓜皮適量配伍煎水代茶飲，具有利水的作用。可用於水腫患者。

3. 止咳化痰

冰糖燉柑子：鮮柑子1個，生薑2片，冰糖適量。將柑子洗淨，帶皮切塊，放入容器中，加入生薑、冰糖及適量清水，隔水燉約30分鐘即成。此方具有止咳化痰、醒酒生津的功效，適用於久咳、咳嗽痰多、飲酒過度及老年性氣管炎等病症。

使用注意

1. 柑性大寒，脾胃虛寒、大便溏泄者不宜多食。
2. 柑味酸有聚痰之弊，慢性咳嗽痰多者慎食。

柚

止咳平喘，清熱化痰

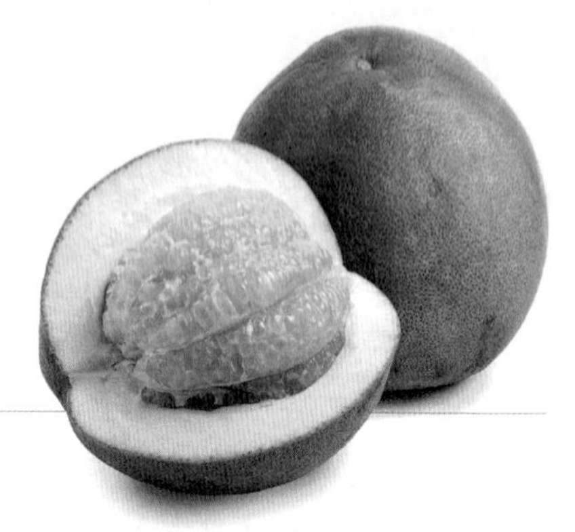

柚為芸香科植物柚的果實，也稱為雷柚、柚子、香欒。柚營養豐富，藥用價值很高，是人們喜食的水果之一，也是醫學界公認最具食療效益的水果之一。

食療功效

柚味甘、酸，性寒，歸肝、脾、胃經，具有止咳平喘、清熱化痰、健脾消食、解酒除煩的功效，可輔助治療飲食積滯、食欲減退、醉酒等症。

1. 理氣化痰：性溫，味苦、辛，有理氣化痰的作用。

2. 健脾消食：柚子味酸、甘，含有多種有機酸，有消食的作用，可輔助治療飲食積滯等症。

3. 降糖降脂：柚肉中含有非常豐富的維生素C及類胰島素等成分，故有降血糖、降血脂、減肥、美膚美容等功效。經常食用，對糖尿病、血管硬化等疾病有輔助治療作用，對肥胖者有健體養顏功能。同時柚子含有生理活性物質橙皮苷，所以可降低血液的黏滯度，減少血栓形成，故而對腦血管疾病，如腦血栓、腦卒中等有較好的預防作用。

4. 利尿降壓：柚子中含有高血壓患者必需的天然微量元素鉀，幾乎不含鈉，因此是患有心腦血管病及腎臟病患者（如果腎功能不全伴有高鉀血症，則嚴禁食用）最佳的食療水果。

5. 補虛：柚子還有增強體質的功效，它能幫助身體更容易吸收鈣及鐵質，所含的天然葉酸，對孕婦有預防貧血發生和促進胎兒發育的功效。

藥膳應用

1. 化痰止咳

柚子皮茶：柚子皮用開水泡，代茶飲用。可輔助治療老年性咳嗽氣喘。

2. 降血糖

柚子肉：將柚子去皮吃肉。對糖尿病、血管硬化等疾病有輔助治療作用，同時對肥胖者有健體養顏的功能。

3. 健脾消食

柚子皮15g，雞內金、山楂各10g，砂仁5g。水煎服。可治消化不良。

使用注意

1. 柚子性寒，脾虛泄瀉的人吃了柚子會腹瀉，故身體虛寒的人不宜多吃。

2. 服避孕藥的女性應忌食。

3. 高血壓患者服降壓藥物時，不宜食用柚子。

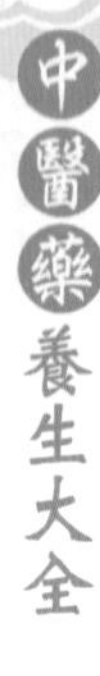

菠菜

養血補虛，潤腸通便

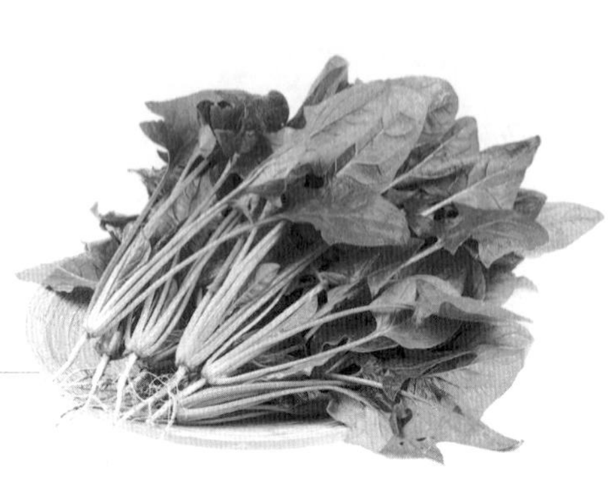

菠菜為藜科植物菠菜的全草，又稱菠薐、波斯草。菠菜主根發達，肉質根紅色，葉片及嫩莖味甜可供食用，有「蔬菜之王」之稱。

食療功效

菠菜味甘、辛，性涼，入腸、胃經。有養血補虛、潤腸通便、養肝明目、健脾消食的功效，適用於血虛、便秘、大便乾結、目眩、風火赤眼、食欲減退等病症。

1. 養血補虛：菠菜中含有豐富的胡蘿蔔素、維生素C、鈣、磷及一定量的鐵、維生素E等有益成分，能供給人體多種營養物質；其所含鐵質，對缺鐵性貧血有較好的輔助治療作用。

2. 潤腸通便：菠菜含有大量的植物粗纖維，具有促進腸道蠕動的作用，利於排便，且能促進胰腺分泌，幫助消化。對於痔瘡、慢性胰腺炎、便秘、肛裂等病症有治療作用。

3. 養肝明目：菠菜中所含的胡蘿蔔素，在人體內轉變成維生素A，可維護正常視力和上皮細胞的健康，起到養肝明目的作用，同時還可增強預防傳染病的能力，促進兒童生長發育。

4. 健胃消食：菠菜作為一種緩和的補血滋陰之品，「虛不受補」的人群尤宜食用。菠菜中所含的大量酶可促進胃和胰腺的分泌功能，起到消食的作用。

藥膳應用

1. 養血補虛

菠菜大棗粥：菠菜、大棗各50g，粳米100g。將粳米、大棗洗淨，加水熬成粥。熟後再加入菠菜煮沸即可。此粥營養豐富，具有健脾益氣、養血補虛的功效，常用於治療缺鐵性貧血，每日1次，連服數日。

2. 潤腸通便

菠菜湯：菠菜250g，切斷，煮湯，加香油、食鹽調味後即可食用。菠菜清熱潤腸，適用腸胃燥熱、心煩口渴、大便秘結。

3. 養肝明目

菠菜拌藕片：菠菜、鮮藕各200g。將菠菜洗淨，在沸水中稍焯；鮮藕去皮切片，在開水中焯兩分鐘，取出，瀝去水分；以上二物加入鹽、麻油、味精拌勻即可。本菜具有清肝明目的功效，適用於肝血不足所致的視物不清、頭昏肢顫等病症。

4. 健胃消食

金苓菠菜湯：石斛、茯苓各20g，沙參12g，菠菜400g，素湯（豆芽加水熬煉而成）800ml，蔥白、薑各適量。石斛、茯苓、沙參以水煎取汁200ml；菠菜洗淨，切4cm段，蔥白切段，生薑切片拍鬆。將菠菜急焯一下撈起；炒鍋放旺火上，加花生油燒熱，下生薑煸赤，挑去生薑；爆入精鹽，倒入藥液和素湯，燒沸後倒入菠菜，湯沸調味精即可。此菜由菠菜配以甘淡滋補的藥物，具有益胃養陰、健脾助食的功效。對於胃腸燥熱、陰虧液少、食欲減退者，有較好的食療作用。

使用注意

1. 菠菜草酸含量較高，且有滑腸之功，大便溏薄、脾胃虛弱者，腎炎患者，腎結石患者，腎功能虛弱者忌食菠菜。

2.菠菜含草酸較多，與鈣鹽能結合成草酸鈣結晶，使腎炎患者的尿色渾濁，管型及鹽類結晶增多，因此不宜與含鈣豐富的食物（如豆腐）共煮，否則會形成草酸鈣，既不利於鈣的吸收，又有礙消化。

茼蒿

調和脾胃，養血清心

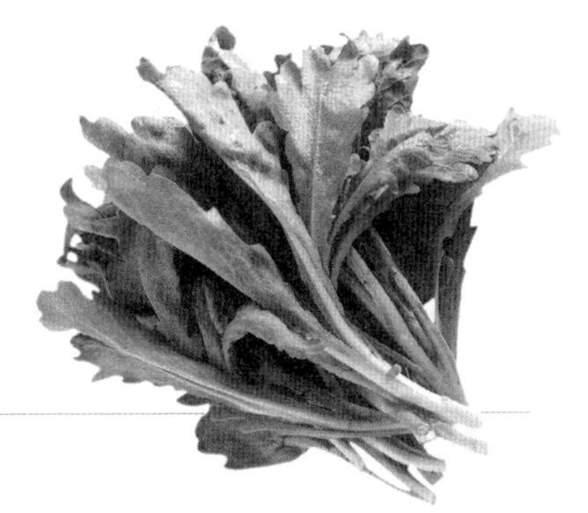

茼蒿為菊科植物茼蒿的莖葉，又名蓬蒿、蒿菜、同蒿菜，因其花很像野菊，所以又名菊花菜。茼蒿的莖和葉可同食，有蒿之清氣、菊之甘香，營養成分較高，尤其胡蘿蔔素的含量超過一般蔬菜，有「天然保健品、植物營養素」之美稱。

食療功效

茼蒿味辛、甘，性平，歸脾、胃經，有調和脾胃、利小便、化痰止咳的作用，常用於治療腹瀉、脘脹、夜尿頻繁、腹痛寒疝等症；尚可養心安神，清血，潤肺，還能穩定情緒，降壓補腦，防止記憶力減退，平補肝腎，寬中理氣，治療心悸、怔忡、失眠多夢、心煩不安、痰多咳嗽。

1. 調和脾胃：茼蒿含有特殊香味的揮發油，有助寬中理氣，消食開胃，增加食欲。

2. 利二便：茼蒿所含的粗纖維有助腸道蠕動，促進排便，達到通腑利腸的目的。此外還含有多種氨基酸、脂肪、蛋白質及較高量的鈉、鉀等礦物鹽，能調節體內水液代謝，通利小便，消除水腫。

3. 養血清心，潤肺化痰：茼蒿內含豐富的維生素、胡蘿蔔素及多種氨基酸，性味甘平，可養心安神，潤肺補肝，穩定情緒，防止記憶力減退；此外，茼蒿氣味芬芳，可消痰開鬱，避穢化濁。

4. 降壓：茼蒿含有一種揮發性精油及膽鹼等物質，具有降血壓、補腦的作用。

藥膳應用

1. 調和脾胃

拌茼蒿：先將250g茼蒿洗淨，入滾開水中焯過，再以麻油、鹽、醋拌勻即成。辛香清脆，甘酸爽口，具有健脾胃、助消化的功效，對於胃脘痞塞、食欲減退者，有良好的輔助治療作用。

2. 利小便

清炒茼蒿：茼蒿摘洗乾淨，鍋中放些油，放入蒜末煸炒，倒入茼蒿以大火翻炒，熟後加鹽即可。茼蒿中含有多種氨基酸、脂肪、蛋白質及較高量的鈉、鉀等礦物鹽，能調節體內水液代謝，通利小便。

3. 清血養心，潤肺化痰

茼蒿炒肉條：茼蒿250g，火腿肉、筍、香菇各50g，豆粉、熟豬油各適量。茼蒿洗淨剁碎，搗取汁；將汁水拌生豆粉勾稀芡；火腿、筍、香菇洗淨，切小丁；清水煮沸後下火腿丁、筍丁、香菇丁，改小火燒10分鐘，加鹽，倒入茼蒿汁、勾稀的豆粉，使成淺膩狀，再澆上熟精油即成。此菜滑潤爽口，鮮香開胃，具有安心神、養脾胃的作用，心煩不安、便秘口臭者可常食。

4. 降壓

茼蒿蛋白飲：鮮茼蒿250g，雞蛋3枚。將茼蒿洗淨，雞蛋取蛋清；茼蒿加適量水煎煮，快熟時加入雞蛋清煮片刻，調入油、鹽即可。該飲具有降壓、止咳、安神的功效。對高血壓性頭昏腦脹、咳嗽咯痰及睡眠不安者，有輔助治療作用。

使用注意

1. 茼蒿辛香滑利，脾胃虛寒、大便稀溏或腹瀉者不宜食用。
2. 用於熱症宜生用，熟食不可加熱過久，以免有效成分被破壞。

小知識

在古代，茼蒿為宮廷佳餚，所以又叫皇帝菜。皇帝菜的莖和葉可同食，清氣甘香，鮮香嫩脆，一般的營養成分無所不備，尤其胡蘿蔔素的含量極高，是黃瓜、茄子含量的20～30倍。其中含有特殊香味的揮發油，有助於寬中理氣，消食開胃，增加食欲。豐富的粗纖維有助腸道蠕動。茼蒿含有豐富的營養物質，且氣味芬芳，可以養心安神，穩定情緒，降壓補腦，防止記憶力減退。

番薯

補中和血，潤腸通便

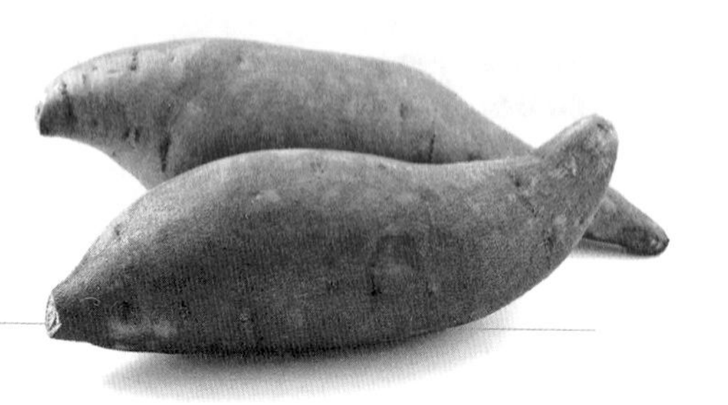

番薯為雙子葉植物旋花科植物番薯的塊根，又稱山芋、甘薯、紅山藥、紅薯、地瓜等。番薯是一種鹼性食品，含高纖維素，被稱為營養最均衡的保健食品。

食療功效

番薯味甘，性平，歸脾、腎經。《隨息居飲食譜》記載：「煮食補脾胃，益氣力，禦風寒，益顏色。」功能補中和血，益氣生津，寬腸胃，通便秘，主治脾虛氣弱、瘡瘍腫毒、肺胃有熱、大便秘結。

1. 補中和血：番薯營養十分豐富，含有大量的糖、蛋白質、脂肪和各種維生素及礦物質，能補中益氣，對中焦脾胃虧虛、小兒疳積等病症有益。富含鉀、β-胡蘿蔔素、葉酸、維生素C和維生素B_6，鉀有助於人體細胞液體和電解質平衡，維持正常血壓和心臟功能。β-胡蘿蔔素和維生素C有抗脂質氧化、預防動脈粥樣硬化的作用。補充葉酸和維生素B_6有助於降低血液中高半胱氨酸水準，這些成分均有助於和血，預防心血管疾病。

2. 通便秘：紅薯含有大量不易被吸收消化、酵酶破壞的膳食纖維和果膠，能刺激消化液分泌，增強腸胃蠕動，從而起到通便排毒的作用。此外，紅薯含有豐富的澱粉，胡蘿蔔素，維生素A、B、C、E及鉀、鐵、銅、硒、鈣等10餘種微量元素和亞油酸等，營養價值很高，這些物質能保持血管彈性，對老年性便秘很有效。

藥膳應用

1. 補中和血

紅糖煮番薯：番薯500g，紅糖60g。加水適量煮至熟透，食薯喝湯。有補中和血之功，用於脾胃虛弱之症及心血管疾病。

2. 通便秘

優酪乳番薯泥：黃心番薯1根、果粒優酪乳（或者普通優酪乳）適量、鮮奶油（或鮮牛奶）2大匙。將番薯洗淨蒸熟，去皮壓成泥，加入鮮奶油拌勻，將番薯泥放入盤中，將優酪乳淋在番薯泥上，還可撒上喜歡的水果、乾果之類，即可食用。可有通便秘的作用，用於大便乾結、老人習慣性便秘等。

使用注意

1. 胃酸多者不宜多食，多食令人反酸。

2. 素體脾胃虛寒者，不宜生食。

3. 番薯中澱粉不經高溫破壞，難以消化；同時其所含的氣化酶不經高溫破壞，吃後會產生不適感，故番薯一定要蒸熟煮透後食用。

4. 番薯和柿子不宜在短時間內同食，番薯中的糖分在胃內發酵，會使胃酸分泌增多，和柿子中的鞣質、果膠反應發生沉澱凝聚，產生硬塊，量多嚴重時可使腸胃出血或造成胃潰瘍。

胡蘿蔔

健脾除疳，利膈寬腸

胡蘿蔔為傘形科植物胡蘿蔔的肉質根，又稱黃蘿蔔、丁香蘿蔔、紅蘿蔔。胡蘿蔔富含糖類、脂肪、揮發油、胡蘿蔔素、維生素A、維生素B_1、維生素B_2、花青素、鈣、鐵等營養成分，有「小人參」之稱，是一種質脆味美、營養豐富的家常蔬菜。

食療功效

胡蘿蔔味甘，性平，歸脾、肺經，具有利膈寬腸、健脾除疳、透疹、益肝明目的功效，適用於治療脾虛食少、體虛乏力、脘腹痛、瀉痢；麻疹、水痘、癤腫；視物昏花、雀目；咳喘、百日咳、咽喉腫痛等症。

1. 利膈寬腸：胡蘿蔔含有植物纖維，吸水性強，在腸道中體積容易膨脹，是腸道中的「充盈物質」，可加強腸道蠕動，從而利膈寬腸，通便防癌。

2. 健脾除疳：胡蘿蔔含有多種維生素，為促進脾胃運化的精微物質，對小孩疳積有較好的治療作用。

3. 透疹：小兒麻疹醞釀時期，往往伴有高熱，影響食欲。此時，可用胡蘿蔔和馬蹄兩味煮成茶共飲，對麻疹透出極為有利。

4. 益肝明目：胡蘿蔔含有大量胡蘿蔔素，這種胡蘿蔔素的分子結構相當於兩個分子的維生素A，進入機體後，在肝臟及小腸黏膜內經過酶的作用，其中50%變成維生素A，有補肝明目的作用，可治療夜盲症。

藥膳應用

1. 健脾寬腸

胡蘿蔔燒羊肉：胡蘿蔔與羊肉同煮，加適量橘皮、生薑，燒熱後烱爛食用，對虛寒性十二指腸潰瘍患者有益。

2. 透疹

胡蘿蔔馬蹄茶：胡蘿蔔和荸薺同煮茶，對痲疹透出非常有利。

3. 明目

羅宋湯：胡蘿蔔煲牛肉，加番茄、花椰菜，就是著名的「羅宋湯」。味道鮮美，養生更佳，常食可防止眼目昏花。

使用注意

1. 酒與胡蘿蔔不宜同食，會造成大量胡蘿蔔素與乙醇一同進入人體，而在肝臟中產生毒素，導致肝病。

2. 白蘿蔔性涼主瀉，胡蘿蔔味甘為補，兩者最好不要同食。

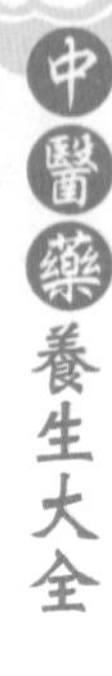

海參

補腎益精，養血潤燥

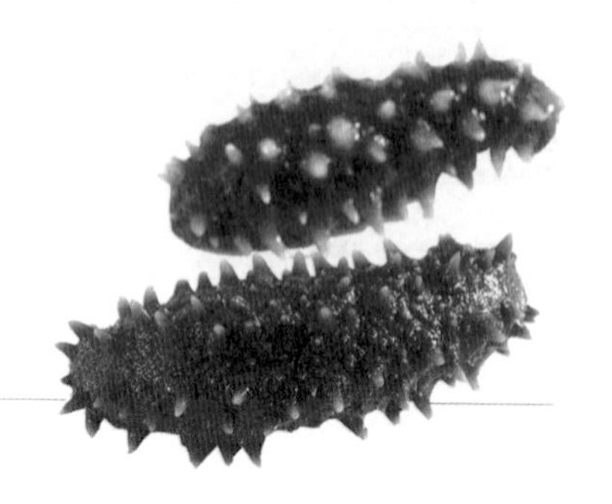

海參是海洋軟體動物，營養價值高，含膽固醇極低，是一種典型的高蛋白、低脂肪、低膽固醇食物，其肉質細嫩，易於消化，非常適宜老年人、兒童及體質虛弱者食用。

食療功效

海參味甘、鹹，性微寒，歸肺、腎、大腸經，有補腎益精、養血潤燥、止血的功效，適用於治療精血虧損、虛弱勞怯、陽痿、夢遺、腸燥便秘、肺虛咳嗽咯血、腸風便血等症。

1. 補腎益精：海參體內的精氨酸含量很高，精氨酸是構成男性精細胞的主要成分，具有改善腦、性腺神經功能傳導作用，減緩性腺衰老，提高勃起能力。因此，服食可有固本培元、補腎益精的效果。海參富含蛋白質、礦物質、維生素等50多種天然珍貴活性物質，其中酸性黏多糖和軟骨素可明顯降低心臟組織中脂褐素和皮膚脯氨酸的數量，有助延緩衰老。經常服食，可明顯改善腎精虧虛導致的陽痿遺精、小便頻數、腰酸乏力等病症。

2. 養血潤燥：膠東刺參含有豐富的鐵及海參膠原蛋白，有顯著生血、養血、補血作用，特別適用於妊娠期婦女、手術後的患者及絕經期的婦女。海參角蛋白具有促進紅骨髓造血功能，能有效改善貧血症狀。

藥膳應用

1. 養血

海參雞湯：海參燉雞，風味絕佳，對貧血患者也有益。

2. 降壓

海參湯：海參30g，加水適量，燉爛，再加入冰糖適量燉一會兒，待冰糖溶化，於早飯前空腹服用。可治療高血壓、血管硬化、冠心病。

3. 養顏

家庭做菜常吃，不僅可生血養血，延緩衰老，還可使肌膚充盈，皺紋減少，還可減少及消除面部色斑，讓皮膚看起來細膩而富有光澤，且不增肥，男女均適用。

使用注意

1. 患急性腸炎、細菌性痢疾、感冒、咳痰、氣喘及大便溏薄、出血兼有瘀滯及濕邪阻滯的患者忌食。

2. 購買海參時一定要乾燥，不乾的海參容易變質，且因含有大量水分，價格實際高出了很多。

3. 保管時需要注意，發好的海參不能久存，最好不超過3天，存放期間用涼水浸泡上，每天換水2～3次，不要沾油，或放入不結冰的冰箱中。

白果

斂肺定喘，止帶縮尿

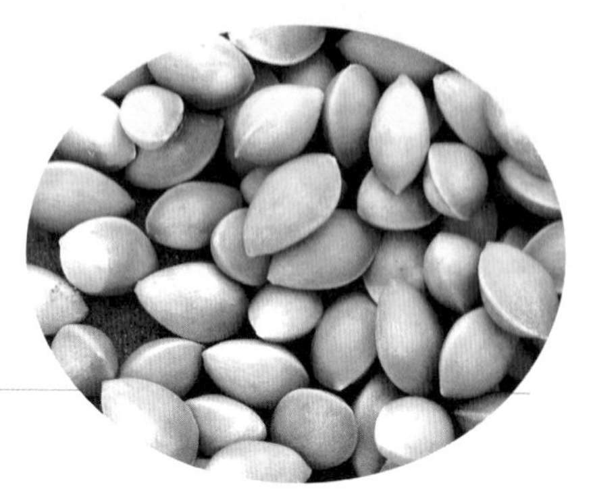

白果為銀杏科植物銀杏的種子，又名鴨腳子、靈眼、銀杏核、公孫樹子。食用白果能養生延年，白果在宋代就被列為皇家貢品。

食療功效

白果味甘、苦澀，性平，入肺、腎經，具有斂肺定喘、止帶利尿、解毒殺蟲功效，可輔助治療哮喘痰嗽、白濁、遺精、尿頻、無名腫毒、酒渣鼻、癬瘡等症。

1. 斂肺定喘：白果味甘、苦澀，具有斂肺止咳的功效。現代研究發現白果各部分，特別是白果酸，能抑制結核分枝桿菌的生長，體外對多種細菌及皮膚真菌有不同程度的抑制作用。白果外種皮中所含的白果酸及白果酚等，對改善肺結核所致的發熱、盜汗、咳嗽咯血、食欲減退等症狀有一定作用。

2. 止帶縮尿：現代醫學研究發現白果有收縮膀胱括約肌的作用，對於小兒遺尿、氣虛小便頻數、帶下白濁、遺精不固等病症有輔助治療作用。

藥膳應用

1. 潤肺止咳

銀杏膏：將120g白果肉去白膜，搗爛；120g陳茶略烘為細末；120g核桃肉搗為細末。將上述三種細末放入瓷鍋中，加入250ml蜂蜜；

文火煉稠，取下等涼即可。銀杏膏香甜可口，質稠不膩，具有潤肺止咳的功效。對於久咳不癒、虛勞咳嗽者有輔助治療作用。常人亦可經常服用。

2. 澀腸止帶

白果蛋：將雞蛋一端開一孔，生白果仁2顆去殼後由蛋殼孔中塞入雞蛋內，用紙黏封住蛋孔，口朝上放在碗裡，隔水蒸熟，白果蛋對婦女白帶過多、小兒虛寒腹瀉等症有效。

使用注意

1. 不宜多食，多食可致中毒。
2. 已發芽的銀杏種仁不能食用，食銀杏種仁時切忌同時吃魚。

白木耳

養陰潤肺，潤腸通便

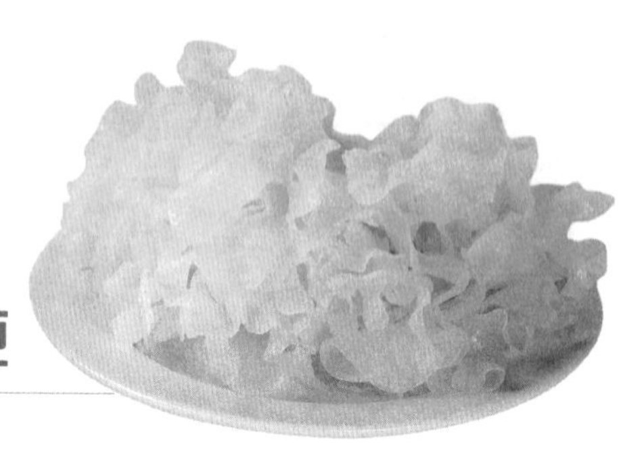

白木耳為銀耳科植物銀耳的子實體，寄生於朽腐的樹木上，又名銀耳、雪耳，被人們譽為「菌中之冠」，既是名貴的營養滋補佳品，又是扶正強壯之補藥，歷代皇家貴族將銀耳看作是「延年益壽之品」、「長生不老良藥」。

食療功效

白木耳味甘、淡，性平，歸肺、胃、腎經，有清肺化痰、養陰潤肺、潤腸通便、止血、養心安神之功效，適用於輔助治療肺熱咳嗽、肺燥乾咳、咳痰帶血、鼻出血、崩漏、咽乾口渴、胃腸燥熱、大便秘結、心悸失眠等。

1. 養陰潤肺：白木耳色白入肺，且味甘，具有一定的滋補作用，滋潤而不膩滯，又是扶正強壯之補藥。

2. 潤腸通便：銀耳中的膳食纖維可助胃腸蠕動，促進排便。

藥膳應用

1. 養陰潤肺

白木耳雪梨糖水：雪梨1個，白木耳10g，川貝3g。雪梨洗淨，切開去芯，再切小片；白木耳浸泡，去雜質；一起與川貝放進砂鍋內，加入冰糖10g，清水600ml，文火熬至200ml即可。白木耳與雪梨搭配，清潤之效顯著，可養陰潤肺，用於肺熱燥咳。

2. 潤腸通便

白木耳糊：白木耳20g，白糖適量，水燉成糊狀食，每日2次。

使用注意

1. 白木耳能清肺熱，故外感風寒、鼻塞流清涕、畏寒者忌用。
2. 冰糖銀耳含糖量高，睡前不宜食用，以免血黏度增高。

蓮藕

涼血活血，補脾開胃

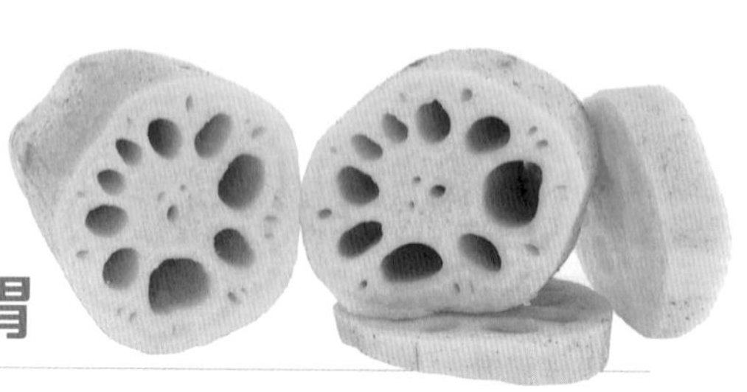

蓮藕為睡蓮科植物蓮的肥大根莖，微甜而脆，它的根、葉、花及果實，無不為寶，都可滋補入藥。在清咸豐年間，被欽定為御膳貢品，功能滋補養血，是婦孺童嫗、體弱多病者上好的滋補佳珍，更是秋冬食養之上品。

食療功效

生藕味甘，性寒，入心、脾、胃經，具有清熱涼血、活血止血、補脾開胃、止瀉等功效，常用於治療熱病煩渴、吐血、衄血、熱淋、食欲減退、泄瀉。熟藕性溫，味甘，具有益胃健脾、養血補虛、止瀉的功效，主治食欲減退、肺熱咳嗽、血虛、脾虛泄瀉。

1. 涼血止血：蓮藕生用性寒，有清熱涼血作用，可用來治療熱性病症；蓮藕味甘多液，對熱病口渴、衄血、咯血、下血者尤為有益。同時，蓮藕含有大量的單寧酸，有收縮血管作用，可用來止血。藕還能涼血、散血，中醫認為其止血而不留瘀，是熱病血症的食療佳品。

2. 養血補虛：蓮藕的營養價值很高，富含鐵、鈣等微量元素，植物蛋白質、維生素及澱粉含量也很豐富，有明顯的補益氣血、增強人體免疫力作用，故中醫稱其「主補中養神，益氣力」。

3. 補脾開胃：蓮藕散發出一種獨特清香，還含有鞣質，有一定健脾作用，能增進食欲，促進消化，開胃健中，有益於胃納不佳、食欲減退者恢復健康。

4. 通便：蓮藕中含有黏液蛋白和膳食纖維，能與人體內膽酸鹽、食物中的膽固醇及甘油三酯結合，使其從糞便中排出。

藥膳應用

1. 涼血止血

糖醋藕片：蓮藕洗淨，切片，熱水焯兩分鐘。熱鍋，少許薑末熗鍋，倒入藕片翻炒；加糖、醋，繼續翻炒，加水澱粉勾芡，出鍋後即可食用。此菜不僅含有豐富的碳水化合物、維生素C及鈣、磷、鐵等多種營養素，還可涼血止血，用於血熱出血症。

2. 養血補虛

蓮藕排骨湯：排骨750g，切成段，在沸水中焯一下後撈起；蓮藕1公斤（邊沿九孔的粉藕），切小塊或切段後用刀拍破。先把藕放燉鍋中小火燉40分鐘，然後放入排骨，燒沸後打去浮沫，再放料酒、花椒、老薑，沸後改小火燉1小時，放鹽再繼續燉1小時即成。湯水清甜又營養，可養血補虛，尚能養顏抗老，用於婦女產後血虛、面色無華等。

3. 補脾開胃

羅漢果蓮藕湯：羅漢果2顆，蓮藕1根，紅棗12顆，冰糖適量，清水1500ml。把羅漢果外皮洗淨，取出果肉；用清水洗淨紅棗；蓮藕削去外皮，洗淨後切成5mm厚的圓片；將羅漢果肉和紅棗放入鍋中，加清水後大火煮沸，改成小火煮20分鐘；然後將蓮藕片和冰糖放入，小火再煮15分鐘即可。此品具有潤肺清熱、健脾開胃的功效。老年人常吃藕，可以調中開胃，益血安神。

4. 通便止瀉

酸甜橙汁藕片：嫩藕、青檸檬汁、酸甜汁、橙汁各適量。藕段洗淨去皮切薄片，沸水鍋內略煮，撈出過冰水；將青檸檬汁和酸甜汁一起與藕片拌勻；橙汁加少量生粉調成芡汁，吃前澆在藕片上即可。能通便止瀉，用於大便秘結、脾虛泄瀉。

使用注意

1. 藕性寒，生吃清脆爽口，但礙脾胃。脾胃消化功能低下、大便溏泄者不宜生吃，產婦不宜過早食用。

2. 食用蓮藕要挑選外皮呈黃褐色、肉肥厚而白，如發黑，有異味，則不宜食用。

3. 沒切過的蓮藕可在室溫中放置1個星期的時間，但因蓮藕容易變黑，切面孔的部分容易腐爛，所以切過的蓮藕要在切口處覆以保鮮膜，可冷藏保鮮1個星期左右。煮藕時忌用鐵器，以免引致食物發黑。

海帶

軟堅散結，消痰利水

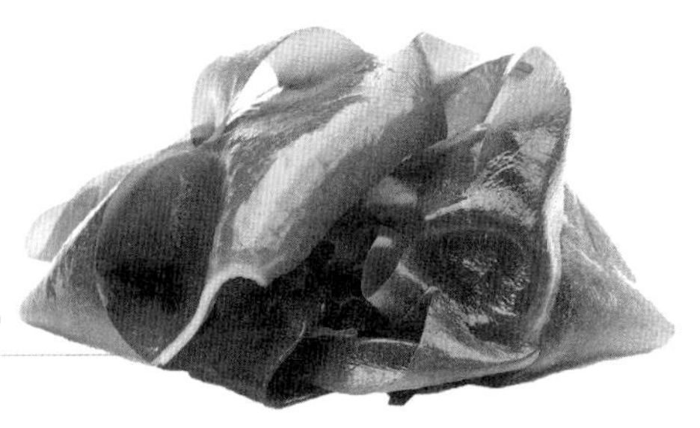

海帶為海帶科植物海帶的葉狀體，是一種含碘量很高的海藻，別名昆布、江白菜。海帶富含蛋白質、脂肪、碳水化合物、膳食纖維、鈣、磷、鐵、胡蘿蔔素、維生素B_1、維生素B_2、煙酸及碘等多種微量元素，有「長壽菜」、「海上之蔬」、「含碘冠軍」等美譽。

食療功效

海帶味鹹，性寒，入肝、胃、腎、肺經，功能軟堅散結，消痰平喘，通行利水，降壓，適用於輔助治療甲狀腺腫、疝氣、睪丸腫痛、帶下、水腫、腳氣、高血壓等症。《現代實用中藥》記載：「海帶治水腫、淋疾、濕性腳氣，又治甲狀腺腫、慢性氣管炎、咳嗽。」

1. 軟堅散結：海帶膠質能促使體內的放射性物質隨同大便排出體外，從而減少放射性物質在人體內的積聚，也減少了放射性疾病的發生機率。海帶是鹼性食品，含鈣量較高，鈣是防止血液酸化的重要物質，有助防癌。海帶中的碳水化合物和胡蘿蔔素也有助防癌抗癌。海帶可排除癌細胞對人體胃腸的影響，防止胃癌發生。

2. 通行利水：海帶中含有大量的甘露醇，而甘露醇具有利尿消腫的作用，可防治腎衰竭、老年性水腫、藥物中毒等。甘露醇與碘、鉀、煙酸等協同作用，對防治動脈硬化、高血壓、慢性氣管炎、慢性肝炎、貧血、水腫等疾病，都有較好的效果。此外，海帶中的優質蛋白質和不飽和脂肪酸，對心臟病、糖尿病、高血壓有一定的防治作用。

3. 治療消渴：海帶中有一種叫「褐藻酸鈉」的成分，這種成分可使糖尿病患者對胰島素的敏感性提高，血糖下降，所以，海帶是治療糖尿病的有效藥用食品。

藥膳應用

1. 軟堅散結

海帶湯：海帶200g在水中浸泡半小時，牛肉100g切成肉末，與醬油、香油拌勻。在鍋中放入香油，炒牛肉和海帶，炒後加水煮10分鐘，然後放入醬油、蒜末、胡椒粉即可。此湯可軟堅散結，用於甲狀腺腫、睾丸腫痛、瘰鬁等。

2. 通行利水

海帶粥：海帶15g，粳米100g，豬瘦肉適量，同煮粥，用適量食鹽調味食用。有利尿作用，適用於小便不利、高血壓、動脈硬化及慢性支氣管炎咳喘等症。

3. 治療消渴

海帶粥：鮮海帶60g，粳米100g，陳皮3g，食鹽、味精、香油各適量。將海帶潤透，洗淨，切絲；粳米淘洗乾淨，用冷水浸泡半小時，撈出，瀝乾水分；陳皮浸軟，洗淨；鍋中加冷水1000ml，將海帶絲、粳米、陳皮放入，先用旺火燒沸，然後改小火熬煮成粥；加味精、鹽，淋上香油即可。可治療消渴，用於糖尿病。

使用注意

1. 海帶中的碘可隨血液循環進入胎（嬰）兒體內，引起胎（嬰）

兒甲狀腺功能障礙，孕婦、乳母不宜吃過多海帶，患有甲亢的患者不要吃海帶。

2. 海帶偏寒，脾胃虛寒的人不宜多吃。

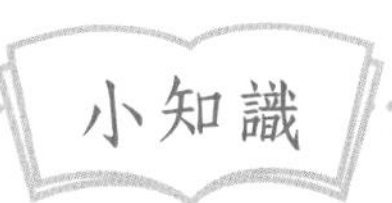

在日本，豆腐配海帶被認為是長生不老的妙藥。大豆含有五種皂角苷，它們能阻止容易引起動脈硬化的過氧性脂質產生，抑制脂肪吸收，促進脂肪分解，但皂角苷會促進體內碘的排出，碘是甲狀腺的成分之一，少了它，人易患地方性甲狀腺腫，配吃海帶，可除此弊病。兩者同吃還能預防肥胖、心血管硬化、高血壓、心臟病等；對急性青光眼、急性腎功能衰竭、乙型腦炎也有輔助療效。

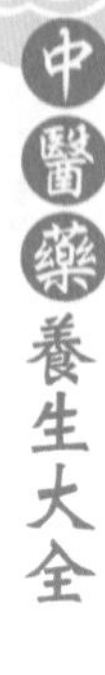

海藻

軟堅散結，宣肺化痰

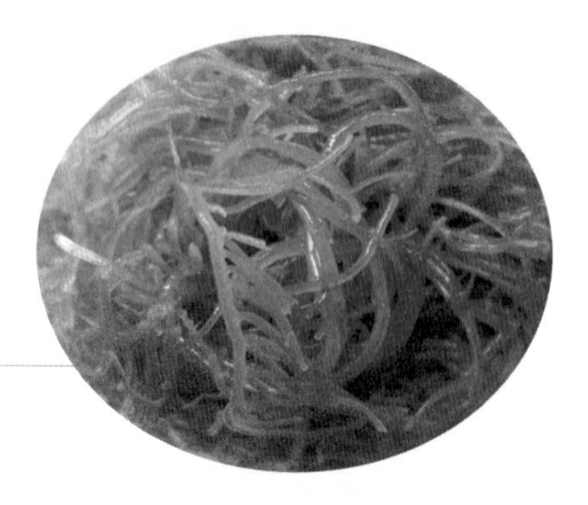

海藻為藻類植物馬尾藻科裂葉馬尾藻的嫩藻體，別名海蒿子、海根菜，海藻所含營養豐富，含有凝集活性物質，海藻親糖蛋白未來在免疫系統功能診斷、腫瘤形成及轉移診斷及其他臨床應用上，具有很大潛力。

食療功效

海藻性味鹹寒，具有清熱解毒、軟堅散結、宣肺化痰的功效，可用於治療瘰鬁、癭瘤、睾丸腫痛、梅核氣、水腫、腳氣、咳嗽等。

1. 清熱解毒：海藻性寒涼，可清理血分之熱毒。

2. 降壓：海藻中含有大量能明顯降低血液中膽固醇含量的碘，常食有利於維持心血管系統功能，使血管富有彈性，藻膠酸鈉也有一定的降血壓作用。

藥膳應用

1. 清熱解毒

豬肉海藻湯：豬瘦肉150g，海藻、夏枯草各30g。將豬瘦肉切絲，與海藻、夏枯草共煮湯，調味後即可服食。此湯具有清熱解毒、軟堅散結的功效，可輔助治療淋巴結核、淋巴結腫大等病症。

2. 軟堅散結

海藻酒：海藻250g，切段，白酒500g。浸漬數日。每日飲用3次，每次10ml。本方專用海藻軟堅散結，酒浸以助藥力，用於梅核氣。

3. 宣肺化痰

海藻薏米粥：海藻、海帶、甜杏仁各10g，薏苡仁30g。將海藻、甜杏仁、海帶加適量水煎煮，取汁再與薏苡仁煮粥食用。此粥具有宣肺化痰、健脾利水的功效，可輔助治療痤瘡、咳嗽痰多、疫病等病症。

4. 降壓

海藻湯：海藻煎水服，可防治高血壓、動脈硬化。

使用注意

1. 海藻為生長於海底，性寒涼之品，故脾胃虛寒者宜慎用或少用。
2. 海藻不能與甘草同食。

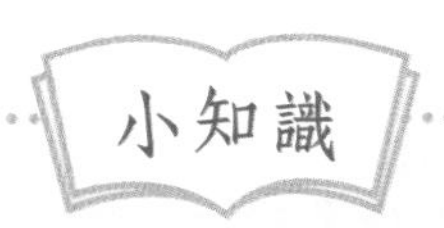

海藻富含礦物質及維生素，既可為肌膚帶來強大保濕功效，亦可促進組織再生，增加細胞活力。早在數百年前，東方女性就發現了海藻的美容作用，她們將海藻燒煮後壓碎施於面部、頭部，以令肌膚健美，使頭髮富有光澤。近年來，隨著海藻的護膚功效被進一步發掘，無論是在保濕領域還是在美白、抗衰老領域，都可以看到海藻的身影。

綠豆

清熱解毒，利尿消暑

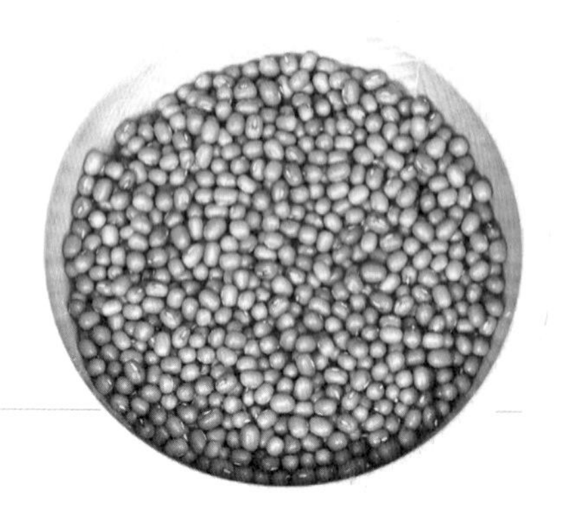

綠豆為豆科植物綠豆的種子。綠豆中的多種維生素、鈣、磷、鐵等礦物質比粳米多，不僅具有良好的食用價值，還有較好的藥用價值，素有「食中佳品，濟世長穀」之稱。

食療功效

綠豆味甘，性涼，歸心、胃經，有清熱解毒、利尿、消暑除煩、利水消腫之功效，主治暑熱煩渴、濕熱泄瀉、水腫腹脹、瘡瘍腫毒、丹毒癤腫、痄腮、痘疹等症。

藥膳應用

1. 清熱解毒

如發生有機磷農藥中毒、鉛中毒、乙醇中毒（醉酒）或吃錯藥等情況，在醫院搶救前都可先灌下一碗綠豆湯進行緊急處理。

2. 消暑除煩

薄荷綠豆湯：綠豆500g放入清水煮好，薄荷乾用水沖洗，加水約一大碗，浸泡半小時，然後用大火煮沸冷卻，過濾，再與冷卻的綠豆湯混合攪勻。此湯清涼祛火，解暑醒神，可用於暑熱煩渴。

使用注意

1. 綠豆性寒涼，素體陽虛、脾胃虛寒、泄瀉者慎食。

2. 服藥特別是服溫補藥時不要吃綠豆食品，以免降低藥效。

3. 綠豆不宜煮得過爛，以免使有機酸和維生素遭到破壞，降低清熱解毒功效。

4. 綠豆與鯉魚不可同食。

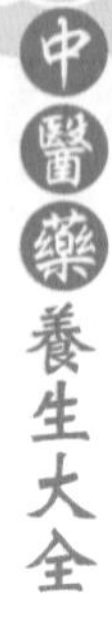

赤豆

健脾利濕，清熱解毒

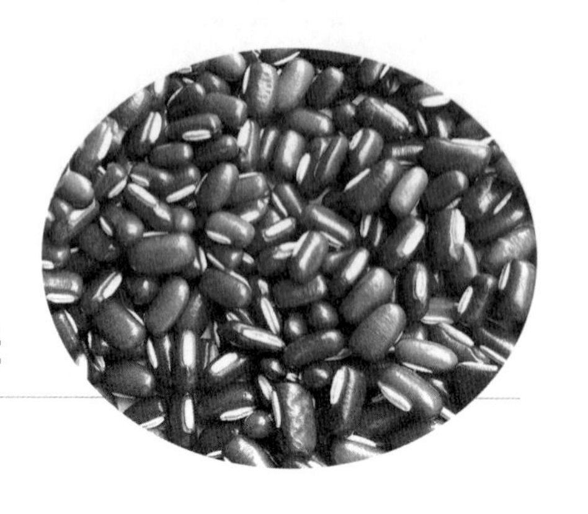

赤豆為豆科植物赤小豆或赤豆乾燥成熟的種子，又名紅小豆、赤小豆，是人們生活中常見的高營養、多功能食物，除直接煮食外，亦是做食品用豆沙的主要原料。

食療功效

赤豆味甘、酸，性平，歸心、小腸、腎、膀胱經，功能健脾利濕，清熱解毒，通利二便，通乳汁，適用於輔助治療脾胃虛弱不欲飲食、下腹脹滿、煩熱、乾渴、癰腫膿血、小便不利、大便秘結、乳汁不通等病症。

1. 清熱解毒、通利二便：赤豆含有較多膳食纖維，及促進利尿作用的鉀，此兩種成分均可將多餘膽固醇等對身體不必要的成分排出體外，被視為具有解毒功效。

2. 通乳汁：赤豆是富含葉酸的食物，產婦、乳母多吃有催乳的功效。

藥膳應用

1. 清熱解毒

赤豆粥：赤豆50g，水煮至半熟，放入粳米100g同煮粥，以淡食為宜，加白糖調味食用亦可。有清熱解毒、利水、消腫的作用，適用於水腫病、小便不利、大便稀薄、身體肥胖等症。

2. 通利二便

茅根赤豆粥：鮮茅根200g洗淨，水煎半小時後去渣，放入粳米200g，與200g赤豆同煮粥服食。可通利二便，治水腫、小便不利、大便秘結等症。

3. 通乳汁

赤豆粳米粥：赤豆與粳米一起煮成赤豆粥，可通乳汁，益脾胃，用於婦人乳汁不下、脾胃虛弱。

使用注意

1. 赤小豆能通利水道，泄下水濕，故陰虛無濕熱者忌食。

2. 與赤豆相克的食物有：豬肉，同食易引起腹脹氣滯；羊肚，性味功能相反；羊肝，同食易發生食物中毒。

薏苡仁

健脾滲濕，通利二便

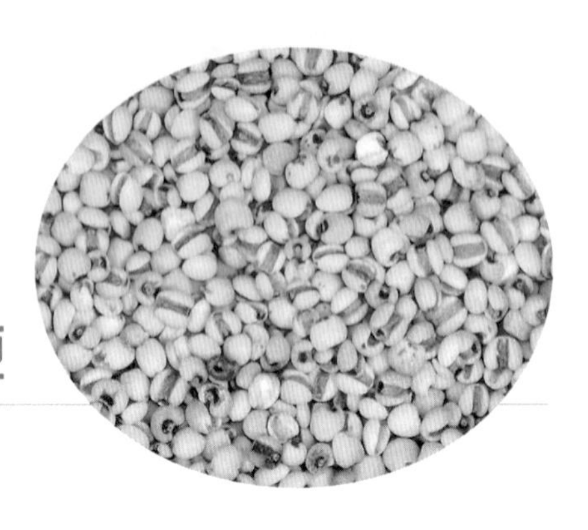

薏苡仁為禾本科植物薏苡的種仁，又稱薏仁、薏米、苡仁、苡米、薏仁米。薏苡仁藥食兩用的歷史由來已久，是一種集營養、保健於一身且老幼皆宜的食療佳品。

食療功效

薏苡仁味甘、淡，性涼，歸脾、胃、肺經，具有健脾滲濕、通利二便、補虛作用，適用於輔助治療脾虛濕困、小便不利、水腫、腳氣、肺癰、腸癰、風濕痹痛、筋脈攣急等症。

1. 健脾滲濕：薏苡仁含有多種維生素和礦物質，有促進新陳代謝和減少胃腸負擔的作用，可作為病中或病後體弱患者的補益、健脾之佳品。

2. 通利二便：薏仁低脂、低熱量，是利水滲濕的最佳主食，對下半身水腫的人尤具療效。它富含的水溶性纖維，可吸附膽汁中專門負責消化脂質的膽鹽，使腸道對食物的油脂吸收變差，進而可降低血液中脂肪的含量。長期便秘者食用薏仁有助於排便。

3. 補虛：薏仁含有薏仁酯，有補虛作用，能抑制癌細胞，可防治胃癌、腸癌、子宮頸癌。

藥膳應用

1.健脾滲濕

山藥薏苡仁粥：取山藥、薏苡仁各30g，蓮子肉15g，大棗10枚，小米50g。將山藥切細，蓮子去芯，紅棗去核，薏苡仁和小米淘洗乾淨，共煮成粥，粥煮熟後即可食用，每日2次。此粥可健脾益氣。適用於糖尿病伴脾胃虛弱、食少納差、腹脹便溏、肢體無力等症者及老年水腫、婦女帶下症者。

2. 通利二便

薏苡粳米粥：薏苡仁、粳米各30g，共煮粥，空腹食用，可利水通淋，用於小便不利、大便秘結、脾虛泄瀉。

3. 補虛

薏米羊肉湯：薏苡仁150g，羊肉250g，加水適量煲湯，食鹽、味精調味即可。可健脾補腎，益氣補虛。治病後體弱、貧血、食欲減退等。

使用注意

1. 薏仁對子宮平滑肌有興奮作用，可促使子宮收縮，因而有誘發流產的可能，孕婦慎服；脾虛無濕、大便燥結者慎服。

2. 雖然薏仁有益於人體健康，但它所含的糖類黏性高，吃多了反而妨礙消化。

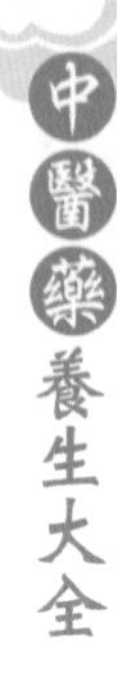

冬瓜

利尿消腫，清熱解暑

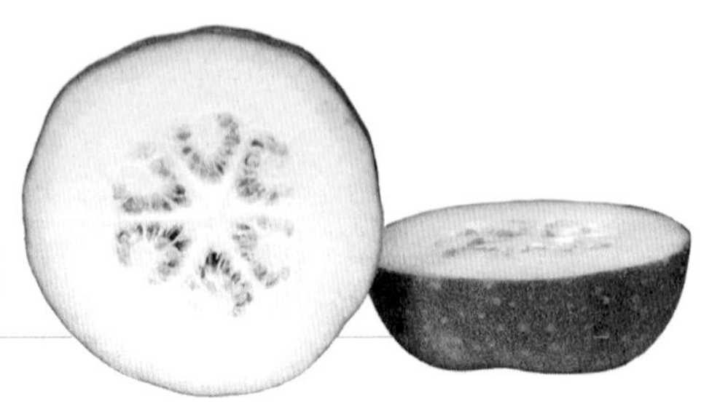

冬瓜為葫蘆科植物冬瓜的果實，又名白瓜、白冬瓜、東瓜。冬瓜皮以皮走皮，以利尿見長，冬瓜籽還能健脾養顏，止咳化痰。

食療功效

冬瓜味甘、淡，性涼，入肺、大腸、小腸、膀胱經，有利尿消腫、清熱解暑、潤肺化痰的功效，可輔助治療水腫、腳氣、脹滿、消渴、痤瘡、面斑、脫肛、痔瘡、暑熱口渴、痰熱咳喘等症。

1. 利尿消腫：冬瓜含維生素C較多，且鉀鹽含量高，鈉鹽含量低，高血壓、腎臟病、水腫病等患者食之，可達到消腫而不傷正氣的作用。冬瓜中所含的丙醇二酸，能有效抑制糖類轉化為脂肪，加之冬瓜本身不含脂肪，熱量不高，對防止人體發胖有益，還有助於體形健美。

2. 清熱解暑：冬瓜性寒味甘，清熱生津，祛暑除煩，在夏日服食尤為適宜。

3. 潤肺化痰：冬瓜籽藥用價值較高，有清肺祛痰之功，所含有的植物油亞油酸等物質，有較好的滋補、潤肺作用。

藥膳應用

1. 利尿消腫

冬瓜粥：冬瓜60g，大米30g。先將冬瓜去瓤連皮洗淨，切成小塊狀，大米淘洗乾淨，同放入鍋中，加水1000ml，先武火煮沸，後文火慢煮，至瓜爛米熟粥稠即可。本粥具有利尿消腫、減肥之功效，適用於暑熱煩悶、水腫、肺熱咳嗽等病症，有清熱利尿作用。

2. 清熱解暑

冬瓜荷葉解暑湯：冬瓜1500g，新鮮荷葉2張。鮮荷葉洗淨，稍浸泡；老冬瓜連皮、仁切成大塊，連同鮮荷葉一起放置瓦煲內，加入清水2500ml，武火煲沸後改用文火煲兩個半小時，加入食鹽適量，開鍋片刻便可。此湯有消暑、除煩、利尿之功，具有清熱而不傷脾、利水而不傷陰的特點，對盛暑時的口淡、口渴、煩躁、尿黃、失眠十分有效。

3. 潤肺化痰

冬瓜炒蒜苗：冬瓜300g，蒜苗100g，植物油50ml。先將蒜苗洗淨，切成2cm長的段，冬瓜去皮、瓤，洗淨，切成塊狀；再將炒鍋放置火上，加油燒至六成熱，放入蒜苗略炒，再放冬瓜塊，待炒熟後，加調料適量，即可出鍋。此菜具有利肺化痰的功效，適用於肺中有痰、肺氣不利致咳嗽氣喘等疾病患者食之。

使用注意

1. 冬瓜性寒涼，脾胃虛弱、腎臟虛寒、久病滑泄、陽虛肢冷者忌食。

2. 女子月經來潮期間和寒性痛經者忌食。

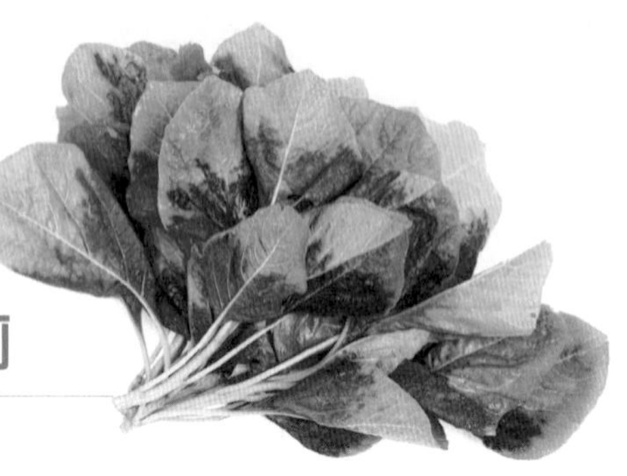

莧菜

涼血止血，利濕止痢

莧菜為莧科莧屬一年生草本植物的莖葉，又稱青香莧、紅莧菜、紅菜等。莧菜滑而爽口，有清熱解毒的功效，有「長壽菜」之稱。

食療功效

莧菜味微甘，性涼，入肺、大腸經，功能清熱利濕，涼血止血，止痢，適用於輔助治療目赤咽痛、二便不通、鼻出血等病症。

1. 清熱解毒：莧菜性味甘涼，長於清利濕熱，清肝解毒，涼血散瘀，對於濕熱所致的赤白痢疾及肝火上炎所致的目赤目痛、咽喉紅腫不利等，均有一定的輔助治療作用。

2. 補虛：莧菜葉裡含有高濃度賴氨酸，可補充穀物氨基酸組成的缺陷，很適宜嬰幼兒和青少年食用，對促進生長發育具有良好作用，尤對用牛奶、奶粉等代乳品餵養的嬰兒有益。

3. 養血：莧菜能維持正常的心肌活動，防止肌肉痙攣。莧菜中鐵的含量是菠菜的2倍，同時含有豐富的鈣和維生素K，可促進凝血，增加血紅蛋白含量並提高攜氧能力，促進造血等功能，最宜貧血患者食用，民間常將莧菜與馬齒莧一起視為骨折之人和臨產孕婦的最佳食蔬。

藥膳應用

1. 清熱解毒

莧菜豆腐湯：莧菜400g，水發蝦米20g，豆腐250g，蒜10g。莧菜洗淨，放入沸水中焯一下，撈出瀝乾；水發蝦米切末；豆腐切小塊，蒜搗成泥；炒鍋放火上，加入食油，油熱後下蒜泥，煸出香味後下蝦米和豆腐塊，燜1分鐘，再加水和適量鹽；將湯燒開，下莧菜一滾即離火裝碗，調味精即可。此菜具有清熱解毒、生津潤燥的功效，治療腸炎痢疾及大便乾結和小便赤澀有顯著作用，對肝膽火旺、目赤咽腫者有輔助治療作用。

2. 補虛

炒莧菜：莧菜250g，蝦仁20g。莧菜洗淨，取嫩尖；蝦仁洗淨剁碎；鍋置旺火上，加油燒熱，下莧菜乾炒，入蝦仁，炒熟。起鍋時加鹽少許即可。此菜具有補虛的功效，尤宜兒童食用。

3. 養血

莧菜粥：莧菜150g，粳米60g。將莧菜洗淨，切碎，放入鍋內，加入洗淨的粳米，再加適量水和鹽，武火燒沸，改為文火煮粥。莧菜可養血補虛，含有豐富的鐵，可用於缺鐵性貧血。

使用注意

1. 莧菜性寒涼，陰盛陽虛體質、脾虛便溏或慢性腹瀉者，不宜食用。

2. 莧菜不宜與甲魚同食，否則會引起中毒。

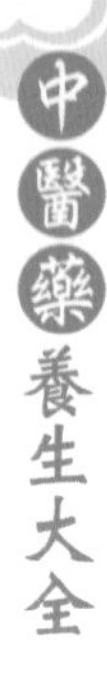

葡萄

開胃健脾，滲利小便

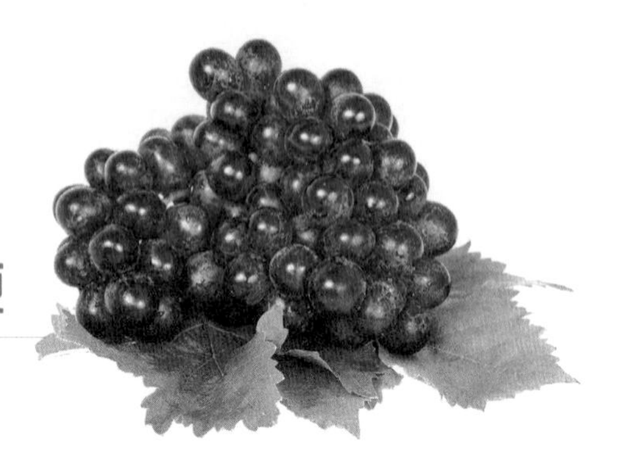

葡萄為葡萄科植物葡萄的果實，也稱為菩提子、草龍珠、索索葡萄、烏珠瑪。葡萄果色豔麗，汁多味美，營養豐富，有「水晶明珠」之稱。

食療功效

葡萄味甘、酸，性平，歸肺、脾、腎經，有補氣血、開胃健脾、利小便的功效，可輔助治療氣血虛弱、肺虛咳嗽、心悸盜汗、煩渴、風濕痹痛、淋病、痘疹不透等症。

1. 補氣血：葡萄中含有礦物質鈣、鉀、磷、鐵及多種維生素B_1、B_2、B_6、C和P等，還含有多種人體所需的氨基酸，常食葡萄對神經衰弱、疲勞過度大有裨益。把葡萄製成葡萄乾後，糖和鐵的含量會相對高，是婦女、兒童和體弱貧血者的滋補佳品。葡萄還含有一種強力抗氧化劑類黃酮，可抗衰老及清除體內自由基。

2. 開胃健脾：葡萄中所含豐富的果酸和酒石酸有助消化，適當多吃些葡萄，能健脾和胃。炎炎夏日食欲不佳者，時常食用有助開胃。

3. 祛淤解毒：研究發現葡萄能比阿司匹林更好地阻止血栓形成，且能降低人體血清膽固醇水準，降低血小板的凝聚力，對預防心腦血管病有一定作用。葡萄中含有一種抗癌微量元素（白藜蘆醇），可防止健康細胞癌變，阻止癌細胞擴散。

藥膳應用

1. 健脾補虛

葡萄乾：老年人胃氣虛弱，胃陰不足；或患有慢性胃炎、胃口不好的人，每次飯前嚼食葡萄乾6～9g，既能開胃口，又可補虛弱。

2. 降壓

葡萄芹菜飲：取葡萄汁與芹菜汁各一杯混勻，用開水送服，每日2～3次，15日為一療程，可用於高血壓患者的輔助治療。

3. 利咽開音

葡萄甘蔗飲：取葡萄汁與甘蔗汁各一杯混勻，慢慢嚥下，一日數次，對聲音嘶啞的患者有一定的輔助治療作用。

4. 養陰生津

葡萄蜜膏：鮮葡萄500g，搗爛，絞取汁液，以小火煎熬濃稠，加等量蜂蜜煎沸備用。每次1匙，用沸水化服。具有益胃養陰、生津止渴的功效。可用於胃陰不足，咽乾口渴，或熱病煩渴等症。

使用注意

1. 糖尿病、便秘、脾胃虛寒者，宜少食。
2. 忌與海鮮、魚、蘿蔔、四環素同食。
3. 服用人參者忌食。
4. 吃後不能立刻喝水，不然易引發腹瀉。

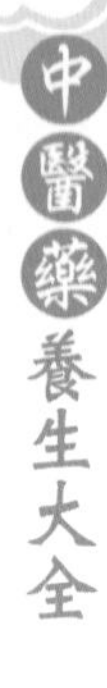

荔枝

養血健脾，行氣消腫

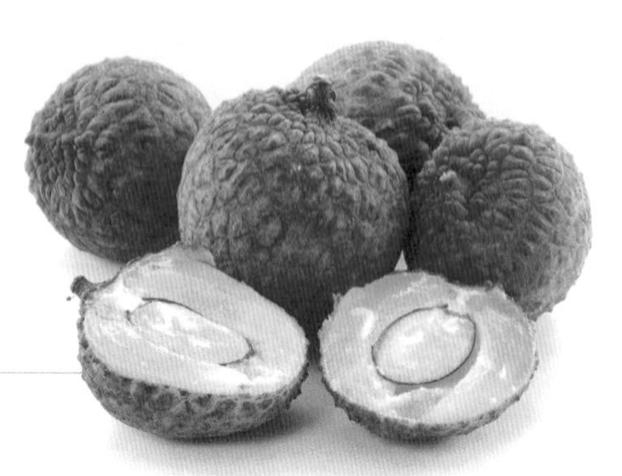

荔枝為無患子科植物荔枝的假種皮或果實，也稱為離枝、丹荔、火山荔。嶺南荔枝色、香、味皆美，馳名中外，有「果王」之稱。

食療功效

荔枝味甘、酸，性溫，歸脾、肝經，有養血健脾、行氣消腫的功效，可輔助治療病後體虛、津傷口渴、脾虛泄瀉、呃逆、食少、瘰鬁、癧腫、外傷出血等症。

1. 健脾養血：荔枝肉含豐富的維生素C和蛋白質，並含有鐵、鈣、磷等營養物質。具有健脾養血、增強機體免疫功能、提高抗病能力的作用。

2. 補虛安神：荔枝所含豐富的糖分具有補充能量、增加營養的作用，研究證明，荔枝對大腦組織有補養作用，能明顯改善失眠、健忘、神疲等症。

3. 消腫：荔枝擁有豐富的維生素，可促進微細血管的血液循環，有消腫解毒、止血止痛的作用。

4. 止呃止瀉：荔枝核還有止呃逆、止腹瀉的作用，是頑固性呃逆及五更瀉者的食療佳品。

藥膳應用

1. 補脾益血

荔枝紅棗湯：荔枝乾15g，大棗30g，加水煎湯服。本方有補脾益血作用，可用於氣血虛虧、少食乏力等症。

2. 消腫

荔枝白梅末：荔枝肉、白梅各3個，搗作餅子，貼於瘡上，可用於治疔瘡惡腫。

3. 止呃逆

燒荔枝：荔枝7個，連皮核燒存性，研成末，白湯調下。具有治呃逆不止的功效。

4. 止瀉

荔枝粥：荔枝乾5粒，米1把，合煮粥食，連服3次，酌加山藥或蓮子同煮更佳。具有治老人五更瀉、糞便溏軟的作用。

使用注意

1. 糖尿病患者慎用荔枝。

2. 陰虛火旺、有上火症狀（如咽喉乾疼、牙齦腫痛、鼻出血）的人不要吃，以免加重病情。

3. 不要空腹吃荔枝，最好是在飯後半小時再食用。

4. 荔枝中含有大量的天然果糖，過量食用會使果糖在血液中充盈，大量果糖會刺激機體分泌大量的胰島素，而造成機體內血糖降低。

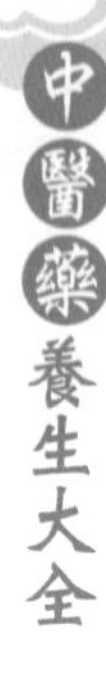

辣椒

溫中散寒，下氣消食

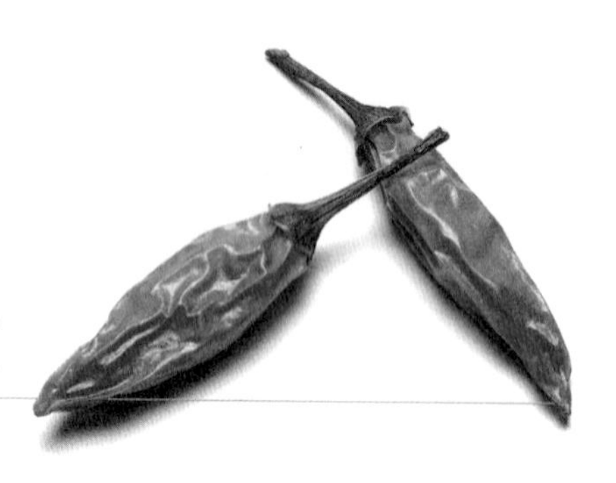

辣椒為茄科植物辣椒的果實，又有番椒、海椒、辣子、辣角、秦椒之稱。辣椒中維生素C的含量非常豐富，在蔬菜中居第一位，有「維C之王」的美譽。

食療功效

辣椒味辛，性熱，歸脾、胃經，具有溫中散寒、下氣消食的功效，可輔助治療胃寒氣滯、脘腹脹痛、嘔吐、瀉痢、風濕痛、凍瘡等症。

1. 溫中散寒：辣椒能溫暖脾胃。如果遇寒出現嘔吐、腹瀉、肚子疼等症狀，可適當吃些辣椒。

2. 健胃消食：辣椒對口腔及胃腸有刺激作用，能增強腸胃蠕動，促進消化液分泌，改善食欲，並能抑制腸內異常發酵；同時能刺激人體前列腺素E_2的釋放，有利於促進胃黏膜的再生，維持胃腸細胞功能，防治胃潰瘍。

3. 降脂減肥：辣椒素能加速脂肪分解，豐富的膳食纖維也有一定的降血脂作用。辣椒還可通過擴張血管，刺激體內生熱系統，有效燃燒體內脂肪，加快新陳代謝，使體內的熱量消耗速度加快，從而達到減肥的效果。

4. 利膽：辣椒含有豐富的維生素，尤其是維生素C，可使體內多餘的膽固醇轉變為膽汁酸，從而預防膽結石，已患膽結石者多吃富含維生素C的辣椒，對緩解病情有一定作用。

藥膳應用

1. 散寒治感冒

辣椒水：將辣椒加水煎煮，趁熱飲湯，能治風寒感冒初起。

2. 散寒治凍瘡

辣椒酒：尖頭小辣椒6g，切細，用燒酒30g浸泡10天，過濾去渣即成。可防治凍瘡，凍瘡初期局部紅腫發癢時頻擦患處。

3. 消食

辣椒調味品：生辣椒、辣椒粉、辣椒醬、辣椒油、辣椒乾都可作為日常生活中的調味之品，有強烈的辛辣味和刺激性。可散寒，同時可改善食欲。

使用注意

1. 辣椒有刺激性，若有瘡癤、牙痛、慢性胃腸病、皮炎、結核病、慢性氣管炎、痔瘡或眼部疾病，不宜食用。

2. 甲亢患者少吃。甲亢患者常處在高度興奮狀態，過量吃辣椒等刺激性食物可加重症狀。

3. 腎炎患者不宜食用辣椒。研究證明，在人體代謝過程中，辛辣成分常常要通過腎臟排泄，對腎臟實質細胞產生不同程度的刺激作用。

4. 高血壓患者、泌尿系統結石患者和風熱病患者應注意少食辣椒。

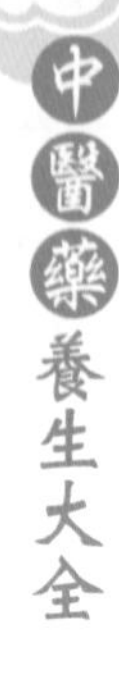

生薑

發汗解表，溫中止嘔

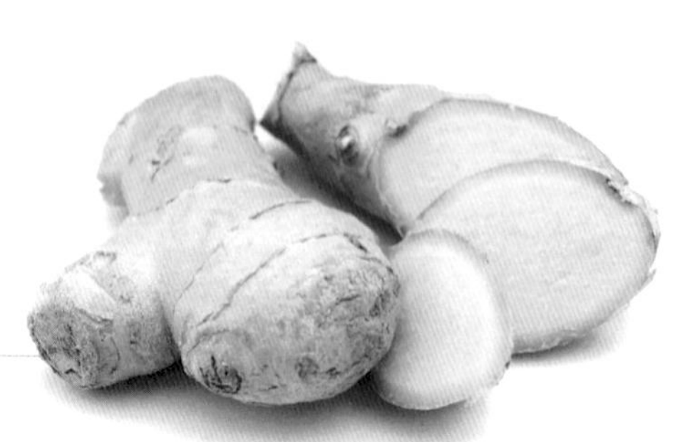

生薑為薑科植物薑的新鮮根莖，也稱為薑根、百辣雲、勾裝指、因地辛。生薑是食療佳品。

食療功效

生薑味辛，性溫，歸肺、胃、脾經，有發汗解表、溫中止嘔、溫肺止咳、解魚蟹毒功效，可輔助治療風寒感冒、惡寒發熱、頭痛鼻塞、嘔吐、痰飲喘咳、脹滿、泄瀉等症。

1. 發汗解表：生薑味辛性溫，可發汗解表，防治感冒，自古就是風寒感冒的食療良藥。現代研究發現生薑有殺菌作用，故醫家和民諺稱「家備小薑，小病不慌」。

2. 溫肺止咳：生薑對呼吸中樞有興奮作用，能促進血液循環。體外實驗發現生薑對傷寒沙門菌、霍亂弧菌有明顯的抑制作用，有殺菌止咳的作用。

3. 溫中益胃：薑辣素對口腔和胃黏膜有刺激作用，能促進消化液分泌，增進食欲，可使腸張力、節律和蠕動增加。

4. 止嘔：生薑含有薑酮和薑烯酮的混合物，有末梢性鎮吐作用，生薑有「嘔家聖藥」的美稱。

藥膳應用

1. 發汗解表

生薑湯：生薑50g，加水煎成湯，趁溫熱徐徐飲，有發汗解表的功效，可用於風寒感冒初起者。

2. 溫肺止咳

生薑飴糖湯：生薑30～60g，飴糖30g；加水煎成濃湯，趁溫熱徐徐飲。本方以生薑溫肺化痰、止咳，飴糖潤肺補虛，可用於虛寒性咳嗽咯痰患者的治療。

3. 開胃，止嘔

涼拌子薑：子薑30～60g，切成細絲，加醋、鹽適量拌食；亦可再加適量白糖、芝麻油。本品有很好的開胃和中、止嘔作用，可用於胃氣不和而偏寒的嘔逆少食。

使用注意

1. 生薑不要去皮，削皮後不能發揮薑的整體功效。

2. 凡屬陰虛火旺、目赤內熱者，或患有癰腫瘡癤、肺炎、肺膿腫、肺結核、胃潰瘍、膽囊炎、腎盂腎炎、糖尿病、痔瘡者，都不宜長期食用生薑。

3. 生薑紅糖水只適用於風寒感冒或淋雨後有胃寒、發熱的患者，而不適用於暑熱感冒或風熱感冒患者，也不能用於治療中暑。

4. 不要吃腐爛的生薑，腐爛的生薑會產生一種毒性很強的物質，可使肝細胞變性壞死，誘發肝癌、食管癌等。

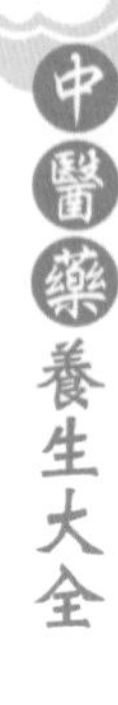

栗子

益氣健脾，補腎強筋

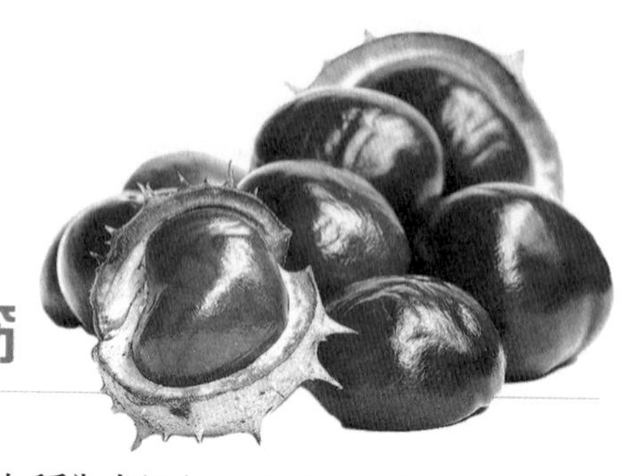

栗子為殼斗科植物栗的種仁，也稱為板栗、栗果、大栗。栗子營養豐富，有「鐵杆莊稼」、「木本糧食」之稱。

食療功效

栗子味甘、微鹹，性平，歸脾、腎經，有益氣健脾、補腎強筋、活血消腫、止血功效，可輔助治療脾虛泄瀉、反胃嘔吐、腰膝酸軟、筋骨折傷腫痛、瘰鬁、吐血、衄血、便血等症。

1. 益氣補脾，健胃厚腸：栗子是碳水化合物含量較高的乾果品種，能供給人體較多的熱能，並能幫助脂肪代謝。保證機體基本營養物質供應，具有益氣健脾、厚補胃腸的作用。

2. 強筋健骨，延緩衰老：栗子含有豐富的維生素C，能夠維持牙齒、骨骼、血管肌肉的正常功用，可預防和治療骨質疏鬆、腰腿酸軟、筋骨疼痛、乏力等，延緩人體衰老，是老年人理想的保健果品。

3. 消腫斂瘡：栗子含有維生素B_2，常吃栗子對日久難癒的小兒口舌生瘡和成人口腔潰瘍有益。

4. 降壓降脂：栗子含有豐富的不飽和脂肪酸、多種維生素和礦物質，可有效預防和治療高血壓、冠心病、動脈硬化等心血管疾病，有益人體健康。

藥膳應用

1. 健脾止瀉

栗子糊：栗子500g，白糖適量。將栗子去皮殼，晾乾磨粉。取適量栗子粉加清水煮熟為糊，調入白糖即可。栗子糊具有健脾胃、調理腸道的功效，對於小兒腹瀉有良好的輔助治療作用。

2. 強筋健骨

栗子糕：栗子200g，糯米粉500g，白糖50g，瓜子仁、松仁各10g。將栗子去殼，用水煮極爛，加糯米粉和白糖，揉勻，入蒸籠旺火蒸熟，出籠時撒上瓜子仁、松仁。味香甜糯軟，具有健脾益氣養胃、強筋健骨補虛的功效，適用於年老體弱、腰膝酸軟、不欲納食等病症。

3. 止血

栗子羊羹：栗子250g，紅小豆、白糖各1000g，凍粉40g。栗子洗淨，略煮後去外皮，再放入鍋內煮熟；紅小豆泡水後煮爛，搓去豆皮過篩，再用紗布濾去水分，製成豆沙；將清水燒沸，加凍粉煮化，再加白糖，煮沸後濾去渣，與豆沙同煮，邊煮邊攪，至豆沙黏稠時起鍋；先往方盤中倒入一半豆沙，再放上煮好的栗子，把另一半豆沙倒在栗子上面，待凝固後，切成小長方塊即可。具有補氣健脾、散血止血的功效。適用於脾虛泄瀉、吐血、衄血、便血等病症；無病者食用可強身健體。

使用注意

1. 栗子「生極難化，熟易滯氣」，故脾胃虛弱、消化不良者不宜多食。

2. 新鮮栗子容易變質黴爛，吃了發黴的栗子會中毒，因此變質的栗子不能吃。

3. 患有風濕病的人不宜食用。

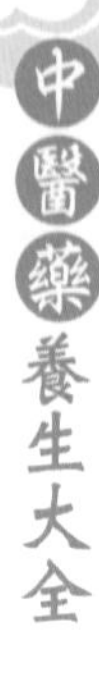

核桃

補腎溫肺，潤腸通便

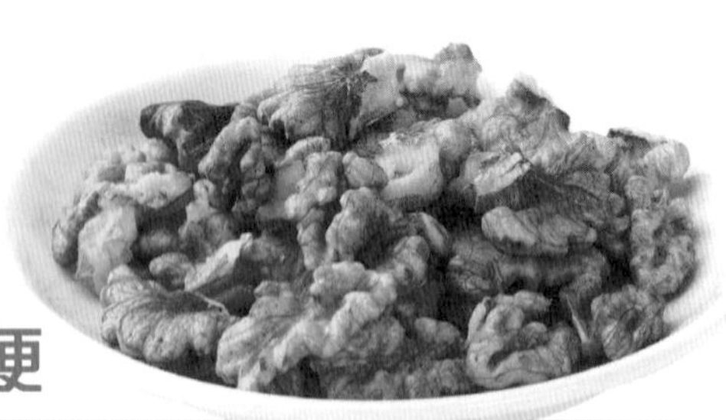

核桃為胡桃科植物胡桃的果實，又稱胡桃、羌桃。核桃不僅味美，且營養價值很高，被譽為「萬歲子」、「長壽果」，並與杏仁、腰果、榛子並稱為世界著名的「四大乾果」。

食療功效

核桃味甘，性平，歸肺、腎經，有補腎溫肺、潤腸通便功效，可輔助治療腰膝酸軟、虛喘久咳、大便秘結等症。

1. 潤腸通便：核桃含豐富的脂肪油，具有潤燥滑腸的功效，可用於腸燥便秘的大便難解等症。

2. 養顏：核桃仁含有大量維生素E，經常食用有潤肌膚、烏鬚髮的作用，可令皮膚滋潤光滑，富於彈性。

此外，核桃仁有防止動脈硬化、降低膽固醇的作用；還可輔助治療非胰島素依賴型糖尿病；核桃對癌症患者還有鎮痛、提升白血球及保護肝臟等作用。

藥膳應用

1. 補腎

胡桃補腎湯：胡桃仁15g，杜仲12g，補骨脂10g，加水煎服；亦可擇胡桃仁嚼服。杜仲能溫補肝腎而強筋骨、緩腰痛，補骨脂能溫補腎陽，和胡桃仁同用，能增強補肝腎與強筋骨、腰膝的作用。用於肝腎虛弱、腰膝酸痛、頭暈耳鳴、小便餘瀝不盡等症。

2. 溫肺

胡桃生薑方：胡桃仁15g，生薑3g，一同細嚼慢嚥。若氣虛者，可用人參10g，煎湯送服。早、晚各服1次。方中胡桃仁能補肺斂肺而定喘，生薑散肺寒以化痰，用於虛寒喘咳、氣短乏力等症。

3. 利尿通淋

胡桃粥：胡桃仁120g，粳米100g，加水適量，煮成稀粥，可分2次食。本方取胡桃仁化結石，用於石淋或尿路結石等症。

使用注意

1. 核桃不能與野雞肉一起食用。
2. 肺炎、支氣管擴張等患者不宜食之。
3. 核桃不宜與酒同食。

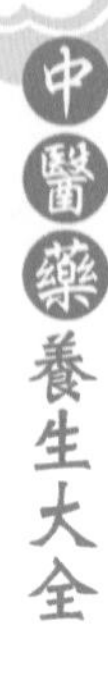

菊花

疏散風熱，清肝明目

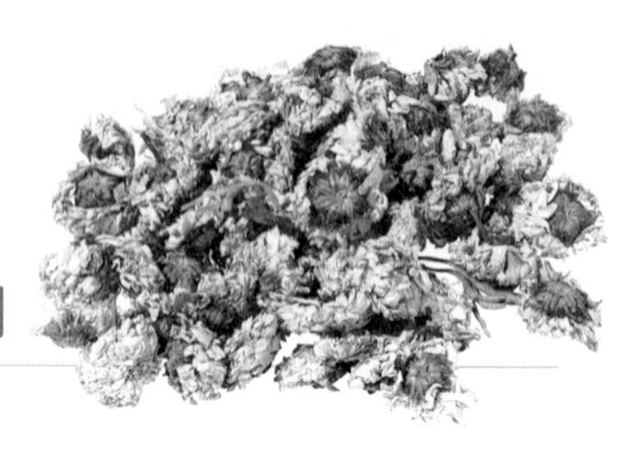

菊花為菊科植物菊的頭狀花序，在中國已有三千多年的栽培歷史，不僅有觀賞價值，且藥食兼優，有良好的保健功效。

食療功效

菊花味甘、微苦，性微寒，歸肺、肝經，有疏散風熱、清肝明目、清熱解毒功效，適用於輔助治療外感風熱或風溫初起、發熱、頭痛、眩暈、目赤腫痛、眼目昏花、疔瘡腫毒等症。

藥膳應用

1. 疏散風熱

菊花露：菊花10g，白糖10g，同置茶杯內，沖入沸水加蓋浸泡片刻即可飲用。具有散風熱、清肝明目、解毒之功效，可用於防治風熱感冒、頭痛眩暈、目赤腫痛等症。

2. 清肝明目

菊花胡蘿蔔湯：菊花6g，胡蘿蔔100g，蔥花5g，調料各適量。胡蘿蔔洗淨切片，鍋上火，注入清湯，放入菊花、食鹽、胡蘿蔔後煮熟，淋上香油，調入味精即可。有滋肝、養血、明目之功效，常食可防止眼目昏花。

3. 清熱解毒

菊花茶：菊花3g，加金銀花、甘草各2g，同煎代茶飲用，每日3次，有清熱解毒、平肝明目之功效，用於目赤腫痛、眼目昏花、疔瘡腫毒等症。

使用注意

1. 菊花性涼，虛寒體質、食少泄瀉者慎服。
2. 菊花與雞肉、豬肉同食會中毒；忌與芹菜同食。

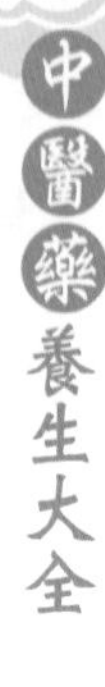

竹筍

開胃健脾，寬胸利膈

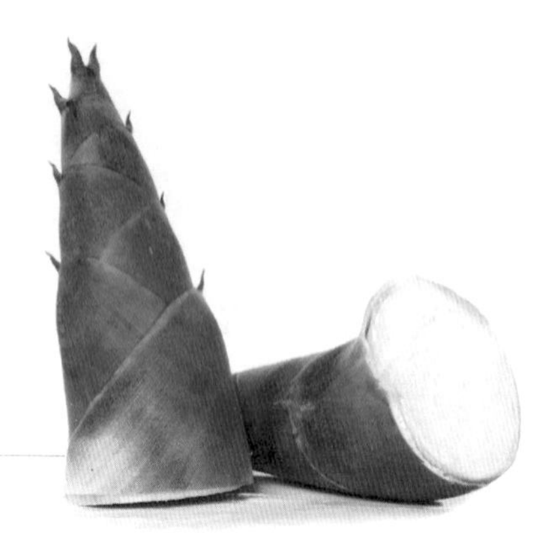

竹筍為禾本科植物淡竹的幼苗，別名筍，其味清香鮮美，既可作菜，又可作筍乾、鹹筍，還可製成罐頭，自古被視為菜中珍品。

食療功效

竹筍味甘，性微寒，歸胃、肺經，有開胃健脾、開膈消痰、寬胸利膈、通腸排便等作用，常用於輔助治療食欲減退、胃口不開、脘痞胸悶、大便秘結、痰涎壅滯、酒醉噁心等病症。

1. 開胃健脾：竹筍獨有的清香，具有開胃、促進消化、增強食欲的作用，可用於治療消化不良、脘痞納呆之病症。

2. 開膈消痰：竹筍有低糖、低脂的特點，富含植物纖維，可降低體內多餘脂肪，消痰化淤滯，治療高血壓、高脂血症、高血糖，且對消化道癌腫及乳腺癌有一定的預防作用。

3. 寬胸利膈，通腸排便：竹筍甘寒通利，其所含有的植物纖維可增加腸道水分的貯留量，促進胃腸蠕動，降低腸內壓力，減少糞便黏度，使糞便變軟利排出，可用於治療便秘，預防腸癌。

藥膳應用

1. 開胃健脾

竹筍粥：將100g鮮竹筍脫皮洗淨，切成筍片或筍丁；粳米100g洗淨，先泡半個小時；筍丁與粳米文火煮成粥。此粥可開胃健脾，用於脾胃虛弱不欲飲食者。

2. 開膈消痰

涼拌鮮筍：鮮竹筍60g，煮熟切片，用生薑（切成細粒）、芝麻油或熟食油、醋、食鹽拌食。本方取鮮竹筍清熱化痰、下氣，輔以生薑化痰止咳，用於熱痰咳嗽、胸膈不利。

3. 通腸排便

鮮筍粥：鮮竹筍60g，煮熟切片，用粳米100g，以水適量同煮成稀粥，加豬油、食鹽調味食。本方專取竹筍滑大腸之功，可用於大腸有熱，便結難通。

使用注意

1. 由於竹筍性寒涼，又含較多的粗纖維和難溶性草酸鈣，因此患有胃潰瘍、胃出血、腎炎、肝硬化、腸炎，尿路結石者，低鈣、骨質疏鬆、佝僂患者不宜多吃。

2. 鮮筍存放時不要剝殼，否則會失去清香味。

山楂

消積化滯，活血化瘀

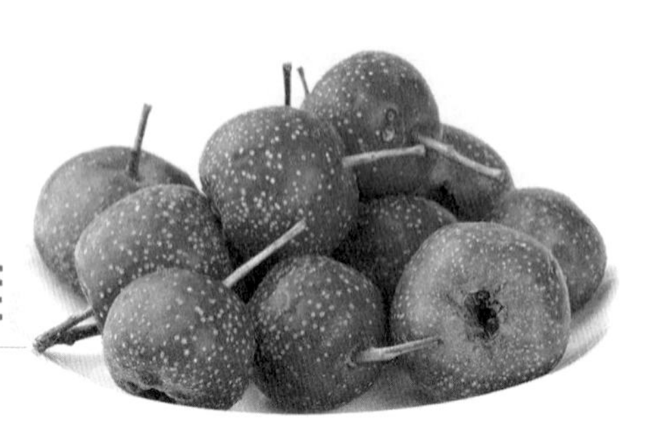

山楂為薔薇科植物山楂或野山楂的果實，又名紅果、杭子、鼠查、羊梂，花果觀賞、食用俱佳。

食療功效

山楂味甘、酸，性平，入脾、胃、肝經，有消積化滯、活血化瘀、收斂止痢等功效，可輔助治療飲食積滯、胸膈痞滿、疝氣血淤閉經等症。

1. 消積化滯：山楂所含的解脂酶能促進脂肪類食物消化，促進胃液分泌和增加胃內消化酶，所以山楂具有消食化滯的功效。

2. 收斂止痢：山楂味酸收斂，所含的果膠具有吸附和抗菌性質，可從腸上去除細菌、毒素並束縛住水分，可止痢。

3. 活血化瘀：山楂中含有三萜類及黃酮類等藥物成分，具有顯著的擴張血管及降壓作用，有抗心律失常、調節血脂及膽固醇含量的功能，所以能活血化瘀，可輔助治療高脂血症、高血壓、冠心病等疾病。

此外，山楂對子宮有收縮作用，有催生之效，並能促進產後子宮復原；其所含的黃酮類和維生素C、胡蘿蔔素等物質能阻斷並減少自由基生成，能增強機體的免疫力，抗衰老，抗癌。

藥膳應用

1. 消積化滯

焦楂湯：焦山楂10g，研末加適量紅糖，開水沖服，每日3次，有消積化滯的作用，適用於肉食積滯之脘腹脹滿、噯氣吞酸等症。

2. 收斂止痢

山楂茶：山楂30g，紅、白蔗糖各15g，水煎沖細茶5g飲服，用於治療痢疾初起。

3. 活血化瘀

山楂荷葉飲：山楂15g，鮮荷葉50g，煎水代茶常飲，可治療高血壓、肝火頭痛、暑熱口渴。

使用注意

1. 山楂只消不補，脾胃虛弱者不宜多食。

2. 健康的人食用山楂也應有所節制，尤其是兒童，正處於牙齒更替時期，長時間貪食山楂或山楂片、山楂糕等，對牙齒生長不利。

3. 糖尿病患者不宜食用，可適當食用山楂鮮果。

4. 食用山楂後要注意及時漱口刷牙，以防傷害牙齒。

大蒜

溫中行滯，解毒殺蟲

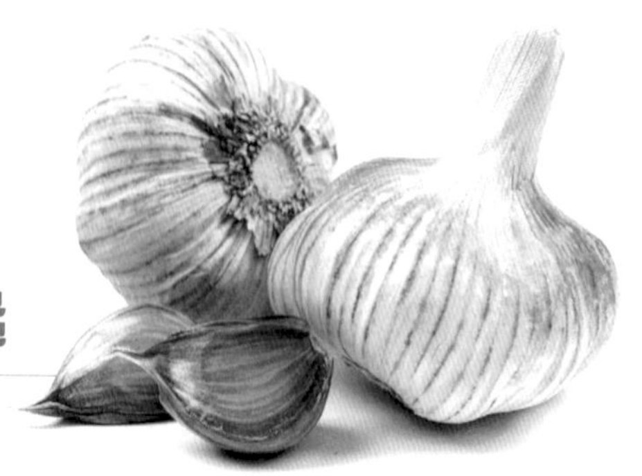

蒜為百合科植物蒜的鱗莖，又名胡蒜、葫、獨頭蒜、獨蒜。蒜作為蔬菜，與蔥、韭並重；作為調料，與鹽、豉齊名，運用廣泛，深受人們喜愛。

食療功效

蒜味辛，性溫，歸脾、胃、肺、大腸經，有溫中行滯、解毒、殺蟲等功效，可輔助治療脘腹冷痛、痢疾、泄瀉、肺癆、百日咳、感冒、癰癤腫毒、腸癰、癬瘡、蛇蟲咬傷、鉤蟲病、蟯蟲病、帶下陰癢、瘧疾、喉痹、水腫等症。

1. 溫中健胃：蒜含大蒜辣素、大蒜新素能刺激胃黏膜，促進胃蠕動及胃酸分泌，起溫中健胃作用。

2. 行滯祛瘀：大蒜還能促進新陳代謝，降低膽固醇和甘油三酯的含量，並有降血壓、降血糖的作用，故對高血壓、高脂血症、動脈硬化、糖尿病等有一定療效。大蒜外用可促進皮膚血液循環，去除皮膚的老化角質層，軟化皮膚並增強其彈性，還可防日曬、防黑色素沉積，去色斑增白。

3. 解毒殺蟲：蒜氨酸是大蒜獨具的成分，當它進入血液時便成為大蒜素，大蒜素是大蒜的主要功能成分，研究證明，大蒜素對多種細菌、真菌、病毒均具有殺滅和抑制作用，被稱為「天然廣譜植物殺菌素」。

4. 補虛：蒜素與維生素B_1結合可產生蒜硫胺素，有消除疲勞、增強體力的奇效。大蒜含有的肌酸酐是參與肌肉活動不可缺少的成分，對精液的生成也有作用，可使精子數量大增，所謂吃大蒜精力旺盛即指此而言。

藥膳應用

1.溫中健胃

制大蒜：醋浸大蒜、醃製大蒜或煮大蒜，任選一種。每次10g，嚼服，溫水送下。有溫中健胃、消食理氣之功，用於脘腹冷痛，或少食脹滿等症。

2. 止痢殺蟲

煨大蒜：大蒜連皮10g，放火灰中煨熟，剝皮後嚼食，有解毒止痢和殺蟲作用，適用於痢疾或腹瀉、鉤蟲病、蟯蟲病（將大蒜搗爛或切碎，白糖開水送服亦可）。

3.止咳祛痰

大蒜糖溶液：大蒜30g，去皮搗爛，加水1碗煮2分鐘，濾取其汁，加白糖適量，分3次服用。本方有鎮咳、祛痰的效果，用於百日咳很有效，也可用於感冒咳嗽、急慢性支氣管炎。

使用注意

1. 食用生蒜不宜過多。

2. 陰虛火旺（如面紅、午後低熱、口乾便秘、煩熱）、胃潰瘍、慢性胃炎者忌食。

3.不可與蜂蜜同食。

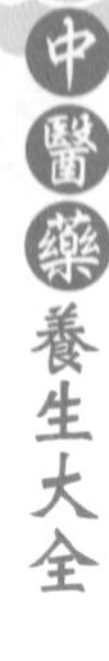

香菇

補氣健脾，和胃益腎

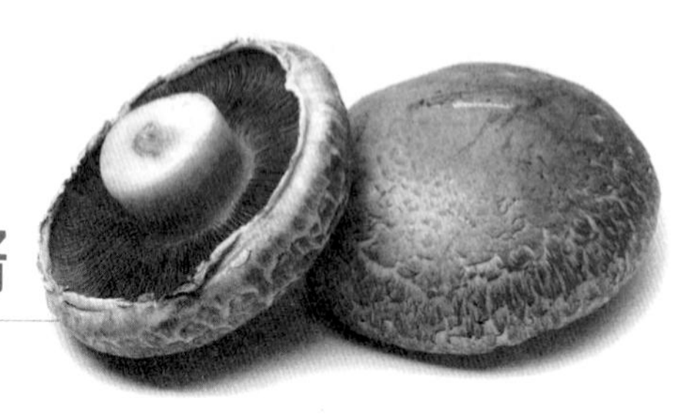

香菇，又名香蕈、香信、香菌、冬菇、香菰，為側耳科植物香蕈的子實體。作為蔬菜，味道鮮美，香氣沁人，營養豐富，素有「山珍之王」美稱，是高蛋白、低脂肪的營養保健食品。

食療功效

香菇，味甘，性平，歸胃、腎、肝經，有補氣健脾、和胃益腎、美容養顏、降血壓等功效，可用於正氣衰弱、消化不良、貧血、神倦乏力、納呆、高脂血症、佝僂病、高血壓、慢性肝炎、盜汗、小便不禁、水腫、麻疹透發不暢、蕁麻疹、毒菇中毒、腫瘤等症。

1. 補氣健脾：香菇含有纖維素、鈣、碘、鐵、B族維生素、硒及多種氨基酸，其中人體必需的18種氨基酸香菇中就含有8種，且多為L型氨基酸，活性高，易吸收，香菇多糖能提高香菇輔助性T細胞的活力，而增強人體體液免疫功能、人體脾胃功能，達到補氣健脾之功效。

2. 和胃：香菇中含有豐富的膳食纖維，可促進腸胃蠕動，幫助身體清除垃圾，預防排便不暢等症狀，增強腸胃功能。

3. 美容養顏：香菇素可使心臟、肝臟及甲狀腺、前列腺等腺體的功能增強，具有抗衰老、增強人體活力、使人精力充沛的保健功用。

4. 降膽固醇：香菇中含有香菇嘌呤（又稱香菇素）能降低有害膽固醇，對心血管系統有良好的保護作用，還能有效防止動脈粥樣硬化，對降低血壓很有效果。

5. 抗腫瘤：香菇中還含有一種高純度、高分子結構的葡聚糖，即香菇多糖，這種物質具有抗病毒、誘生干擾素和保護肝臟的作用，患B型病毒性肝炎的患者若經常食用香菇，不僅能提高機體的免疫功能，降低丙氨酸氨基轉移酶（ALT），而且可防止病情進一步發展。另外，香菇多糖還具有抗腫瘤作用，對肺癌、乳腺癌、胃癌、結腸癌、直腸癌及子宮癌等均有療效。

藥膳應用

1. 健脾養胃

香菇50g，仔雞1隻約500g，白蘿蔔200g（切塊），生薏苡仁50g，酌加調料，砂鍋煨熟，吃肉喝湯。本方可用於脾虛胃弱、食欲減退或腫瘤患者放化療引起的噁心、呃逆、畏食。

2. 滋陰潤燥

香菇50g，甲魚1隻約500g，去頭尾內臟，切塊燉熟，加入百合100g、冬瓜200g，調料適量，文火慢煮約20分鐘即可。虛煩燥渴、口乾胃熱、大便燥結及陰虛火旺引起的咽喉潰瘍者可常食本方。

3. 益氣補血

香菇50g，冷水洗淨後浸泡發開，撈出香菇切塊，用浸泡香菇的冷水濾去沉澱及漂浮物，放入香菇和黨參20g、大棗30g、羊肉500g切塊，酌加調料煮熟，吃肉喝湯。本方可益氣補血，用於久病體弱、氣血不足或腫瘤患者放化療後血象不良及免疫功能下降者。

使用注意

1. 香菇含鉀較多，所以腎病患者不宜食用或過多食用。
2. 皮膚瘙癢病患者忌食。

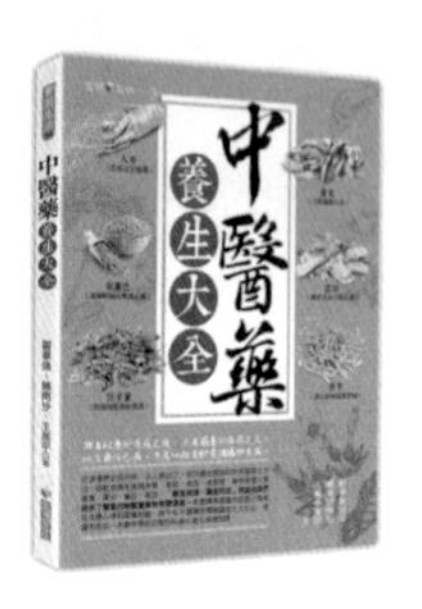

國家圖書館出版品預行編目資料

中醫藥養生大全 / 翟華強, 賴南沙, 王燕平著.
-- 初版. -- 新北市 : 金塊文化, 2018.01
392 面 ; 17 x 23 公分. -- (實用生活 ; 38)
ISBN 978-986-94999-9-6(平裝)
1.中醫 2.養生
413.21　　106024380

實用生活38

中醫藥養生大全

金塊文化

作　　者：翟華強、賴南沙、王燕平
發 行 人：王志強
總 編 輯：余素珠
美術編輯：JOHN平面設計工作室

出 版 社：金塊文化事業有限公司
地　　址：新北市新莊區立信三街35巷2號12樓
電　　話：02-2276-8940
傳　　真：02-2276-3425
E-mail：nuggetsculture@yahoo.com.tw

匯款銀行：上海商業銀行 新莊分行（總行代號 011）
匯款帳號：25102000028053
戶　　名：金塊文化事業有限公司

總 經 銷：創智文化有限公司
電　　話：02-22683489
印　　刷：大亞彩色印刷
初版一刷：2018年4月
定　　價：新台幣360元

ISBN：978-986-94999-9-6（平裝）

金塊文化